何一成 著

常见病慢性病，这样吃就对了

U0343210

江苏凤凰科学技术出版社　　凤凰含章

把吃出来的病吃回去

中国台湾书田诊所家医科主任&荣新诊所副院长 何一成

机器要插电或是加油以维持运作；拥有高贵名车的人，会为爱车选择最好的油料，以免造成机件的损害。人体也像一部相当复杂的机器，其精密程度，绝不亚于世界上任何一种高科技产品。

健康要自我管理

大脑的鬼斧神工就不用细说了，连许多平常容易被我们忽略的小地方，例如手指关节、眼球肌肉等，其构造与运作模式之巧妙，每年医学研究都有新的发现。

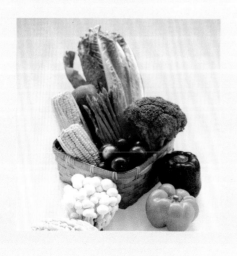

机器坏了可以买一部新的，但每个人只有一个身体，其宝贵程度绝不亚于名车，维系人体运转之所需的，是每日所摄取的食物，又怎能不慎选呢？

就如同每一款机器有不同规格，需要不同电压、电量，或汽油、柴油，人体需要从食物中摄取哪些营养素，有共同原则，也有因人而异之处。不过可确定的是，吃对食物，符合身体所需，这部机器自会稳定运转，维持在健康状态。反过来说，倘若食物不能提供身体所需养分，无论过多或过少，都可能让它上演罢工记，或发生大小问题，我们称此现象为"生病"。

维持良好的饮食习惯，就是人体最佳保养方式。万一真的发生故障，除了及早寻求专业人员（医师）的协助，进厂（医院）维修（治疗）之外，适当地调整饮食结构也很重要。

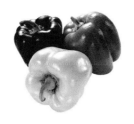

吃对了，疾病远离你

生病的时候该吃些什么？该怎么吃？有哪些注意事项？来自四面八方的大量资讯，常让人感到头昏眼花，甚至不易执行，内容是否正确也很令人忧虑。没有正面效果不要紧，万一伤害身体健康，岂不是雪上加霜、得不偿失？

为了避免上述状况，本书特别列举数十种常见疾病，如感冒、偏头痛、高血压、贫血、皮肤炎、失眠等，加以分门别类及系统化整理，方便读者翻查，让读者能轻松地找到问题之所在，进而寻求答案。

内容则由我、中医师与营养师严密把关，除了针对各种不同病症，提供"就诊科别"、"英文病称"、"症状停看听"等资讯，还安排了"健康警讯"、"营养素需求"、"医生小叮咛"、"舒缓不适妙招"（NOTE）、"饮食宜忌公布栏"、"食材配对"与"中医师的小偏方"等相当实用的单元，为读者提供最适切，也最正确的常见病饮食宜忌，协助读者通过饮食的辅助，挥别病痛困扰，维持身体健康。

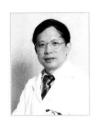

何一成 医师

学历
中国台湾阳明大学医学系毕业
中国台湾阳明大学传统医药研究所硕士
医师高等考试及格

现任
中国台湾书田诊所家医科主任
中国台湾荣新诊所副院长
世界抗衰老医学会会员
家庭医学专科医师

著作
《糖尿病就要这样吃》
《高血压就要这样吃》
《8周改善糖尿病食疗事典》
《8周降低胆固醇食疗事典》
《8周降低高血压食疗事典》
《完美抗老特效食谱》
《酸碱平衡特效食谱》

吃对了，跟大病小病说再见

中国台湾长庚技术学院营养学讲师&营养师

很多人为追求健康或瘦身，不断限制饮食，晚餐不吃淀粉，于是导致酮症酸中毒，免疫力下降。为达到目的严格限制饮食，不仅活得不愉快，也让身体受到伤害。身为营养师的我觉得，想要拥有健康身体，就要快乐吃对食物。

生病的人的确要控制饮食，但不是盲目限制、没条件的限制，否则患者长久下来会受不了，进而偷吃或完全不理会。

例如有人认为糖尿病患者，饭后不能吃水果，其实是错误观念，水果虽富含糖类，但仍含有其他食物不可取代的营养价值。

任何病症都有对应的饮食方法，就怕道听涂说。您的确需要能提供正确观念的参考书籍，让您找对方法，真正获得健康。

书中所有针对疾病所提供的食材或搭配，都经过特别谨慎的判断，希望通过适当的介绍，让您能在短时间内，为自己或家人找到最适合的饮食方式。想达到健康功效，不能光说不练，阅读本书后，须把想要健康的念头，化成实际的行动，才能真正获得健康。

我诚挚地将本书推荐给您，希望让您很快摆脱疾病威胁，迈向健康美满的人生。

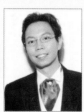

萧千祐 营养师

学历：中国台湾台北医学大学保健营养学博士进修
中国台湾台北医学大学保健营养学硕士、营养师资格考试及格

现任：中国台湾长庚技术学院"疾病营养学"、"美容营养学"、
"养生保健饮食概论"讲师&营养师

著作：《维生素·矿物质功效速查图典》《蔬果保健功效速查图典》
《聪明健脑特效食谱》《葱姜蒜保健特效食谱》

用食物为自己做自疗

中国台湾前台北市立联合医院和平院区中医师　　洪尚綱

　　饮食是人类营养的主要来源，也是维持生命的必要条件，饮食不当，会影响一个人的健康。

　　中医对饮食的好坏十分重视，利用食物或药物来解决身体不适的医学著作、经方、验方多不胜数。现在食疗观念已无形融入生活中，有些更是众所皆知的常识。

　　现今可供人类调养的食材比比皆是，食物药源更是随处可见。唐代名医孙思邈说过："夫为医者，当须洞晓病源，知其所犯以食治之；食疗不愈，然后命药。"说明了注意平常饮食，才是改善身体不适的首要治疗手段。

　　现代许多研究亦显示，饮食不足或不当，可能诱发某些疾病，导致人体提早老化衰退；相反的，饮食调理得当，不但可保持人体正常功能，还能提高人体免疫力。

　　现代人的饮食习惯，最常见的误区就是肉、鱼类摄入较多，蔬果、五谷类的食用比例较少，这样很容易造成身体疾病的产生。

　　本书专门讨论正确的饮食观念，更介绍了许多常见疾病的饮食宜忌、民间常用小偏方。相信读者必定能从中获取许多有益的知识，感受阅读的乐趣，进而享受健康的人生。

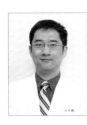

洪尚纲 中医师

学历：中国台湾中兴大学植物学系
　　　中国台湾医药大学学士后中医学系

经历：中国台湾前台北市立联合医院和平院区中医师

现任：东方中医诊所中医师

著作：《止咳润肺特效食谱》《肝病调理特效食谱》
　　　《秋冬养生特效食谱》《春夏食疗特效食谱》
　　　《中药材保健功效速查图典》

如何使用本书

本书是一本实用的常见病饮食指南，共分为3大篇。Part 1概述食物属性和食用原则；Part 2是本书重点，介绍60种常见病的档案、症状、营养需求、饮食宜忌、调养重点，并提供专业小常识、对症食谱、保健功效、中医小偏方和缓解不适症状的妙招等资讯；Part 3从重要营养素的作用、来源、摄取量，到各人生阶段的补充重点，加以详细说明和整理。

● 疾病小档案
　包括疾病的中文、英文名称，并提供就诊科别建议。

● 健康警讯
　重点式列出该疾病可能出现的征兆。

● 医生小叮咛
　以医师的角度，提醒读者该项疾病应注意的事项。

● 致病原因
　介绍该项疾病相关资讯，并详细说明可能的致病原因。

● 症状停看听
　详尽列出该项疾病的症状。

● NOTE
　提供舒缓疾病不适症状的妙招，或相关小常识。

● 营养素需求
　以列点方式，列出该项疾病所需补充的营养素。

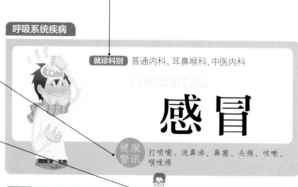

呼吸系统疾病

就诊科别 普通内科、耳鼻喉科、中医内科

Common Cold

感冒

健康警讯 打喷嚏、流鼻涕、鼻塞、头痛、咳嗽、喉咙痛

Health 为什么会感冒？

　感冒是病毒引起的传染病，主要病变部位在上呼吸道。上呼吸道指的是从鼻子到喉部的呼吸道，医学上感冒又称"上呼吸道感染"。

　感冒传染性很高，主要是通过接触或飞沫传播。引发感冒的病毒种类数百种，每次感冒的症状不尽相同，若没有引发其他并发症，通常在5～7天会痊愈。感冒时，要消除体内病毒的唯一方法，就是依靠免疫力，目前西医只能针对感冒的各种不适症状开药。

Health 感冒症状停看听

　感冒的症状有打喷嚏、流鼻涕、鼻塞、喉咙痛、咳嗽、肌肉酸痛、全身无力等。感冒没有季节性，儿童和抵抗力差的成年人，较易感染。

　感冒时，若有发热持续数天、耳朵痛、鼻涕变黄稠、咳嗽剧烈等状况，则是产生并发症的现象，应尽快就医。

+ 医生小叮咛

❶ 感冒时应该要多休息，有充足的睡眠与休息，能帮助病情的康复。
❷ 少到公共场合、人多或空气不流通的地方。
❸ 平时适度运动，可改善血液循环，提高免疫系统功能，增加对感冒的抵抗力。
❹ 流鼻涕时，过度擤鼻会造成黏膜受伤，可在鼻子周围涂凡士林，增加润滑度，防止皮肤破损。
❺ 吸烟会干扰纤毛活动，减缓感冒痊愈的速度。
❻ 注意保暖，洗澡时宜用37～38℃的热水。
❼ 以生理盐水漱口，可舒缓不适。
❽ 注意清洁，勤洗手，以减少病毒感染的概率。

NOTE 感冒到底该不该多喝水？

　感冒到底需不需要多喝水，因人而异。会有感冒要多喝水的说法，是因为一般人通常所摄取的水分不足，医生借此提醒患者补充身体所需的水分。感冒时摄取水分，有助于补充分泌物增加或发热所流失的水分，并排出有害毒素。一般说来，只要不是需限水的心血管疾病或肾脏病患者，感冒时适量补充水分都是好的，以每天2000～3000毫升为宜。

感冒 vs
营养素需求

● 维生素A	● 维生素B₁	● 维生素B₂	● 维生素B₆	● 维生素B₃
● 维生素B₅	● 维生素B₉	● 维生素B₁₂	● 维生素C	● 维生素E
● 蛋白质	● 锌	● 生物类黄酮	● 类胡萝卜素	

❶ Food 感冒饮食宜忌公布栏

	肉类	猪肉
宜吃的食物	海鲜类	鲮鱼 鳝鱼 鲭鱼 沙丁鱼 三文鱼
	蔬果、海藻类	西红柿 青椒 苋菜 菠菜 芹菜 圆白菜 豆芽菜 苜蓿芽 黄瓜 西蓝花 胡萝卜 苦瓜 南瓜 豌豆 玉米 姜 小麦草 杨桃 桑葚 菠萝 葡萄柚 草莓 仙桃 柠檬 苹果 猕猴桃 瓜 黄橘 红枣 番石榴 木瓜 海带 紫菜
	谷类、坚果类	芝麻 杏仁 黄豆 纳豆 白米 小麦 胚芽米 糙米 五谷米
	其他类	优酪乳 玄米茶 鸡蛋
忌吃的食物	蔬果类	柑橘 荔枝 柿子 水梨 龙眼 辣椒 芒果
	饮品类	酒精饮料 浓茶 咖啡
	点心类	刨冰 冰棒 冰淇淋 蛋糕
	其他类	油条 姜母鸭 炖羊肉 人参鸡 胡椒

❷ 食材配对 姜 ＋ 红薯 ＝ 祛寒保暖＋提升免疫力

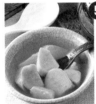

❸ Food 营养加分

❶ 姜含有挥发性化合物、姜辣素，能使血管扩张、促进胃液分泌、加速血液循环、提高免疫力。感冒的时候，摄取适量姜，能够促进身体排汗，赶走聚集在体内的热邪，加速痊愈。

❷ 红薯含有丰富的钾、钠、钙、镁、铁、类胡萝卜素、B族维生素、维生素C、维生素E，能提高身体的免疫功能，保护呼吸道、消化道。红薯中所含的膳食纤维，还可减少肠道吸收脂肪，减轻心脏与血管的负担。

❺ 姜汁红薯甜汤 （1人份）

材料：
红薯60克，姜1/3块，红糖1大匙，水350毫升

做法：
❶ 材料洗净，红薯削皮，切块，姜切薄片。
❷ 红薯块与姜片放入锅中，加水，用大火煮开后转小火，煮至红薯熟透。
❸ 加红糖搅拌均匀即可熄火。

❹ Food 明星食材 姜

・促进血液循环　・预防感冒
・调节免疫力　・提高食欲
・降低胆固醇　・促进排汗
・退热

51

---

❶ Food 感冒饮食调养重点

❶ 感冒时饮食宜清淡，避免食用刺激性强的食物。

❷ 多吃富含维生素B、维生素C与类胡萝卜素的蔬果，红色、黄色、深绿色蔬果，如葡萄、樱桃、西红柿、南瓜、菠菜、圆白菜、莴苣等，是好的选择。

❸ 当食欲不振时，建议采用少量多餐的进食方式。

❹ 烹饪时宜减少油、盐的使用，清淡爽口的饮食，减轻肠胃的负担。

❺ 每天补充2000～3000毫升的水。多喝水能补充发热流失的水分，稀释痰液及鼻涕等分泌物，使其易于排出，也能舒缓鼻腔、喉咙充血等状况。

❻ 感冒时，肠胃消化功能较弱，宜选择容易消化的软、流质食物，例如温热的粥、面条、汤。

❼ 少吃高蛋白、高脂肪食物，如动物内脏、肥肉，以免引起消化不良，增加肠胃负担。

❽ 感冒时，应避免饮用含咖啡因、酒精、高糖分的饮料，如浓茶、咖啡、酒、含糖饮料。

❷ Food 宜食忌食Q&A解答

Q 感冒不管有什么症状，饮食宜忌都一样吗？

A 有些部分不一样，但清淡是不变原则。
会引发感冒的病毒有数百种，不同病毒会引起不同症状。当有咳嗽、流鼻水、痰浓、手脚冰冷等现象时，不适合吃寒性或凉性食物，如柑橘、黄酸柿、大白菜等，宜多选择平性蔬果，如番石榴、苹果、与喉咙疼痛、痰浓或痰液黏稠、身热时，不适合食用温热性食物，如人参、当归、麻油鸡，可利用较寒凉的水果、果汁，如西瓜、椰子汁，来减缓炎症的不适。

❸ tips 中医师的小偏方

❶ 风寒感冒：有怕冷、头痛、鼻涕或痰液清稀等症状，可适量食用葱、蒜头、大葱。

❷ 风热感冒：有出汗、鼻色黄稠或痰液黄浓、喉咙痛、口干、鼻塞等症状，可适量吃苋菜、空心菜、小白菜、白萝卜等蔬菜。

❸ 暑湿感冒：有轻微怕风、少汗、全身酸痛、痰白且黏、鼻塞、流浓涕等症状，可多食用冬瓜、丝瓜、黄瓜等能祛暑湿的蔬菜。

❹ tips 喉咙痛、咳嗽特效食品

❶ 杨桃汁：感冒喉咙痛时，可适量食用杨桃或喝杨桃汁，能解热、生津、利水、舒缓不适。

❷ 白萝卜、葱白：可或缓咳嗽不适。准备白萝卜1个、葱白6根、姜15克，材料洗净切好，加700毫升的水，煮至剩1碗汤分量即可，连渣一起食用。

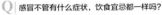

52

---

❶ 饮食宜忌公布栏

将食材分类，以表格呈现该项疾病宜吃及忌吃的食物。

❷ 食材配对功效

重点式呈现本道食谱的主食材和营养功效。

❸ 营养加分

条列式分析主食材对人体的食疗效果。

❹ 明星食材

以列点方式，呈现明星食材的保健功能。

❺ 健康食谱

推荐对症特效的健康料理，并详细介绍料理方式。

❶ 饮食调养重点

条列式分析该项疾病的饮食重点。

❷ 宜食忌食Q&A解答

以问与答的方式，提供该项疾病常见问题和专业解答。

❸ 中医师的小偏方

以中医角度，提供舒缓该项疾病不适症状的小偏方。

❹ 特效食品／茶饮

提供该项疾病的特效茶饮和食品。

固体：1大匙等于15克，1小匙等于5克。
液体：1大匙等于15毫升，1小匙等于5毫升。

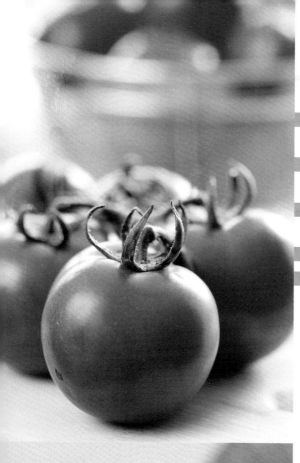

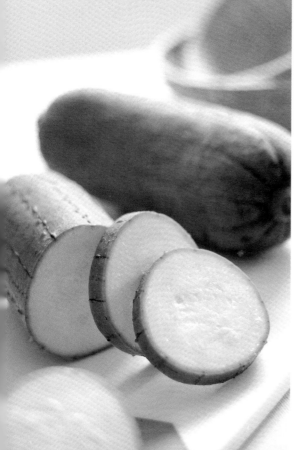

目 录

Part 2　60种常见病饮食宜忌

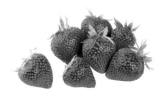

目录

CONTENTS

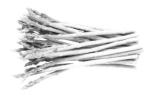

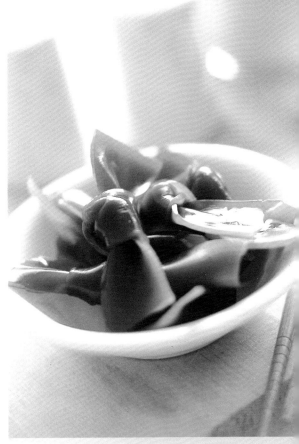

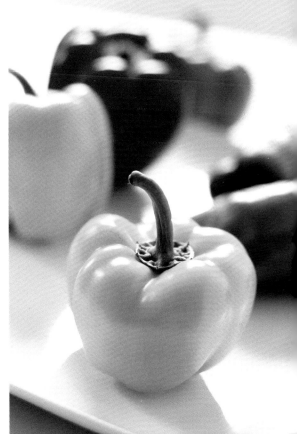

目 录

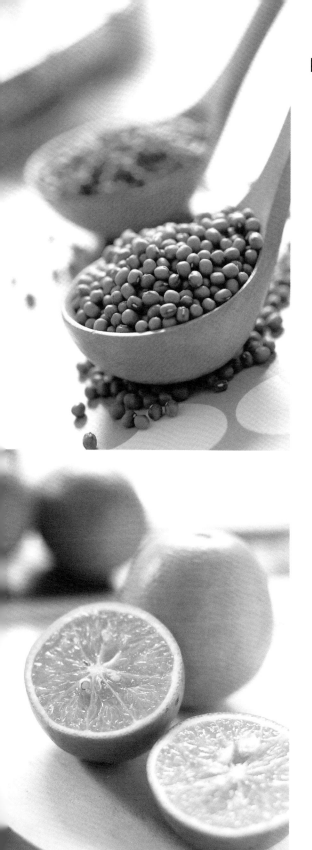

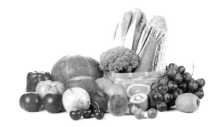

常见病笔画速查表

1画	页码
乙型病毒性肝炎	102～105

3画	页码
子宫内膜异位症	174～177
口腔溃疡	224～227
子宫颈癌	236～239
口腔癌	252～255
女性更年期综合征	178～181

4画	页码
支气管炎	56～57
心肌梗死	97～99
心肌炎	100～101
中风	142～145
水痘	195～196
牙周病	220～223

5画	页码
甲状腺功能亢进	124～127
甲状腺功能低下	128～129
白血病	158～161
白带异常	182～185
白内障	205～208
失眠	256～259

6画	页码
过敏	81～83
过敏性鼻炎	212～215
阳痿	186～189

7画	页码
尿毒症	114～117
坐骨神经痛	146～148
近视	197～200
肝癌	232～235
阿兹海默症	152～153

8画	页码
胀气	62～64
青春痘	74～77
肾结石	118～120

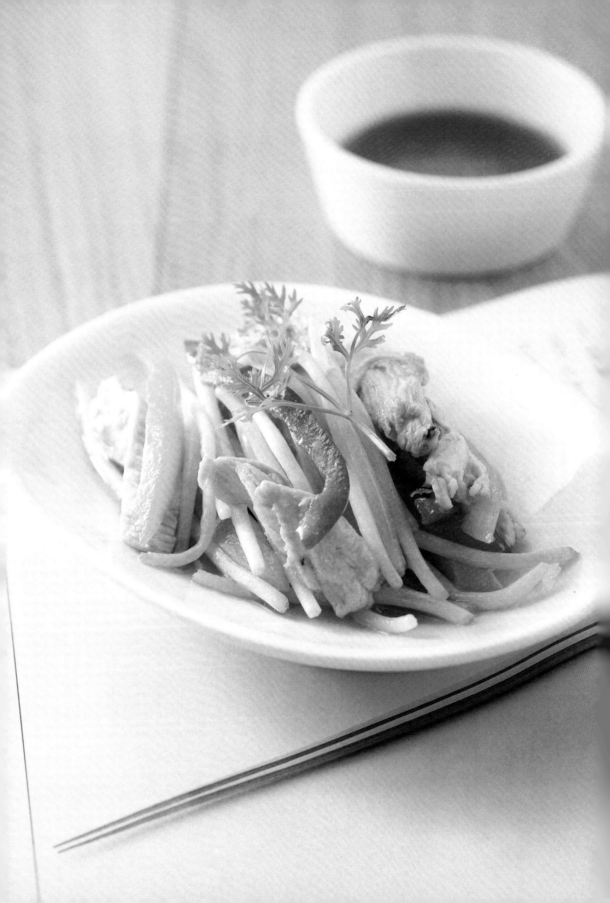

Part 1
疾病食疗养生

古人说"药补不如食补"，

您吃的食物，与健康息息相关，

食物既可发挥预防保健的功效，

也能协助改善疾病。

针对每种食物的不同属性，对症下"菜"，

既无副作用，又可吃得安心、常保健康！

著者：
何一成 医师
学历： 中国台湾阳明大学医学系毕业
中国台湾阳明大学传统医药研究所硕士
医师高等考试及格
现职： 中国台湾书田诊所家医科主任、中国台湾荣新诊所副院长
世界抗衰老医学会会员、家庭医学专科医师
著作：《糖尿病就要这样吃》《高血压就要这样吃》《8周改善糖尿病食疗事典》
《8周降低胆固醇食疗事典》《8周降低高血压食疗事典》
《完美抗老特效食谱》《酸碱平衡特效食谱》

审订：
洪尚纲 中医师
学历： 中国台湾中兴大学植物学系
中国台湾医药大学学士后中医学系
经历： 中国台湾前台北市立联合医院和平院区中医师
现职： 东方中医诊所中医师
著作：《秋冬养生特效食谱》《春夏食疗特效食谱》《止咳润肺特效食谱》
《肝病调理特效食谱》《中药材保健功效速查图典》

萧千祐 营养师
学历： 中国台湾台北医学大学保健营养学博士进修
中国台湾台北医学大学保健营养学硕士
现职： 中国台湾长庚技术学院"疾病营养学"、"美容营养学"、"养生保健饮食概论"
讲师&营养师
著作：《维生素·矿物质功效速查图典》《蔬果保健功效速查图典》
《聪明健脑特效食谱》《葱姜蒜保健特效食谱》

Chapter 1

食物是你最好的医生

身体的健康状态，与我们选择什么食物、偏好哪种饮食方式、有怎样的饮食习惯息息相关。既然吃进嘴里的食物，有这么大的影响，怎么能不好好了解饮食，为自己的健康把关呢？

懂得"挑食"才健康

两千多年前，享有"医药之父"美称的希腊名医希波克拉底曾说过："食物是你最好的医药。"无独有偶，中国也有这么几句古话，如"药食同源"、"药补不如食补"。显然自古以来无论中外，莫不认可"食物可以协助预防与治疗疾病"的观点。

在没有疾病的时候，食物可以发挥保健的功能，如果生病时，食物也可辅佐药物的治疗。

天然食材的营养成分

拜科学发达之赐，如今我们可以通过各种专业的实验分析，了解各种天然食材里，有什么营养成分，进一步依照需求来"挑食"。

如柠檬富含维生素C，能够促进胶原蛋白的生成，最适合爱美的女性；南瓜有微量元素铬，可以促进胰岛素正常作用，对血糖偏高的人有帮助；大蒜可以防癌、深海鱼类对心血管健康有益、花生可抗忧郁、水梨能止咳、牛奶有助睡眠。

中医对食材的分类法

一向注重食疗法的传统中医，对于天然食材的分析和选择，也自有一套准则，就是按照食材的味道、颜色、属性来归类，分别称之为"五味"、"五色"、"四性"，借此对应不同的体质、脏腑、病症或时节，对症下"菜"。

天然食材的营养成分

食材名称	关键营养素	保健功效
柠檬	维生素C	促进胶原蛋白的合成
南瓜	微量元素铬	降血糖
大蒜	大蒜素	防癌
深海鱼类	EPA、DHA	保护心血管
牛奶	钙	稳定神经，帮助睡眠

认识食物"五味"

"五味"指的是食物吃进嘴里的五种味道，分别为酸、苦、甘、辛、咸，各自对应人体五脏：肝、心、脾、肺、肾，能够产生不同的食疗作用。

食物五味和五脏对应表

五味	对应五脏	食疗功效		代表食材
酸味	肝脏	① 抑制肠道有害菌滋生 ② 增加唾液分泌 ③ 提高食欲，帮助消化 ④ 促进胆汁分泌 ⑤ 加强肝脏功能		柳橙、柠檬 山楂、葡萄 芒果、乌梅
苦味	心脏	① 清热退火 ② 除烦止渴 ③ 消炎解毒 ④ 调节心脏功能 ⑤ 维持血管畅通		苦瓜、香椿 杏仁、白果 芥菜
甘味	脾脏	① 强健脾胃 ② 补充气血 ③ 缓和情绪 ④ 舒缓紧绷的肌肉 ⑤ 调节免疫功能		苹果、红枣 红薯、菠菜 苋菜、鱼肉 牛肉、鸡肉 鹅肉
辛味	肺脏	① 祛寒、行气、活血 ② 促进血液循环 ③ 调节新陈代谢 ④ 促进肠胃蠕动 ⑤ 增强消化酶活性		辣椒、姜 洋葱、韭菜 大蒜
咸味	肾脏	① 化痰散结 ② 调节血压 ③ 改善便秘 ④ 调节肾脏的泌尿功能		紫菜、鸭肉 蟹、蛤蜊

NOTE 吃得不对，有碍健康

凡事过与不及都有缺点，饮食也是一样，对身体有益的食材，吃多了也会成为身体的负担，有损健康。当身体有某些疾病或不适症状时，饮食更不能无所禁忌。

食材属性	特别说明
酸味食物	摄取过量，容易损伤筋骨和肠胃
苦味食物	呼吸道、肠胃功能不佳者，宜少吃
甘味食物	高血糖患者应小心控制摄取量
辛味食物	吃多容易上火
咸味食物	高血压或肾脏病患者，应小心控制摄取量

认识食物"五色"

所谓的"五色",就是依照食物在外观所呈现的天然颜色,将之区分为绿、红、黄、白、黑五类,它们分别对应体内不同的脏腑。

只吃某一色食物,或不吃某一色,都可能有害健康。应适量均衡地摄取各色食物,并依身体状况作相应调整。

食物五色和五脏对应表

食物五色	绿	红	黄	白	黑
对应五脏	肝	心	脾	肺	肾

绿色食物养肝

定义	绿色蔬果为主,其中以深绿色的叶菜类最具代表性		
对应五脏	肝		
有益成分	维生素B₉、B族维生素、维生素C、胡萝卜素、类胡萝卜素、膳食纤维、镁、钾		
健康作用	● 抗氧化 ● 增强免疫力 ● 避免毒素滞留肠道	● 有益于视力健康 ● 促进肠胃蠕动 ● 预防心血管疾病	● 预防前列腺癌 ● 减轻肝脏负担 ● 调节新陈代谢
代表食材	**水果类:** 番石榴、猕猴桃 **蔬菜类:** 空心菜、菠菜、芹菜、芥蓝、芦笋、丝瓜、四季豆		

红色食物养心

定义	泛指各种颜色深浅不一的红色蔬果,以及鸟禽、牛、猪、羊的肉与内脏		
对应五脏	心		
有益成分	维生素A、类胡萝卜素、茄红素、蛋白质、脂肪、铁		
健康作用	● 增加对感冒的抵抗力 ● 改善脑部的功能 ● 促进血液循环	● 促进食欲 ● 使气色红润 ● 帮助造血	● 消除疲劳 ● 维持心脏与血管功能 ● 改善缺铁性贫血
代表食材	**水果类:** 樱桃、草莓、石榴、苹果 **蔬菜类:** 红甜椒、西红柿 **肉类:** 牛肉、猪肉、猪肝		

黄色食物养脾

定义	黄色的谷类、根茎类、豆类、水果
对应五脏	脾
有益成分	糖类、氨基酸、B族维生素、维生素C、类胡萝卜素、胡萝卜素、叶黄素、玉米黄素
健康作用	● 抗氧化　　　　　　　　● 降低血脂 ● 提供身体热量　　　　　● 保护黏膜组织健康 ● 预防肠胃道疾病　　　　● 对消化系统和免疫系统有益 ● 维持眼睛健康　　　　　● 预防视网膜及黄斑部病变
代表食材	**五谷杂粮、坚果类：**薏苡仁、燕麦、糙米、胚芽米、小米、花生 **蔬菜类：**南瓜、玉米、金针花、韭黄 **水果类：**木瓜、芒果、香蕉、菠萝、杨桃、枇杷 **其他类：**蛋黄

白色食物养肺

定义	奶、蛋、白色蔬果、米、面、白肉（如鸡肉、鱼肉）
对应五脏	肺
有益成分	糖类、蛋白质、膳食纤维、钙、钾、萝卜硫素
健康作用	● 调节体内水分　　● 促进大肠蠕动　　● 促进排便 ● 提供人体热量　　● 修复细胞组织　　● 维持骨骼健康 ● 增强抵抗力　　　● 预防心血管疾病　● 降低胆固醇 ● 改善高血压　　　● 杀菌、抗病毒
代表食材	**五谷类：**米、麦 **蔬果、菇蕈类：**山药、土豆、冬瓜、竹笋、大蒜、洋葱、白萝卜、 　　　　　　　　金针菇、银耳、水梨 **其他类：**牛奶、鸡肉、鱼肉

黑色食物养肾

定义	黑色谷类、菇蕈类、海藻类、乌鸡等黑色食物
对应五脏	肾
有益成分	维生素A、B族维生素、维生素C、维生素D、维生素E、类胡萝卜素、花青素、铁、锌、锰、钙、硒、碘、多糖体
健康作用	● 抑制肿瘤生成　　● 调节免疫功能　　● 促进血液循环　● 保护心脏与血管 ● 调节新陈代谢　　● 增加骨质密度　　● 维持水钠平衡 ● 抗氧化　　　　　● 预防肠胃道疾病　● 有益生殖和排泄功能
代表食材	**五谷杂粮、坚果类：**黑糯米、黑米、黑豆、黑芝麻 **蔬果、菇、藻类：**香菇、茄子、海带、紫菜、葡萄、桑葚、黑枣 **其他类：**乌鸡

认识食物 "四性"

食物吃进体内，会产生偏热或偏寒的反应或影响。例如常听人说，"荔枝吃太多小心上火"、"肠胃不好的人，吃太多西瓜可能会腹泻"，这些说的其实就是食物的性质。

食物的性质主要可分为"温、热、寒、凉"四种，所以称为"四性"。不过某些食物并不特别偏向哪一种，这类食物被归类于"平性"。

就算是相同性质的食物，被不同的人所吃，甚至是在不同的时段吃，都会产生不一样的反应，究竟四性食物该怎么吃才最健康呢？

温性 & 热性食物

温性与热性食物，都具有促进新陈代谢、祛寒保暖以及改善血液循环等作用，只是程度略有差异。一般情况下，热性食物的效用比温性食物来得强烈。

冬季来临时，可适量食用温热性食物进补；容易手脚冰冷的人，也适合食用这类食物，使身体温暖；身体容易得炎症、口干舌燥，或在夏季，则建议少吃。

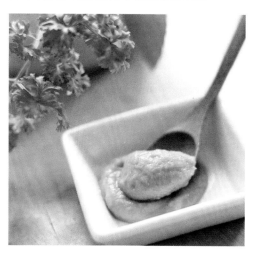

寒性 & 凉性食物

传统医学中，常说某些很"冷"、"凉"，或可以"退火"的食物，指的就是"寒凉性食物"，它们通常具有清热、消暑等作用。

为了避免对肠胃造成强烈刺激，寒凉性食物不适合在清晨起床时食用。在夏季来临或身处热带、亚热带地区，特别需要消暑、解热，最适合食用寒凉性食物。不过仍应注意食用量，过量摄取可能导致腹泻或手脚冰冷等问题。

平性食物

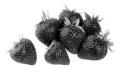

不偏温热也不偏寒凉，介于其中的食物，称为平性食物。一般具有健脾、开胃、补益等作用。

日常生活中食用的食物，多属这类。除了少数人对特定食物过敏之外，一般人都可食用平性食物，无特殊限制。

料理方式也会影响食性

烹调的方式也会影响食性，例如煎、炒、炸、烧烤，会使食物偏向热性，因此寒凉性的食物可采取上述方式烹调；但如果是热性食物，可能因此变得更燥热。

寒凉性与温热性食物搭配烹煮，也可将食性寒热调和，转趋为平，更有利于体质的平衡。

例如蟹食性较寒，可搭配酒、辣椒、姜、罗勒等温热的食物来料理。另外像是煮冬瓜加姜丝、炒青菜加大蒜，或是炖羊肉搭配白菜，都是基于相同原理。

NOTE 温热性食物，该怎么吃？

- 体虚怕冷、血液循环不佳者，多食用可温热身体。
- 气候较寒冷的地方，或者是冬季时，最适合吃温热性的食物。
- 体质燥热者，或有外伤、急性炎症等症状时，应少吃温热性食物。
- 温热性食物有提振精神的作用，因此白天比晚上更适合吃。

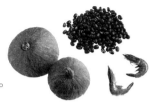

NOTE 寒凉性食物，该怎么吃？

- 体质燥热，容易口干舌燥的人，可多食用寒凉性食物。
- 体质虚寒、肠胃功能不佳或有呼吸道疾病者，应减少寒凉性食物的食用量。

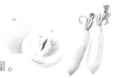

5大食物属性一览表

食物属性	食物特性说明	代表食材
温性食物	具促进新陈代谢、驱寒保暖以及促进血液循环等作用	**五谷、坚果、豆类：** 稻米、糯米、高粱、红豆、花生、杏仁、核桃、芝麻 **海鲜类：** 虾、鳝鱼、海参 **蔬菜类：** 南瓜、香菜、韭菜、油菜、胡萝卜、姜 **水果类：** 山楂、金橘、红枣 **其他：** 羊奶、咖啡、巧克力、花生油
热性食物	促进新陈代谢、驱寒保暖以及促进血液循环等作用，效用较温性食物佳	**肉类：** 羊肉 **水果类：** 荔枝、龙眼、佛头果、榴莲 **辛香料：** 辣椒、芥末、胡椒、洋葱、大蒜、葱、干姜、咖喱、肉桂、茴香 **其他：** 麻油、酒
寒性食物	具有退火、清热、消暑、解毒等作用	**海鲜类：** 蛤蜊、蟹 **蔬菜类：** 芹菜、大白菜、竹笋、芦笋、茭白、芦荟 **水果类：** 水梨、椰子、火龙果、葡萄柚、西瓜、柑橘、柚子 **其他：** 冰品
凉性食物	具有退火、清热、消暑、解毒等作用，但效用较寒性食物弱	**五谷、豆类：** 小米、大麦、绿豆、薏苡仁 **肉类：** 鸭肉、鹅肉、田鸡 **蔬菜类：** 白萝卜、丝瓜、冬瓜、豆芽菜、茄子、苦瓜、黄瓜 **水果类：** 香瓜
平性食物	不偏温热也不偏寒凉，介于其中的称为平性食物，一般具有健脾、开胃、补益等作用	**五谷、豆类：** 白米、黄豆、黑豆 **肉类：** 猪肉、鱼肉、鸡肉 **蔬菜类：** 西蓝花、圆白菜、红薯 **水果类：** 葡萄、草莓、苹果 **奶蛋类：** 鸡蛋、牛奶

Chapter 2 对应体质吃出健康

要吃出健康，并不是一味地将各种营养全部塞进嘴巴里就行了。虽然和药补相比起来，食补温和多了，但不表示可以大意，有时候补错了还不如不补。该吃些什么？怎么吃？甚至是什么时候吃？其实都是有学问的。想吃出健康，首先得先了解自己的体质。

你是哪一种体质

食物依照品尝起来的味道、外在呈现的色泽，以及吃进肚子里所产生的作用，被归纳出"五色"、"五味"与"四性"等类别。人体则根据热、寒、实、虚、燥、湿等条件，来区分不同体质类型。

了解自己的体质类型，搭配适合的饮食、适量的运动，以及适当的生活习惯，就能轻松获得养生效果，让身体更健康。

热性 & 寒性体质

◆热性体质的特征

1. 怕热，体温较高，喜欢喝冷饮
2. 舌头颜色偏红，舌苔较厚且黄
3. 常感到口干舌燥，容易有口臭
4. 排尿量较少，尿液颜色偏黄
5. 容易便秘

◆寒性体质的特征

1. 怕冷，手脚冰冷
2. 舌苔白
3. 脸色苍白
4. 容易疲劳，体力不佳
5. 尿量多且颜色偏淡

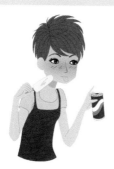

体质偏热性者，情绪上容易紧张、亢奋，且大多喜欢吃冰或冷饮。

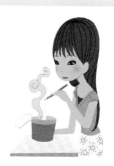

体质偏寒性者，说话常有气无力，而且因为怕冷而较喜欢吃热食。

燥性 & 湿性体质

◆ 燥性体质的特征

❶ 皮肤、毛发干燥、体形较为消瘦

❷ 常感到口十舌燥

❸ 有时喉咙干痒，干咳却无痰

❹ 容易便秘

❺ 女性有经血少的症状

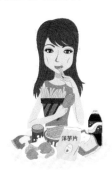

嗜吃油炸食物，体质易偏燥性，季节
转换、环境较干燥时，也易转为燥性。

◆ 湿性体质的特征

❶ 容易出现四肢，或特定部位水肿的现象

❷ 血压偏高、易疲倦

❸ 喉咙时常感到有痰

❹ 肠胃功能不佳，常腹泻、肠鸣、腹胀

❺ 体形较为肥胖

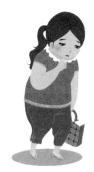

季节或环境转换，变得较为潮湿
时，湿气容易侵入体内，造成湿性体质。

实性 & 虚性体质

◆ 实性体质的特征

❶ 精神亢奋　　❷ 声音宏亮

❸ 舌苔较厚　　❹ 容易便秘

❺ 尿液颜色较黄

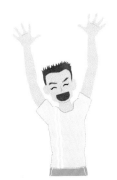

爱吃肉，蔬菜摄取量不够多的人，体
质容易偏实性。一般说来，以男性居多。

◆ 虚性体质的特征

❶ 脸色苍白　　❷ 体力不佳

❸ 容易流汗　　❹ 脉搏较弱

生活习惯差、熬夜、压力大、三餐不
定时定量等，多是造成虚性体质的原因。

8大体质就要这样吃

体质是每个人的身体特质，不同体质容易罹患的疾病各异，而同一类型的疾病，在不同体质的人身上，也会产生不同的症状。

中医根据"热、寒、实、虚、燥、湿"来区分不同体质的类型。综合以上分类法，人体可以大致分为"燥热实型"、"燥热虚型"、"湿热实型"、"湿热虚型"、"寒燥实型"、"寒燥虚型"、"寒湿实型"、"寒湿虚型"。

体质受到遗传与生活饮食习惯的影响，每个人都不一样。在了解食物特性之后，若能进一步对应自身的体质，找出真正适合自己的食物，便可通过饮食调节维持健康。

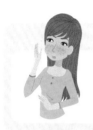

燥热实型

主要特征：
经常口渴、
体内津液不足

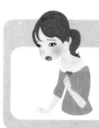

寒燥实型

主要特征：
易咳嗽、尿量多、
易便秘、易得急性病

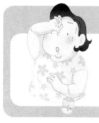

燥热虚型

主要特征：
汗量大、
易口渴

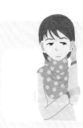

寒燥虚型

主要特征：
汗量多、尿量多、
易疲倦、有贫血症状

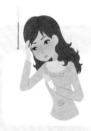

湿热实型

主要特征：
血压较高、
体内容易有炎症

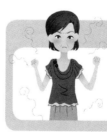

寒湿实型

主要特征：
不易流汗、
易激动

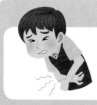

湿热虚型

主要特征：
易腹泻或便秘、
易过敏

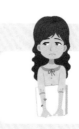

寒湿虚型

主要特征：
体质虚弱、
尿频、易腹泻

8种基础体质的饮食宜忌

体质	适宜的饮食	应节制的饮食
燥热实型	寒凉性或苦味、清淡退火的食物 例如：白萝卜、芦笋、西瓜、香蕉	温热性及辛辣、具刺激性的食物 例如：葱、姜、辣椒、龙眼、荔枝
燥热虚型	偏凉性、平性，能够清热退火、生津、滋补的食物 例如：山药、桃子、梅子、水梨、蜂蜜	燥热以及辛辣的食物 例如：牛肉、羊肉、大蒜、葱、辣椒、姜
湿热实型	平性、凉性或能健脾利湿、化痰祛湿的食物 例如：海带、菊花	辛辣、油腻或是糖分偏高的食物 例如：葱、姜、大蒜、栗子、核桃、糯米
湿热虚型	能滋阴补血、清热退火的食物 例如：鸭肉、鳗鱼、丝瓜、冬瓜、糯米、红豆、薏苡仁	温燥又辛辣的食物 例如：麻辣锅、人参、核桃
寒燥实型	味甘、性平、性凉、性温、清淡、能生津润燥的食物 例如：苹果、樱桃、菠萝、杏仁	太燥或太寒的食物 燥热食物：大蒜、姜、洋葱、佛头果 寒性食物：蟹、蛤蜊、芦荟
寒燥虚型	味甘、性平、性凉、性温食物 例如：菠菜、茄子、苹果、樱桃	寒性及燥热的食物 例如：柑橘、西瓜、薏苡仁、冬瓜、大白菜、大蒜、葱、姜
寒湿实型	性温、能健脾利湿的食物 例如：杏仁、茯苓、紫苏	高油脂、甜腻、性寒凉的食物 例如：甜点、糕饼
寒湿虚型	温热性的食物，搭配其他平性食物	寒凉性食物 例如：苦瓜、冬瓜、水梨

Chapter 3 常见食物聪明吃

每一种食物，都含有一些对人体有益的营养成分，但并不是随便吃下肚，就能获得健康。有的组合会带来"一加一大于二"的营养效果，有的则会使营养素作用相互抵消，最令人担心的，还是吃了会伤身体或引起食物中毒的食物组合。如何"趋吉避凶"，聪明地吃出健康？请参考以下建议组合。

健康加分的饮食组合

组合方式① 蛋白质 + 矿物质

组合方式	保健作用	常见菜色
蛋白质 + 锌	● 促进生长发育 ● 促进伤口愈合 ● 提高免疫力，预防感冒	鸡蛋牡蛎煎 花生炖猪蹄 法式焗牡蛎

组合方式② 蛋白质 + 维生素

组合方式	保健作用	常见菜色
蛋白质 + 维生素C	● 预防癌症 ● 预防黑斑与雀斑 ● 促进胶原蛋白合成 ● 提高免疫力	鸡柳炒豆芽 鲜贝西蓝花 柠檬甜椒肉片
色氨酸 + 维生素B$_1$、维生素B$_2$、维生素B$_6$	● 帮助皮肤再生与新陈代谢 ● 维持消化系统健康 ● 维持神经系统健康	乳酪熏三文鱼 花生牛奶 黑豆炖鸡

组合方式③ 蛋白质 + 膳食纤维

组合方式	保健作用	常见菜色
低脂蛋白 + 膳食纤维	● 补充蛋白质 ● 降低对胆固醇的吸收	牛肉罗宋汤 萝卜红烧牛腩 小黄瓜凉拌鸡丝
牛磺酸 + 膳食纤维	● 提高心脏功能 ● 强化肝脏与脑部功能 ● 预防动脉硬化 ● 降低胆固醇	韭菜鱿鱼 西芹干贝 蛤蜊丝瓜

组合方式④ 糖类 + 维生素

组合方式	保健作用	常见菜色
淀粉 + B族维生素	协助葡萄糖转换为热量	核桃吐司 全麦红枣饭

组合方式⑤ 脂类 + 维生素

组合方式	保健作用	常见菜色
油脂 + 维生素D	促进维生素D吸收 改善骨质疏松症	香菇鸡汤 金枪鱼蛋三明治
脂质 + 类胡萝卜素	脂质促进类胡萝卜素吸收 保护眼睛 预防黄斑部病变 对抗癌症 预防感冒 预防心血管疾病	木瓜牛奶 木瓜排骨汤 南瓜豆奶

组合方式⑥ 矿物质 + 维生素

组合方式	保健作用	常见菜色
钙 + 维生素D	维生素D促进钙质吸收 强化骨骼与牙齿 预防骨质疏松	砂锅鱼头 苋菜小鱼干 虾皮炒小白菜
钙 + 维生素K	强化钙质吸收 预防钙质流失 帮助血液正常凝固	圆白菜炒小鱼干 紫菜蛋花汤 菠菜猪肝汤
铁 + 维生素C	增强体力，促进铁质吸收 预防缺铁性贫血 促进生长发育	鲜贝圆白菜卷 香芹瘦肉汤 辣椒炒牛肉
铁 + 维生素B_9（叶酸）	增强造血功能 预防贫血 消除疲劳	南瓜五谷饭 菠菜猪肝汤 芦笋炒牛肉
硒 + 碘 + 维生素A	调节甲状腺功能	芦笋虾仁蛋炒饭
硒 + 维生素E	抗老防衰 预防癌症 保护心脏与血管 激活免疫系统	鸡蓉燕麦粥 洋葱炒蛋

组合方式⑦ 维生素 + 维生素

组合方式	保健作用	常见菜色
维生素A + 维生素C	● 滋润皮肤 ● 预防皮肤干燥	焗烤土豆 蒜爆牛肝
维生素A + 维生素D	● 保护视力 ● 预防夜盲症 ● 抗老化 ● 调节免疫力	鸡蛋豆腐南瓜浓汤 胡萝卜炒蛋
维生素A + 维生素E	● 预防癌症 ● 保护心脏与血管	西红柿炒蛋 杏仁牛奶
维生素B$_1$ + 大蒜素	● 促进维生素B$_1$的吸收 ● 消除疲劳 ● 促进注意力集中 ● 保护皮肤健康	洋葱炒肉丝 蒜爆鸡丁
维生素B$_2$ + 维生素E	● 预防动脉硬化 ● 维持毛发、指甲和皮肤健康 ● 消除疲劳	南瓜五谷饭 罗勒煎蛋 牡蛎煎
维生素B$_9$（叶酸）+ 维生素B$_{12}$	● 舒缓情绪及压力 ● 促进生长发育 ● 预防贫血 ● 保护神经	芥蓝牛肉 芋泥鸭 紫菜鲜牡蛎汤
维生素C + 维生素E	● 美颜护肤 ● 抗老、防癌 ● 维持血管弹性 ● 促进血液循环	水果沙拉 西红柿炒蛋 土豆沙拉
维生素C + 生物类黄酮	● 促进维生素C吸收 ● 改善黑斑、雀斑 ● 预防及改善牙龈出血 ● 增强免疫力 ● 促进胶原蛋白合成	芦笋果菜汁 草莓樱桃汁

NOTE 认识维生素K、生物类黄酮

维生素K：又称"甲萘氢锟"，是一种脂溶性维生素，主要作用为促进血液在伤口的凝固，同时协助强化骨骼。

生物类黄酮：又称"维生素P"，是一种水溶性维生素，具强大的抗氧化能力。主要作用是增强毛细血管功能、促进维生素C的吸收。

过量有碍健康的饮食组合

以下营养素的结合，若吃太多，可能会引发一些不适症状，摄取时的分量不宜过多。

组合方式① 蛋白质 + 植酸

对身体的影响	两者会相互结合，不利人体消化吸收
食物来源	蛋白质：奶类、蛋类、鱼类、肉类、豆类 植酸：豆类、谷类
菜色举例	猪蹄炖黄豆

组合方式② 黏液蛋白 + 胰蛋白酶抑制物

对身体的影响	胰蛋白酶抑制物使黏液蛋白难以被人体吸收
食物来源	黏液蛋白：鸡蛋 胰蛋白酶抑制物：未全熟豆浆
菜色举例	生鸡蛋豆浆

组合方式③ 钙 + 磷

对身体的影响	钙、磷的比例适当，可强化骨质，但过量的磷则会妨碍钙质的吸收，两者比例以1:1为佳
食物来源	钙：深绿色蔬菜、海藻类、奶类、蛋类、豆类 磷：全谷类、核果类、奶类、鱼类、肉类、可乐
菜色举例	可乐卤蛋

组合方式④ 钙 + 醛糖酸残基

对身体的影响	容易消化不良，产生胀气
食物来源	钙：深绿色蔬菜、海藻类、奶类、蛋类、肉类 醛糖酸残基：豆类
菜色举例	黄豆香菇鸡

组合方式⑤ 铁 + 醛糖酸残基

对身体的影响	容易消化不良，产生胀气
食物来源	铁：全谷类、核果类、深色叶菜类、海藻类、红肉类、动物内脏、豆类、蛋类 醛糖酸残基：豆类
菜色举例	红豆莲子汤

组合方式⑥ 锌＋醛糖酸残基

对身体的影响	可能导致消化不良，产生胀气
食物来源	锌：坚果类、肉类、海鲜类 醛糖酸残基：豆类
菜色举例	毛豆炒肉丝

组合方式⑦ 铁＋植酸

对身体的影响	植酸会妨碍铁质的吸收
食物来源	铁：全谷类、坚果类、海藻类、豆类、蛋类、动物内脏、红肉类 植酸：豆类、谷类
菜色举例	猪肝薏苡仁汤

组合方式⑧ 锌＋铜

对身体的影响	两者大量摄取时，锌和铜会抑制肠胃吸收
食物来源	锌：豆类、坚果类、肉类、海鲜类 铜：深绿色蔬菜、坚果类、瘦肉、动物肝脏、海鲜类
菜色举例	红苋菜炒肉丝

组合方式⑨ B族维生素＋B族维生素分解酶

对身体的影响	两者相结合，会降低营养价值
食物来源	B族维生素：谷类、蔬果类、奶类、蛋类、瘦肉、动物肝脏 B族维生素分解酶：海鲜类
菜色举例	蟹肉火腿、芹菜蛤蜊

组合方式⑩ 维生素C＋维生素C分解酶

对身体的影响	两者相结合，会降低营养价值
食物来源	维生素C：蔬果类 维生素C分解酶：多肉的瓜果类
菜色举例	凉拌芫荽小黄瓜

组合方式⑪ 维生素C＋铜

对身体的影响	加速维生素C的破坏
食物来源	维生素C：蔬果类 铜：坚果类、动物肝脏、海鲜类
菜色举例	辣椒炒鸡肝

组合方式⑫ 维生素C＋锌

对身体的影响	加速维生素C的破坏
食物来源	维生素C：蔬果类 锌：豆类、坚果类、蛋类、肉类、海鲜类
菜色举例	香椿蛋

组合方式⑬ 有机酸＋叶绿素

对身体的影响	降低彼此的营养价值
食物来源	有机酸：醋、较酸的水果 叶绿素：绿色蔬菜类
菜色举例	西红柿炒圆白菜

组合方式⑭ 有机酸＋胡萝卜素

对身体的影响	有机酸会破坏胡萝卜素
食物来源	有机酸：醋、较酸的水果 胡萝卜素：黄色、绿色蔬菜
菜色举例	醋拌胡萝卜

组合方式⑮ 动物性蛋白质＋植物性蛋白质

对身体的影响	两者需要的消化时间和胃液分泌量均不同，一起食用容易导致消化不良
食物来源	动物性蛋白质：奶类、蛋类、鱼类、肉类 植物性蛋白质：豆类
菜色举例	豆酱羊肉、豆豉鲜牡蛎

组合方式⑯ 动物性蛋白质＋草酸

对身体的影响	降低蛋白质的吸收率，长期同时食用，可能导致头发干枯、发育不良
食物来源	动物性蛋白质：奶类、蛋类、鱼类、肉类 草酸：全谷类、巧克力
菜色举例	巧克力乳酪蛋挞

组合方式⑰ 蛋白质＋有机酸

对身体的影响	容易使蛋白质在胃中结成硬块，导致肠胃胀气或腹泻
食物来源	蛋白质：奶类、蛋类、鱼类、肉类、豆类 有机酸：蔬果类、醋
菜色举例	果汁豆浆

组合方式⑱ 脂质 + 乙醇

对身体的影响	乙醇和脂质都会促进体内脂肪合成，容易诱发脂肪肝
食物来源	**脂质**：坚果类、奶类、鱼类、肉类 **乙醇**：酒类
菜色举例	烧酒鸡

组合方式⑲ 钙 + 草酸

对身体的影响	两者易结合成草酸钙，降低肠道对钙质的吸收
食物来源	**钙**：海藻类、奶类、蛋类、豆类、带骨鱼类 **草酸**：深色蔬菜类、巧克力、竹笋、茶
菜色举例	竹笋炒鳝鱼 苋菜小鱼干 菠菜豆腐蛋花汤

组合方式⑳ 铁 + 鞣酸

对身体的影响	降低铁的吸收，并刺激肠胃，阻碍消化
食物来源	**铁**：全谷类、叶菜类、海藻类、豆类、蛋类、核果类、红肉类、动物内脏 **鞣酸**：茶叶
菜色举例	茶香牛肉

组合方式㉑ 铜 + 糖类

对身体的影响	过多的糖类会妨碍铜的吸收，缺铜则会影响铁的代谢，进而引发贫血等问题
食物来源	**铜**：深绿色蔬菜、坚果类、瘦肉、动物肝脏、海鲜类 **糖类**：五谷根茎类、水果类、含糖饮料
菜色举例	核桃蛋糕 土豆炖牛肉

组合方式㉒ 含硫化合物 + 植物色素

对身体的影响	植物色素与含硫化合物结合，会形成抑制甲状腺素的物质，容易诱发甲状腺肿大
食物来源	**含硫化合物**：洋葱、大蒜、圆白菜、白萝卜、西蓝花 **植物色素**：深色蔬果
菜色举例	洋葱炒甜椒

组合方式㉓ 类胡萝卜素＋乙醇

对身体的影响	两者结合会使类胡萝卜素不易在肠道中转变成维生素A，导致身体缺乏维生素A
食物来源	类胡萝卜素：黄色、绿色蔬果 乙醇：酒类
菜色举例	干贝鸳鸯球（有加深色蔬菜与酒）

组合方式㉔ 蛋白质＋胰蛋白酶

对身体的影响	两者结合会使蛋白质不容易消化，可能导致恶心和呕吐的中毒症状。不过，胰蛋白E不耐高温，加热烹煮至熟后再食用，即可避免中毒
食物来源	蛋白质：奶类、蛋类、鱼类、肉类、豆类 胰蛋白酶：生的豆类
菜色举例	薏苡仁生豆浆

组合方式㉕ 蛋白质＋有机酸

对身体的影响	有机酸达到相当含量，会使蛋白质凝结沉淀，导致肠胃蠕动不畅，容易造成腹胀、腹泻
食物来源	蛋白质：奶类、蛋类、鱼类、肉类、豆类 有机酸：水果类、醋
菜色举例	芒果牛奶

组合方式㉖ 赖氨酸＋果糖

对身体的影响	高温下的赖氨酸与果糖结合，会形成果糖基赖氨酸，不易消化吸收，可能导致腹痛、腹胀等问题
食物来源	赖氨酸：奶类、鱼类、肉类
菜色举例	热牛奶加果糖

组合方式㉗ 维生素C＋五价砷

对身体的影响	五价砷和维生素C结合作用，将还原成三价砷，大量食用可能导致重金属中毒
食物来源	维生素C：蔬果类 五价砷：虾
菜色举例	柠檬虾

吃东西小心配错饮料

除了不同的食材，如何组合成一道料理有学问，就算是配餐饮料，也有需要讲究的地方，若是一直重复且大量地进行错误的饮食搭配，可能还会危害健康。仔细熟读以下的常见错误，小心避开饮食"地雷"。

早餐常见错误组合

✕ 全麦面包VS大杯咖啡

全麦面包富含维生素B_1，有助于稳定神经系统的运作，缓解压力。咖啡中含多酚，会破坏维生素B_1，若摄取量过多，会使体内缺乏维生素B_1，进而造成注意力不集中、倦怠、暴躁等现象。

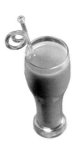

对身体的影响 健忘、焦躁、易怒
相似组合 杂粮馒头VS红茶

✕ 培根三明治VS优酪乳

培根肉片的制作过程，常添加硝酸盐作为防腐剂，当硝酸盐碰上乳酸饮料中的胺类，就会结合成致癌物质——亚硝胺。

对身体的影响 伤害胃部健康
相似组合 火腿蛋饼VS优酪乳
热狗面包VS优酪乳

✕ 韭菜饺子VS蜂蜜水

韭菜有丰富的维生素C，蜂蜜则含矿物质铜与铁，两者相结合容易使维生素C氧化，降低营养价值。此外，蜂蜜具有通便效果，韭菜又富含膳食纤维，都会促进肠胃蠕动，两者先后食用，恐怕会引起腹泻。

对身体的影响 腹泻、营养流失
相似组合 韭菜水饺VS红糖水

✕ 生菜沙拉VS优酪乳

蔬菜含有草酸，优酪乳则富含钙质，两者会结合成草酸钙，结石体质者最好避免这样吃。此外，草酸还会使优酪乳中的蛋白质凝固，因此不易消化，甚至引发腹泻症状。

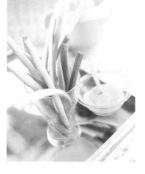

对身体的影响 腹泻、营养流失
相似组合 蔬菜馅派VS牛奶

午餐、晚餐常见错误组合

✕ 米饭VS水果

米饭富含淀粉，会促使胃部分泌胃酸进行消化，遇上水果的果胶与鞣酸，易凝结成块，影响肠胃蠕动。

对身体的影响	消化不良
相似组合	红薯VS水果 面食VS水果

✕ 烤肉VS啤酒

烟熏或烧烤肉类的时候，会产生多环碳氢化合物，和啤酒中的酒精成分结合，容易诱发癌症。

对身体的影响	增加患癌几率
相似组合	烟熏牛排VS红酒 德国香肠VS啤酒

✕ 清蒸螃蟹VS啤酒

甲壳类海鲜大多富含蛋白质与嘌呤，而啤酒所含的酒精，在新陈代谢时也会产生嘌呤。两者前后混食时，啤酒会抑制尿酸从尿液排出，导致血液中的尿酸含量过高，诱发痛风。

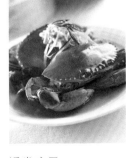

对身体的影响	诱发痛风
相似组合	牡蛎VS白酒 胡椒虾VS啤酒

✕ 盐酥虾VS茶

海鲜富含蛋白质、钙，茶含鞣酸，两者食用时间太相近，会影响蛋白质吸收、利用，并增加钙与鞣酸结合的机会，影响消化能力，导致肠胃不适。

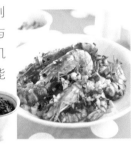

对身体的影响	肠胃不适
相似组合	鳝鱼面VS茶

✕ 铁板烧VS茶

茶叶含多酚、鞣酸，若和肉的蛋白质结合，易形成硬块，减缓肠道蠕动，导致腹胀与便秘。多酚、鞣酸也会影响人体对铁质的吸收。

对身体的影响	便秘、缺铁
相似组合	香鸡排VS红茶 炒牛肉VS大麦茶

✕ 麻辣锅VS山楂酸梅汤

麻辣锅有大量的蔬菜、海鲜与肉类，从蔬菜中可摄取到的碘、钾、钙等物质，遇上了山楂的鞣酸，容易结成硬块，刺激肠胃，引发腹胀、腹泻或呕吐。海鲜或肉类中的蛋白质和鞣酸结合，则较容易导致消化不良。

对身体的影响	多种肠胃不适
相似组合	鳝鱼意大利面VS茶

单一食材注意事项

错误的食物组合与食用顺序，可能会影响肠胃和身体健康，那么单一食材就一定安全，怎么吃都没问题吗？当然不是！要想吃得健康，且看单一食材食用时的注意事项。

① 鱼、肉、海鲜类

新鲜是第一要素

无论是鱼、鸡、鸭或猪、羊、牛等肉类，如果不新鲜，均容易引发腹胀、腹泻、呕吐等食物中毒反应。在挑选上虽然因种类而异，但仍有几个基本原则，例如：外观完整、有光泽、有弹性、无异味。

彻底煮熟再吃

鸡、鸭等家禽类，容易受到沙门氏菌污染，牛、羊、猪等家畜则容易被绦虫、旋毛虫寄生，海鲜类尤其是蟹，也常有肺吸虫等寄生虫附着。虽然并非所有肉类都一定有这样的问题，但安全起见，还是彻底煮熟再食用比较好。

动物内脏、肉干、鱼干勿过量食用

动物内脏含丰富的脂溶性维生素，摄取过量会囤积在体内，引起中毒现象。

过量嚼食肉干、鱼干会促进唾液分泌过多，唾液流入胃部则使胃液浓度变稀，不利于消化。

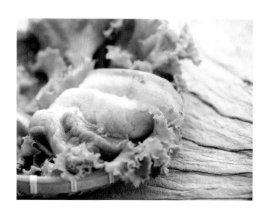

② 蔬菜、水果类

腐烂的叶菜勿食

绿色的叶菜类含有硝酸盐，一旦腐烂便会还原成有害人体健康的亚硝酸盐。

烹煮时间不宜过长

绿叶蔬菜若长时间焖煮，也会产生亚硝酸盐，因此建议以入水氽烫，或快速拌炒的方式烹饪为宜。

颜色鲜艳的果皮应酌量摄取

颜色鲜艳的果皮大多富含多酚，会抑制甲状腺功能，过量摄取可能会使甲状腺功能低下，引发甲状腺肿大。

水果成熟后再吃最好

有些未成熟的水果内含生物碱、氰化物，这些成分不容易被分解，即使经过代谢，仍具有毒性，会导致人体酸碱失衡，甚至中毒。

水果表面有撞伤的不宜购买

当水果表面出现撞伤、霉斑，则容易出现变色、变质现象，不仅口感不佳，营养成分也会流失。

用清水彻底清洗

在蔬果处理与保存过程中，有些不法商人为了延长保存期限、增加卖相，会添加有害人体健康的物质，如防腐剂、漂白水等。为了避免将这些有害物质吃下肚，在食用前，建议用清水将蔬果彻底洗净。

③ 五谷杂粮类

多食不易消化

一次摄取过多五谷杂粮类的食物，需要较长的时间消化。这类食物滞留在肠胃时间越久，对肠胃的刺激也越大，糖类被肠内细菌发酵，会引发胀气。

不宜用自来水烹煮

自来水中的氯，容易破坏五谷杂粮类食物中所富含的B族维生素，使其营养价值降低。

④ 奶、蛋、豆类

多食易胀气

奶、蛋、豆类食物过量摄取，可能会引发肠胃胀气等不适。此外，过量的蛋白质还会加重肾脏负担。

蛋类、豆类不宜生食

蛋类需煮全熟才能杀菌，且更有利于肠胃道吸收。豆类含有胰蛋白酶抑制物质，会妨碍蛋白质的消化；皂苷容易引发腹泻，须通过高温煮熟，来破坏胰蛋白酶抑制物和皂苷。

豆类烹调时不宜加盐

盐分容易破坏豆类中所含的维生素B_1与维生素B_2。

鲜奶避免冷冻，也不宜长时间加热

冷冻低温会使鲜奶变质，出现混浊沉淀的现象。长时间加热，会让鲜奶中的维生素氧化变质，降低营养价值。

优酪乳不可加热

高温会使优酪乳中的乳酸菌死亡，降低营养价值。

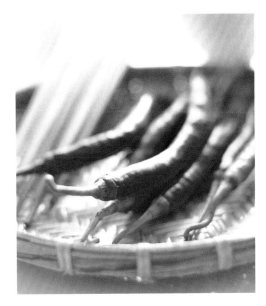

⑤ 辛香调味料、饮品类

酌量摄取

胡椒、罗勒等植物性的辛香料，含有可能引发肝脏病变的黄樟素或丁香醇，不适合大量且长期食用。

碳酸饮料含大量的二氧化碳，过量饮用易造成胃胀气和胃酸反流，并加重肺脏与肾脏负担。至于饮用过量的酒，则容易引起脂肪肝和诱发痛风。

避免饮用太烫的饮料

如果饮用温度太高的饮品，容易损伤口腔与消化道黏膜，造成溃疡，提高罹患口腔癌、食管癌的风险。

低浓度的酒应趁早饮用

红酒、啤酒等酒精含量较低的酒类，缺乏酒精杀菌的效果，容易变质发酸，不宜存放太久。开瓶后应放入冰箱保存，且趁新鲜时适量饮用。此外，酒类存放容器以玻璃材质为佳，塑料或金属材质均容易使酒变质。

Chapter 4

营养素的15种保健功效

生活形态改变，久坐不动、饮食西化，导致越来越多的文明病困扰着现代人。有些小毛病虽然看似轻微，但长久累积也会逐渐危害健康。除了求助专业医疗协助之外，通过饮食调整来改善，也是不错的选择。

1 预防感冒

维生素C能提升免疫力，降低病毒入侵的概率；维生素A则具有保护呼吸道黏膜的功能。要想预防感冒，平日适量补充这两种营养素是十分必要的。

万一不小心真的感冒了，可以摄取一些B族维生素，促进新陈代谢，让身体恢复得更快。

营养成分：维生素A、B族维生素、
　　　　　维生素C
摄取来源：红色或黄色蔬果、柑橘
　　　　　类、带皮的全谷类

2 帮助睡眠

有种名为"血清张力素"的激素，能帮助入睡，提高睡眠品质，色氨酸能在脑内转变成这种物质。有失眠困扰者，可从多种食物中摄取这种营养素。

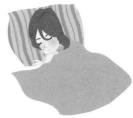

营养成分：色氨酸
摄取来源：奶类、豆类、海鲜类、
　　　　　香蕉、猕猴桃

3 消除疲劳

感觉疲劳有许多原因，如身体产生的能量不足、缺氧，或是新陈代谢不佳，堆积太多废物在体内。针对不同的原因，可以补充缺乏的营养素，有改善的效果。

糖类能转变为葡萄糖，提供身体所需能量；铁质具有补血作用，能增加细胞运送的氧气量，让人头脑清醒，不会昏昏欲睡。至于体内有太多物质或毒素等待代谢，那就得靠B族维生素了。B族维生素可增强肝脏细胞活性，加速排除体内的废物，让人感觉神清气爽。

营养成分：糖类、铁、B族维生素
摄取来源：五谷杂粮类、水果类、深色蔬菜、动物肝脏

4 保护眼睛

维生素A不仅具有很强的抗氧化能力，还可以保健视力、消除眼睛疲劳，预防多种眼部病变。对眼睛有益处的营养素，还有花青素和叶黄素，它们能过滤紫外线、对抗自由基，防止光线伤害视网膜，预防眼部产生病变。

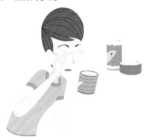

营养成分：维生素A、花青素、叶黄素

摄取来源：动物肝脏、深色蔬果

5 利尿消肿

水分在体内滞留，会造成水肿，而过多水分无法顺利排出的原因，主要有以下4点：肾脏功能不佳、盐分摄取过量、激素分泌不正常、血液循环不良。

建议有这类困扰者，平时可以吃一些有利于利尿的食材，例如红豆、绿豆、薏苡仁。钾的补充也很重要，适量的钾可以调节体内钠含量，除了可缓解水肿症状外，也能降低心脏血管的负担。

营养成分：钾

摄取来源：豆类、根茎类、香蕉、杨桃、猕猴桃

6 缓解疼痛

钙质除了能强化骨质密度外，还能舒缓自主神经；镁能促进神经传导；维生素B_1、维生素B_6、维生素B_5与维生素B_3，也和神经系统的运作相关。

时常感到头痛或发生原因不明的疼痛者，建议从食物中补充上述营养素。

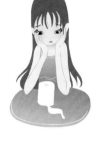

营养成分：钙、镁、B族维生素

摄取来源：奶类、深绿色蔬菜、五谷杂粮类

7 改善口腔炎

口腔炎造成的疼痛，是炎症作用的反应，此时应补充B族维生素。B族维生素当中的维生素B_1与维生素B_2，能使口腔黏膜细胞正常再生，进而缓解炎症。

疼痛缓解后应充分摄取维生素C、维生素E，促进伤口的愈合。

糙米

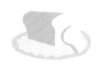

营养成分：B族维生素、维生素C、维生素E

摄取来源：全谷类、奶类、肉类、水果类、坚果类

8 保护关节

维生素C可以刺激胶原蛋白的合成，维护软骨弹性，有助于减少骨头和骨头之间软骨的磨损，缓解关节疼痛，保护关节。此外，蛋白质的补充也很重要，可提供胶原蛋白合成的原料。

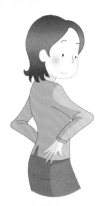

营养成分：维生素C、蛋白质
摄取来源：蔬果类、鱼类、肉类、海鲜类

9 减缓掉发

头发的主要成分是蛋白质。碘和锌这两种矿物质，可促进毛发的生长；胶原蛋白具有维持发丝弹性的作用。

吸烟、喝酒、嗜吃辛辣，可能损害毛囊健康，使头发易掉落，要避免食用。

营养成分：蛋白质、碘、锌、维生素C
摄取来源：奶类、豆类、肉类、海藻类、坚果类、牡蛎、柑橘类

10 排便顺畅

充足的水分与膳食纤维，是解决便秘问题的不二法门。水分有助于软化粪便，膳食纤维则有促进肠道蠕动的功用，两者均能使排便更顺畅。

营养成分：水分、膳食纤维
摄取来源：水、水果类、蔬菜类、海藻类

11 改善贫血

维生素B$_{12}$多存在于动物性食品当中，吃素者由于难以从饮食中摄取足够的维生素B$_{12}$，可能会出现贫血的问题。

素食者可从海带、紫菜、奶、蛋或保健食品中补充维生素B$_{12}$。

铁质摄取不足，也会导致缺铁性贫血，可摄取红色肉类、深绿色蔬菜来改善。

除了饮食偏嗜所引起的贫血，也有遗传所致的地中海性贫血，在饮食上应该注意蛋白质、维生素C、维生素E和维生素B$_9$的补充。

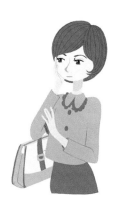

营养成分：铁、维生素B$_{12}$、维生素C、维生素E、维生素B$_9$、蛋白质
摄取来源：红肉、核果类、水果类、蔬菜类、海藻类

12 温暖四肢

手脚冰冷多半是因为血液循环不良，建议平时最好少吃冰冷的食物。此外更应该适量补充铁质、B族维生素与蛋白质，借此增加血液的供氧量，使血液循环变好。

营养成分：铁质、B族维生素、蛋白质

摄取来源：肉类、深色蔬菜、全谷类、奶类、蛋类

13 缓解过敏性鼻炎

有过敏体质者，应先找出过敏原，并加以避免。在饮食方面，容易引发过敏的有牛奶、坚果类、蛋类和甲壳类海鲜等。水果类如猕猴桃、木瓜、香瓜也易诱发过敏，过敏性鼻炎者应节制摄取量。

平时可以适量补充维生素A，维生素A能保护呼吸道黏膜，可缓解鼻黏膜炎症与不适。

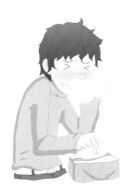

营养成分：类胡萝卜素、维生素A

摄取来源：深色蔬果、动物肝脏

14 舒缓生理痛

稳定血糖，有助于缓和生理期的不适，生理期间最好避免高糖分、高热量食物，以使血糖稳定。同时别忘了补充维生素B_6，以辅助蛋白质、脂肪和糖类的代谢，双管齐下改善生理痛。

营养成分：维生素B_6

摄取来源：糙米、燕麦、土豆、香蕉、西红柿

15 促进食欲

食欲不佳时，可补充一些微量元素锌和铜，锌可以使嗅觉、味觉变得更敏锐；铜则有平衡体内锌的作用。此外，B族维生素也具有促进食欲的效果。

在烹调过程中，添加糖、醋等调味料，或运用香菇、柠檬、柳橙、西红柿等天然食材，均能增加菜肴风味，达到促进食欲的效果。

许多辛香料，如大蒜、姜、辣椒、胡椒、罗勒等，也具有帮助开胃的作用。

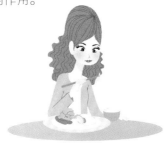

营养成分：锌、铜、B族维生素

摄取来源：牡蛎、核果类、肉类、五谷杂粮类

Chapter 5 四季养生食疗法则

中国人的养生法则，一向遵循自然，配合天地万物的变化，当然也包含四季更替，因此有"春生、夏长、秋养、冬藏"，以及"春温、夏热、秋燥、冬寒"等说法。接下来我们就从饮食的观点出发，了解在不同的季节里，有哪些不同的养生食疗法则。

春季滋补养生

春季节气：立春、雨水、惊蛰 春分、清明、谷雨

春天气候从寒冷渐渐回温，不仅万物欣欣向荣，就连人体也随之运作起来，所以此刻正是为健康打好基础的最佳时机。从中医观点来看，春天养生的主要目的是养阳气，为的就是能预防秋冬时可能发生的"寒证"，而此季节中养气的重点，则在于肝经与胆经。

春季饮食重点

❶ 春季肝气旺盛，容易影响脾胃消化，饮食以清淡为宜。

❷ 食用当季绿色蔬菜，可补充冬季摄取不足的维生素和矿物质。

春季养生原则

❶ 注意保暖，避免因为气温骤升骤降，所引发的各种呼吸道和过敏问题。

❷ 维持情绪稳定，少生气，避免肝火上升而伤肝。

❸ 调整作息，尽量早起，同时进行和缓的伸展运动，舒筋活络以养护肝脏。

春季养生食补

❶ 不宜过度进补，以免过分滋补，影响肝气生发。

❷ 若需食补，建议选用莲子、白术、花生、白果等平性食物。

❸ 银耳可防发炎，亦可促进肝脏蛋白质合成，适合春天食用。

❹ 过敏体质的哮喘者，应少吃冰冷或寒性食物，例如瓜类或蟹。

春季容易发作的疾病

疾病类型	春季好发病症
呼吸道疾病	过敏性哮喘、急性支气管炎、肺炎、病毒性肝炎、流行性感冒
精神疾病	忧郁症、躁郁症
心血管疾病	心肌梗死、脑卒中
其他	胃溃疡、皮肤炎、甲状腺功能亢进

夏季清热解毒

夏季节气：立夏、小满、芒种
夏至、小暑、大暑

夏天艳阳高照、雨水多，天气可用闷、热、燥来形容，人体也处于阳气旺盛的状态，心脏功能特别活跃。从中医观点来看，夏季身体有"心火旺、肺气衰"的特点，容易导致"伤津耗气，困顿疲乏"，因此养生首重精神调养。

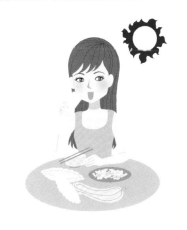

夏季饮食重点

① 夏季人体出汗多，容易造成电解质紊乱，应随时注意补充水分。

② 气温偏高，容易使食物变质、滋生细菌，因此务必特别留意食物的保存、清洁卫生。

③ 夏季饮食宜清爽，避免油炸、油煎等料理方式，以免加重身体负担。

夏季养生原则

① 由于昼长夜短，人们在夏季时常睡得晚、起得早，睡眠时间较少。适度午睡有助于补充体力、消除疲劳、保护心脏血管与大脑。

② 做好防晒工作，避免中暑、晒伤。

③ 适当的情绪抒发，是夏季养生重点之一。要懂得宣泄，别太过压抑。

夏季养生食补

① 适量食用清淡且带有苦味的食物，如苦瓜、芥蓝等。这些食物有清热、降火等效用，能帮助舒缓夏日不适。

② 每餐宜定时定量，避免贪凉和过度摄取冰品及寒凉性食物。

③ 钙和锌常随汗水排出，建议从瘦肉、乳制品、核果类、鱼类与蛋类等食物中适量补充。

④ 天气燥热容易使人缺乏食欲，可适当运用葱、姜、大蒜等辛香料，或是柠檬、柳橙等酸甜食材，为菜肴提味，促进食欲。

⑤ 丝瓜、冬瓜、小黄瓜、绿豆、四季豆、芦笋、芦荟等当季食材，具清热利尿之效，适合夏天食用。

夏季容易发作的疾病

疾病类型	夏季好发病症
消化道疾病	肠胃炎、腹泻、消化不良、食欲不振
皮肤疾病	手足癣、湿疹、日光性皮肤炎
其他	中暑、失眠、血糖不稳定

秋季滋阴润肺

秋季节气：立秋、处暑、白露 秋分、寒露、霜降

经过春生夏长，时序进入秋收季节，此时气候从夏的闷热，转趋干爽。从中医观点来看，秋天的主气为"燥"，人体特别需要水分滋润。此季的养生重点，在于清热润燥，以舒缓燥气对人体所造成的不适。

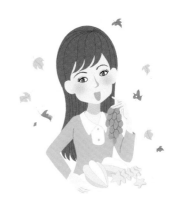

秋季饮食重点

❶ 少吃辣椒、葱、大蒜等刺激性食物，以免加重体内的燥气。此外，寒凉性的食物也应少吃。

❷ 最佳进食方式为少量多餐，选择容易咀嚼、消化的食物，同时应减少油脂的摄取。

秋季养生原则

❶ 睡眠充足不熬夜，维持正常作息规律，以降低脑血管疾病发生的概率。

❷ 秋季气温下降，肌肉伸展能力降低、血管较易收缩，人体活动力趋缓，因此运动不宜过于激烈，且事前应做好暖身准备。

秋季养生食补

❶ 选择具有"助肝气、敛肺气"效用的食材，以强化呼吸道功能，例如水梨、百合、莲藕等。

❷ 增加酸味食物的摄取，例如苹果、葡萄、杨桃、柠檬、柚子、山楂等，有助于生津滋润。

❸ 芝麻、核桃、黑木耳、蜂蜜、甘蔗、银耳等食材，可润燥养阴，适合在秋天食用。

❹ 秋天的燥气，容易对肺部造成负担。可多摄取银耳、水梨、山药、百合、莲藕等，具滋润呼吸道作用的食物。

❺ 热粥护胃补气，是秋天的理想早餐。

秋季容易发作的疾病

疾病类型	秋季好发病症
呼吸道疾病	感冒、咳嗽、喉咙发炎、哮喘、过敏性鼻炎、肺炎
消化道疾病	腹泻、便秘、肠胃炎、十二指肠溃疡
皮肤疾病	皮肤干燥、掉发、口角炎
精神疾病	失眠、忧郁症、躁郁症
其他	关节炎、脑血管疾病

冬季温润补元

冬季节气：立冬、小雪、大雪 冬至、小寒、大寒

冬天阳光较弱，且寒气逼人，容易损害阳气，中医观点强调，冬季养生应以"敛阴护阳"为主。有句古话说："冬不藏精，春必病温，"可见冬季需好好调养人体五脏，也难怪会有"补冬"一词。

冬季首重温润补元，"元"意指生命之元，说的就是负责"藏精"的肾脏。无论食补或药补，冬季养生多以强化肾脏功能为出发点。

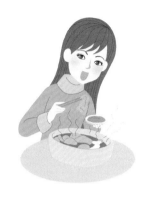

冬季饮食重点

❶ 适度增加热量摄取，以维持身体的正常运作，提高耐寒能力。

❷ 冬季应多吃生鲜蔬果，除了补足水分，也应增加维生素的摄取量。

冬季养生原则

❶ 早睡晚起，以保持元气。

❷ 注意保暖，尤其是背部保暖，可减少感冒的发生。

❸ 保持室内空气流通，避免二氧化碳浓度偏高，或一氧化碳中毒。

冬季养生食补

❶ 无论是食补或药补，均应视个人体质进行，按照"虚则补之，寒则温之"的基本原则。

❷ 摄取足量的蛋白质、脂肪，可以提升免疫力。

❸ 羊肉、鸡肉、牛肉、深海鱼、蛋类、奶类，都是冬季最佳的蛋白质来源。

❹ 胡萝卜、韭菜、芫荽、洋葱、红豆、芝麻、核桃、龙眼、辣椒、葱、姜、大蒜，属于温热性食物，有助于御寒，可达到防病强身的效果。

❺ 现代人营养充足，不一定要进补。均衡摄取6大类食物，才是食补养生的关键。

❻ 四神汤具有健脾、补肾的功效，是冬天理想的食补选择。

冬季容易发作的疾病

疾病类型	冬季好发病症
呼吸道疾病	哮喘、支气管炎、支气管扩张
心血管疾病	心肌梗死、脑卒中
消化道疾病	胃溃疡、十二指肠溃疡
其他	风湿性关节炎、甲状腺功能亢进、青光眼、冬季痒（冬季湿疹）、肥胖

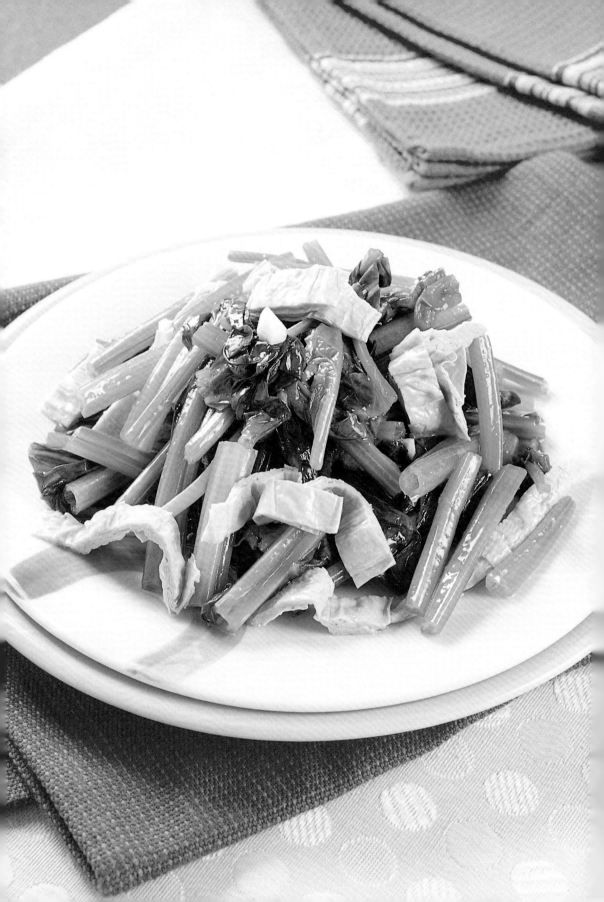

Part 2
60种常见病饮食宜忌

感冒、腹泻、牙痛、贫血、失眠……

不同的常见疾病，

有不同的调养原则、营养需求、饮食禁忌。

接下来让我们一起来了解，

如何挑对食物、吃对营养，

使疾病远离，让健康满分。

著者：

何一成 医师

学历： 中国台湾阳明大学医学系毕业

中国台湾阳明大学传统医药研究所硕士

医师高等考试及格

现职： 中国台湾书田诊所家医科主任、中国台湾荣新诊所副院长

世界抗衰老医学会会员、家庭医学专科医师

著作： 《糖尿病就要这样吃》《高血压就要这样吃》《8周改善糖尿病食疗事典》

《8周降低胆固醇食疗事典》《8周降低高血压食疗事典》

《完美抗老特效食谱》《酸碱平衡特效食谱》

审订：

洪尚纲 中医师

学历： 中国台湾中兴大学植物学系

中国台湾医药大学学士后中医学系

经历： 中国台湾前台北市立联合医院和平院区中医师

现职： 东方中医诊所中医师

著作： 《秋冬养生特效食谱》《春夏食疗特效食谱》《止咳润肺特效食谱》

《肝病调理特效食谱》《中药材保健功效速查图典》

萧千祐 营养师

学历： 中国台湾台北医学大学保健营养学博士进修

中国台湾台北医学大学保健营养学硕士

现职： 中国台湾长庚技术学院"疾病营养学"、"美容营养学"、"养生保健饮食概论"

讲师&营养师

著作： 《维生素·矿物质功效速查图典》《蔬果保健功效速查图典》

《聪明健脑特效食谱》《葱姜蒜保健特效食谱》

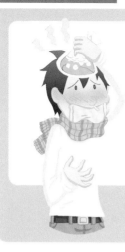

就诊科别 普通内科、耳鼻喉科、中医内科

Common Cold

感 冒

健康警讯　打喷嚏、流鼻涕、鼻塞、头痛、咳嗽、喉咙痛

Health 为什么会感冒？

感冒是病毒引起的传染病，主要病变部位在上呼吸道。上呼吸道指的是从鼻子到喉部的呼吸道，医学上感冒又称"上呼吸道感染"。

感冒传染性很高，主要是通过接触或飞沫传播。引发感冒的病毒种类数百种,每次感冒的症状不尽相同,若没有引发其他并发症，通常在5～7天会痊愈。感冒时，要消除体内病毒的唯一方法，就是依靠免疫力，目前西医只能针对感冒的各种不适症状开药。

Health 感冒症状停看听

感冒的症状有打喷嚏、流鼻涕、鼻塞、喉咙痛、咳嗽、肌肉酸痛、全身无力等。感冒没有季节性，儿童和抵抗力差的成年人，较易感染。

感冒时，若有发热持续数天、耳朵痛、鼻涕变黄稠、咳嗽剧烈等状况，则是产生并发症的现象，应尽快就医。

✚ 医生小叮咛

❶ 感冒时应该要多休息，有充足的睡眠与休息，能帮助病情的康复。

❷ 少到公共场合、人多或空气不流通的地方。

❸ 平时适度运动，可改善血液循环，提高免疫系统功能，增加对感冒的抵抗力。

❹ 流鼻涕时，过度擤鼻会造成黏膜受伤，可在鼻子周围涂凡士林，增加润滑度，防止皮肤破损。

❺ 吸烟会干扰纤毛活动，减缓感冒痊愈的速度。

❻ 注意保暖，洗澡时宜用37～38℃的热水。

❼ 以生理盐水漱口，可舒缓不适。

❽ 注意清洁，勤洗手，以减少病毒感染的概率。

NOTE 感冒到底该不该多喝水？

感冒到底需不需要多喝水，因人而异。会有感冒要多喝水的说法，是因为一般人通常所摄取的水分不足，医生借此提醒患者补充身体所需的水分。感冒时摄取水分，有助于补充分泌物增加或发热所流失的水分，并排出有害毒素。一般说来，只要不是需限水的心血管疾病或肾脏病患者，感冒时适量补充水分都是好的，以每天2000～3000毫升为宜。

感冒 VS

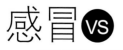

● 维生素A　● 维生素B₁　● 维生素B₂　● 维生素B₃　● 维生素B₅
● 维生素B₆　● 维生素B₉　● 维生素B₁₂　● 维生素C　● 维生素E
● 蛋白质　● 锌　　　● 生物类黄酮　● 类胡萝卜素

Food 感冒饮食宜忌公布栏

宜吃的食物	肉类	猪肉
	海鲜类	鲣鱼 鳗鱼 鲭鱼 沙丁鱼 三文鱼
	蔬果、海藻类	西红柿 青椒 苋菜 菠菜 芹菜 圆白菜 豆芽菜 苜蓿芽 黄瓜 西蓝花 胡萝卜 苦瓜 南瓜 豌豆 玉米 姜 小麦草 杨桃 桑葚 菠萝 葡萄柚 草莓 枇杷 柠檬 苹果 猕猴桃 瓜 葡萄 红枣 番石榴 木瓜 海带 紫菜
	谷类、坚果类	芝麻 杏仁 黄豆 纳豆 白米 小麦 胚芽米 糙米 五谷米
	其他类	优酸乳 玄米茶 鸡蛋
忌吃的食物	蔬果类	柑橘 荔枝 柿子 水梨 龙眼 辣椒 芒果
	饮品类	酒精饮料 浓茶 咖啡
	点心类	刨冰 冰棒 冰淇淋 蛋糕
	其他类	油条 姜母鸭 炖羊肉 人参鸡 胡椒

食材配对 姜 + 红薯 = 祛寒保暖＋提升免疫力

Food 营养加分

❶ 姜含有挥发性化合物、姜辣素，能使血管扩张、促进胃液分泌、加速血液循环、提高免疫力。感冒的时候，摄取适量姜，能够促进身体排汗，赶走聚集在体内的热邪，加速痊愈。

❷ 红薯含有丰富的钾、钠、钙、镁、铁、类胡萝卜素、B族维生素、维生素C、维生素E，能提高身体的免疫功能，保护呼吸道、消化道。红薯中所含的膳食纤维，还可减少肠道吸收脂肪，减轻心脏与血管的负担。

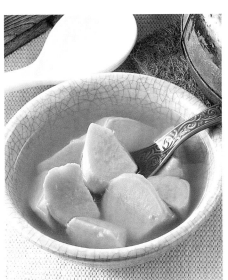

姜汁红薯甜汤 ①人份

■ **材料：**

红薯60克，姜1/3块，红糖1大匙，水350毫升

做法：

❶ 材料洗净。红薯削皮，切块。姜切薄片。

❷ 红薯块与姜片放入锅中，加水，用大火煮开后转小火，煮至红薯熟烂。

❸ 加红糖搅拌均匀即可熄火。

明星食材 →姜

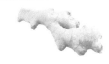

- 促进血液循环
- 预防感冒
- 调节免疫力
- 提高食欲
- 降低胆固醇
- 促进排汗
- 退热

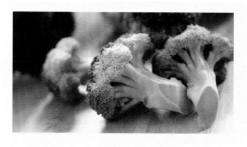

Food 感冒饮食调养重点

① 感冒时饮食宜清淡，避免食用刺激性强的食物。

② 多吃富含维生素B_1、维生素C与类胡萝卜素的蔬果。红色、黄色、深绿色蔬果，如草莓、樱桃、西红柿、南瓜、菠菜、圆白菜、莴苣等，是好的选择。

③ 当食欲不振时，建议采用少量多餐的进食方式。

④ 烹饪时宜减少油、盐的使用，清淡爽口的饮食，能减轻肠胃的负担。

⑤ 每天补充2 000～3 000毫升的水。多喝水能补充发热流失的水分、稀释痰液及鼻涕等分泌物，使其易于排出，也能舒缓鼻腔、喉咙充血等状况。

⑥ 感冒时，肠胃消化功能较弱，宜选择容易消化的软、流质食物，例如温热的粥、面条、汤。

⑦ 少吃高蛋白、高脂肪食物，如动物内脏、肥肉，以免引起消化不良，增加肠胃负担。

⑧ 感冒时，应避免饮用含咖啡因、酒精、高糖分的饮料，如浓茶、咖啡、酒、含糖饮料。

Food 宜食忌食Q&A解答

Q 感冒不管有什么症状，饮食宜忌都一样吗？

A 有些部分不一样，但清淡是不变原则。

会引发感冒的病毒有数百种，不同病毒会引起不同症状。当有咳嗽、流鼻水、腹泻、手脚冰冷等现象时，不适合吃寒性或凉性食物，如柑橘、葡萄柚、大白菜等，宜多选择平性蔬果，如番石榴、苹果。当喉咙痛、鼻涕或痰液黄稠、高热时，不适合食用温热性食物，如人参、当归、麻油鸡，可利用较寒凉的水果、果汁，如西瓜、椰子汁，来减缓炎症的不适。

 tips 中医师的小偏方

① 风寒感冒：有怕冷、头痛、鼻涕或痰液清稀等症状，可适量食用姜、葱头、大蒜。

② 风热感冒：有出汗、黄色鼻涕或痰液、喉咙痛、口干、鼻塞等症状，可适量吃苋菜、空心菜、小白菜、白萝卜等蔬菜。

③ 暑湿感冒：有轻微怕风、汗少、全身酸痛、痰白色且黏、鼻塞、流浊涕等症状，可多食用冬瓜、丝瓜、黄瓜等能祛湿的蔬菜。

tips 喉咙痛、咳嗽特效食品

① 杨桃汁：感冒喉咙痛时，可适量食用杨桃或喝杨桃汁，能解热、生津、利水、舒缓不适。

② 白萝卜、葱白：可减缓咳嗽不适。准备白萝卜1个、葱白6根、姜15克，材料洗净切片，加700毫升的水，煮至剩1碗汤分量即可，连渣一起食用。

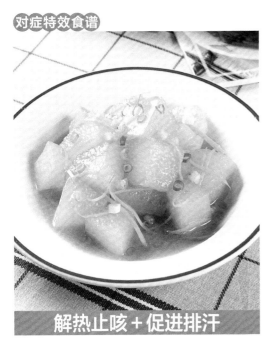

姜丝炒冬瓜

材料：

冬瓜150克，姜2片，大蒜1瓣，葱1根

调味料：

色拉油1小匙，米酒、麻油各1/2小匙，盐1/6小匙，酱油、白糖各1/4小匙，高汤60毫升

做法：

1. 材料洗净。冬瓜切块，放入沸水中氽烫，再捞起沥干。姜切丝。大蒜、葱切末。
2. 油倒入锅中加热，爆香大蒜末、姜丝，加冬瓜块、米酒、盐、酱油、白糖、高汤和麻油，煮至收干汤汁。
3. 最后撒葱末即可。

 保健功效

姜具温暖肠胃、祛寒的作用，其中的姜酮与姜辣素两种成分，可抑制病毒，促进血液循环，加强新陈代谢。冬瓜中的维生素C，能抑制病毒和细菌的活性，帮助身体康复。姜和冬瓜一同烹煮，可促进身体排汗、退热、止咳。感冒初期症状出现时立刻食用，效果最为明显。

解热止咳 + 促进排汗

热量：101.3千卡	糖类：5.9克
蛋白质：0.8克	脂肪：8.3克
膳食纤维：1.9克	

1 人份

苋菜香炒咸蛋

材料：

苋菜100克，咸蛋1/2个，大蒜1瓣

调味料：

色拉油1/2大匙，白糖1/2小匙，胡椒粉1/4小匙，水淀粉1小匙

做法：

1. 把材料洗净。苋菜切成小段。咸蛋切丁。大蒜切片。
2. 色拉油倒入锅中加热，爆香大蒜片，再加苋菜段炒至变软。
3. 加咸蛋丁略炒，再加白糖和胡椒粉拌匀，最后用水淀粉勾芡。

Food **保健功效**

苋菜和蛋黄中的类胡萝卜素、维生素A，具有保护呼吸道上皮组织健康、维持免疫系统正常运作的作用，能阻止细菌及病毒入侵，预防身体受到感染。

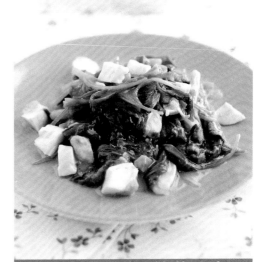

保护呼吸道 + 抗菌防病

热量：194.2千卡	糖类：6.7克
蛋白质：8.7克	脂肪：14.8克
膳食纤维：2.2克	

1 人份

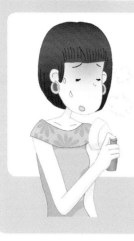

就诊科别 胸外科、普通内科、中医内科

Asthma

哮喘

健康警讯　呼吸困难、胸闷、心跳加速、嘴唇发紫

Health 为什么会哮喘?

哮喘，是因为肺部中被称作"细支气管"的小气管，发生痉挛、发炎和被黏液阻塞，导致空气无法顺利进出，呼吸变得急促困难。

引发哮喘的原因有：空气中的刺激物，如吸烟；接触到过敏原，如尘螨、花粉；或气候急遽变冷、病菌感染、情绪压力、激烈运动。发作情形与症状，随时间、刺激来源不同而改变。

Health 哮喘症状停看听

哮喘发作时，最明显的症状是有哮喘声，但不是所有患者都会发出这样的声音，有些患者发作时的表现，为轻或重的咳嗽。

哮喘易在夜间及剧烈运动后发作，常见症状有脸色发白、呼吸困难、心跳加速，严重时会因氧气供应不足，导致脸色发紫、大量冒汗，需要通过颈部呼吸辅助肌勉强维持呼吸。

✚ 医生小叮咛

1. 哮喘患者要戒烟、远离二手烟或其他的烟雾。
2. 远离所有可能的过敏原，定期清洗易滋生尘螨的布窗帘、被套、床单、枕头套。
3. 减少食品添加剂的摄取，避免食用亚硫酸盐及味精。
4. 使用止痛剂，要选择不含阿司匹林者。
5. 运动前先暖身，运动后要做缓和动作。
6. 天气变冷时，可使用口罩或围巾保暖。
7. 哮喘患者要特别注意，环境温度勿变化太大，留意空调的设定勿忽冷忽热。
8. 学会放轻松。压力过大会引发哮喘或使哮喘加剧，建议哮喘患者多发掘、培养自己的兴趣。

NOTE　预防及舒缓哮喘的妙招

1. 胃液反流容易导致哮喘发作，晚餐避免吃太饱，睡前2小时内不要再进食。睡觉时可以将床头及枕头垫高。
2. 进行激烈运动时，闭嘴，用鼻呼吸。鼻子里有黏膜，可让空气较温暖湿润后，再吸入呼吸道。若用嘴呼吸，空气较干燥寒冷，易刺激气管。

哮喘 VS
营养素需求

- 维生素A
- B族维生素
- 维生素C
- 维生素E
- 钙
- 硒
- 镁
- 次亚麻油酸
- EPA
- DHA

Food 哮喘饮食宜忌公布栏

宜吃的食物

肉类	鸡肉 猪肉 鱼肉
蔬菜类	空心菜 苋菜 莴苣 芹菜 西红柿 紫苏 山药 南瓜 洋葱 百合
水果类	枇杷 草莓 番石榴 菠萝 桑葚 樱桃 猕猴桃 红枣
坚果类	芝麻 杏仁 银杏 莲子
其他类	银耳 燕窝 豆腐 蜂王浆 蜂胶 豆浆

忌吃的食物

海鲜类	虾 蟹 海瓜子 文蛤 蚬 鲍鱼 扇贝 九孔 牡蛎
蔬菜、菇蕈类	香菇 芋头 芦笋 圆白菜 菠菜 苜蓿芽 胡萝卜 甜菜
水果类	荔枝 芒果 柿子 龙眼 柑橘 柚子 苹果 哈密瓜 西瓜
其他类	花生 腰果 泡菜 红酒 汽水 可乐 冷饮 啤酒 汉堡 炸鸡 冰淇淋 巧克力 蛋白 牛奶 腌制或太咸的食物（如酱菜、火腿、腊肉、罐头食品）

 食材配对 洋葱 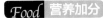 + 鸡肉 = 缓和哮喘＋保护肺部

Food 营养加分

① 洋葱含有丰富的天然硫化物和类黄酮。天然硫化物能够抑制支气管肌肉痉挛；类黄酮则有松弛支气管肌肉的作用。适量吃洋葱，可降低哮喘发作的频率。

② 鸡肉含有B族维生素、维生素E和镁。其中镁可松弛气管的平滑肌，维生素E具有抗氧化作用，能阻止身体受到自由基的伤害，保护肺部功能。

③ 洋葱搭配鸡肉一同食用，可强化松弛支气管肌肉的效果，有助于减缓哮喘症状。

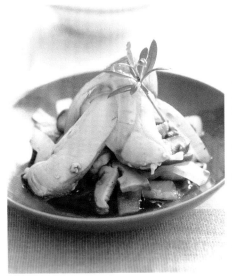

糖醋洋葱鸡肉 ①人份

材料：
鸡肉片75克，洋葱丝30克，姜末、大蒜末、葱末各5克，色拉油1小匙，番茄酱2小匙，白糖、醋各1/6小匙，盐1/4小匙，新鲜香草1根

做法：
① 鸡肉片放入油锅烫熟至变白色，捞出。
② 锅内放油，烧热，爆香葱末、姜末、大蒜末、洋葱丝，加番茄酱、白糖、醋和盐翻炒。
③ 再加鸡肉片炒匀，放上香草。

明星食材 →洋葱

■ 强化体质　■ 松弛气管肌肉
■ 降胆固醇　■ 促进肠胃蠕动

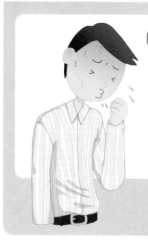

就诊科别 普通内科、胸外科、中医内科

Bronchitis

支气管炎

健康警讯 咳嗽、哮喘、咳痰且痰液呈白色泡沫状、喉咙痛、胸闷

Health 为什么会得支气管炎？

支气管炎分为急性与慢性两种。急性支气管炎，通常因罹患普通感冒或流行性感冒时，病毒或细菌先在鼻腔、咽喉处引起炎症，波及支气管所致。其他原因，如过冷或过热的空气、亚硫酸、氯气或二氧化硫等刺激性气体等，也会引起急性支气管炎。

慢性支气管炎，指咳嗽连续3个月以上，且连续2年之内均有发作。诱发的原因，有空气污染、吸烟、病毒或细菌感染、气候变化等。

Health 支气管炎症状停看听

急性支气管炎初期会出现类似重感冒的症状，如剧烈咳嗽、发热；后期痰量会增多且变黄稠。

慢性支气管炎病情发展较慢，初期在冬天偶尔咳嗽，夏天少有症状。随着病情进展，咳嗽会加剧，痰呈白色泡沫状且浓稠不易咳出，全年均会发作。

✚ 医生小叮咛

① 均衡饮食，摄取充足营养素，可以提升身体的免疫力，减少感冒概率，减少急性支气管炎的发生。

② 急性支气管炎发生时，患者必须待在空气干净的环境，保持空气适当的湿度与温度。

③ 空气温度不宜太低、太干燥，以免加重病情。

④ 吸烟是引发慢性支气管炎的重要原因，应该要戒烟且远离二手烟。

⑤ 慢性支气管炎的患者，应落实保暖工作，季节交替时，注意增减衣服。

⑥ 养成补充足量水分的习惯，有助于化痰。

NOTE 舒缓支气管炎不适的妙招

① 可烧一壶热水来制造蒸汽，保持室内的湿度。

② 利用水蒸气吸入器，来维持气管的湿润，减轻炎症。

③ 慢性支气管炎患者可于睡前泡脚，水温控制在38℃左右，浸泡时间10～15分钟。完毕后，擦干双脚，并用手按摩脚心，活动脚趾。

支气管炎 **VS**
营养素需求

- 维生素A
- 维生素B₁
- 维生素B₂
- 维生素B₃
- 维生素B₅
- 维生素B₆
- 维生素B₉
- 维生素B₁₂
- 维生素C
- 维生素E
- 锌
- 乳酸菌
- 生物类黄酮
- 次亚麻油酸
- DHA
- 类胡萝卜素

Food 支气管炎饮食宜忌公布栏

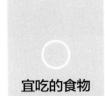

	肉类	鸡肉 猪肉
宜吃的食物	鱼类	秋刀鱼 沙丁鱼 三文鱼 鲭鱼 鲕鱼 竹荚鱼
	蔬果、菇蕈类	蘑菇 胡萝卜 白萝卜 西红柿 冬瓜 丝瓜 南瓜 莲藕 圆白菜 西蓝花 芹菜 菠菜 青椒 红薯 荸荠 百合 水梨 枇杷 柑橘 草莓 葡萄 苹果 樱桃 柿子 番石榴
	五谷、坚果类	白米 胚芽米 糙米 小麦 杏仁
	其他类	薄荷茶 豆腐 纳豆
忌吃的食物	蔬果类	辣椒 生葱 姜 大蒜 荔枝 佛头果 龙眼 菠萝
	其他类	蟹 烤肉 烤鸡 肥肉 炸鸡块 炸薯条 刨冰 冰棒 冰淇淋 优酪乳 浓茶 咖啡 可乐 烟熏与腌制食品 蜜饯 巧克力 糖分高的冰冷饮料 过浓、干燥、坚硬的食物 刺激性强的香辛料（如胡椒、花椒粉）

 食材配对 胡萝卜 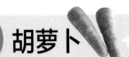 + 番石榴 = 保护呼吸道+抗菌

Food 营养加分

❶ 胡萝卜中丰富的类胡萝卜素，可增强体内免疫细胞的功能，提高抵抗力，避免身体受到病毒和细菌感染。

❷ 胡萝卜中的胡萝卜素，有助于维持呼吸道黏膜组织正常运作与健康。

❸ 番石榴含有大量维生素C，与胡萝卜中的类胡萝卜素，同样具良好的抗氧化作用。两者搭配食用，可以强化身体的免疫力，降低支气管炎的发生概率。

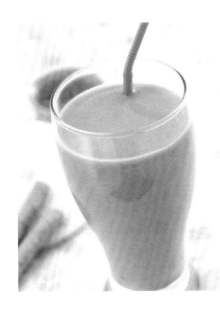

胡萝卜番石榴汁 ①人份

材料：
水150毫升，番石榴1/2个，柠檬1/4个，胡萝卜200克，蜂蜜1小匙

做法：

❶ 番石榴洗净切开，去籽，切成小丁。胡萝卜洗净去皮，切块，放入果汁机中打成汁。柠檬榨汁。

❷ 番石榴丁、胡萝卜汁、柠檬汁、水和蜂蜜，倒入果汁机中，搅打均匀。

明星食材 →胡萝卜

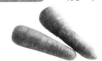

■ 增强免疫力　■ 保护呼吸道
■ 润泽肌肤　　■ 预防便秘
■ 维持视力正常

消化系统疾病

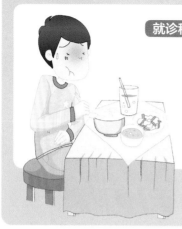

就诊科别 普通内科、中医内科

Gastritis

胃炎

健康警讯 腹胀、食欲不振、恶心、呕吐、上腹痛、粪便变黑

Health 为什么会得胃炎?

胃炎即胃黏膜发炎,分为急性与慢性。导致急性胃炎的原因,有暴饮暴食,喝酒过量,药物或化学物质伤害,细菌、病毒或霉菌感染等。一般经过治疗后,症状会改善或消失,但有时会转成慢性胃炎。

慢性胃炎的病因很多,包括外在性因素,如:酒精、香烟、咖啡、X光线照射等;或内在性因素,如胃酸分泌过多、自体免疫性疾病等。

Health 胃炎症状停看听

急性胃炎的症状,有上腹闷痛、胀气、没食欲、恶心、呕血和解黑便。

慢性胃炎患者,除了上腹疼痛、烧灼感,及胃部不适等症状长期不定时反复出现外,常在早上起床或饿太久的时候,感觉恶心、胃痛。慢性胃炎是普遍的疾病,有为数不少的人都患有轻微的慢性胃炎。

✚ 医生小叮咛

1. 急性胃炎患者应先禁食1～2餐,好让胃获得充分休息。口渴的时候,可喝少量的水。当病情好转之后,先以少量多餐的方式进食流质食物,再视康复状况,增加食物的量及种类。
2. 胃炎发作时,宜采少量多餐的进食方式,并于上午、下午及睡前食用点心。睡前2小时内,则不应再进食。
3. 养成定时定量的饮食习惯。进食速度宜放慢,不要狼吞虎咽,以免过量,造成胃的负担。
4. 均衡摄取6大类食物,提高胃黏膜的自身保护力,不要只吃淀粉类含量高的食物。
5. 少吃糯米、年糕等会造成胃部负担的食物。

NOTE **制酸剂应该怎么吃?**

1. 不舒服时,可服用制酸剂,但不能吃阿司匹林,和其他非肾上腺皮质激素的消炎药。制酸剂体积较大,最好咬碎再吞服。
2. 服用胃乳时先摇匀,避免浓度不均影响效果。
3. 不可过度依赖制酸剂。长期服用制酸剂,易导致肠胃道细菌增多,不利肠胃健康。

胃炎 **VS**

营养素需求

- 维生素A
- B族维生素
- 维生素C
- 维生素D
- 维生素E
- 维生素K
- 铁
- 锰
- 锌
- EPA
- DHA

Food 胃炎饮食宜忌公布栏

宜吃的食物	肉类	鱼肉 无筋膜的瘦肉 肝脏
	蛋类	鸡蛋 鸭蛋
	蔬菜类	莲藕 蔬菜嫩叶 瓜类
	水果类	木瓜 葡萄 去皮苹果 鳄梨
	黄豆类	豆浆 豆腐
	其他类	无糖或低糖优酪乳 无糖或低糖莲藕粉 面食
忌吃的食物	肉类	烤肉 烤鸡 炸鸡排 肥肉
	蔬果类	芹菜 红薯 竹笋 洋葱 芒果 柑橘
	香料类	辣椒 芥末 胡椒
	其他类	冰品 酒 汽水 咖啡 浓茶 年糕 粽子 汤圆 蛋糕 巧克力 饼干 甜点 炸薯条

食材配对 莲藕  + 蜂蜜 = 消炎止血+保护肠胃

Food 营养加分

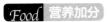

❶ 莲藕含丰富的黏蛋白，可帮助脂肪和蛋白质的消化，减轻肠胃负担。

❷ 莲藕中的鞣酸具消炎、止血作用，能改善肠胃功能失调，改善发炎和溃疡症状。

❸ 蜂蜜可以调节胃酸分泌，有助于减缓胃部不适症状。

❹ 莲藕与蜂蜜皆有益肠胃，一起作用，可强化功效，迅速改善肠胃不适感。

香甜莲藕汁　1人份

材料：
莲藕200克，冷开水250毫升，蜂蜜1小匙

做法：

❶ 莲藕洗净，放入沸水中汆烫2~3分钟，捞出，放凉，再切成薄片。

❷ 将莲藕片放入果汁机中，倒入冷开水，搅打成汁后，过滤去渣。

❸ 莲藕汁倒入杯中，加蜂蜜调匀，最后加入莲藕片点缀即可。

明星食材 →莲藕

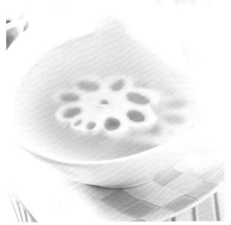

- 改善肠胃炎症
- 止血
- 保健肠胃
- 促进排便
- 帮助消化
- 消除疲劳
- 增加体力

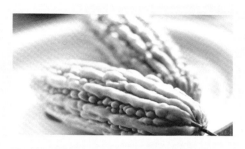

Food 胃炎饮食调养重点

1. 胃炎患者适合温和的饮食，应挑选低纤维、较软、易消化的食物，减少胃的负担，让胃能获得较充分的休息。

2. 烹饪方式宜采清蒸、水煮、炖熬，不宜油炸、油煎、熏烤，以免增加胃的负担，导致不适。

3. 胃炎患者，应避免摄取会引发胀气的食物。食物是否会引发胀气因人而异，患者可依自己的经验判断。

4. 胃炎患者，要尽量少吃酸度及甜度较高的食物，如草莓、荔枝、龙眼、菠萝、柳橙、柑橘、柠檬等。酸度、甜度较高的食物，对胃的刺激较大。倘若还是想吃，则应于饭后食用。

5. 刺激性食物，如咖啡、酒、辣椒、胡椒、花椒等，会刺激胃液分泌，或使胃黏膜受损，胃炎患者应避免食用。

6. 动物的筋膜、胶质，以及口感粗糙的蔬菜，如竹笋、芹菜等，属难消化食物，胃炎发作时应避免摄取。

7. 年糕、粽子等糯米类制品，黏性较大，容易引发肠胃不适，胃炎患者应避免食用。

Food 宜食忌食Q&A解答

Q 胃炎喝牛奶会比较舒服吗？

A 刚喝下时会较舒服，但20分钟后会刺激胃酸分泌，更感不适。

急性胃炎发作时，胃部的闷痛、灼热，令人感到不舒服。这时喝一些牛奶，刚开始胃会感觉到舒服点，那是因为牛奶含有钙质，可以中和一点胃酸，减少刺激。不过，因为牛奶是蛋白质食物，喝下牛奶的20～30分钟之后，乳蛋白会刺激更多胃酸分泌，对胃的刺激与伤害反而会更大。急性胃炎患者，最好不要喝牛奶。

tips 中医师的小偏方

1. 中医认为，以半夏、干姜、黄连、黄芩、人参、甘草、红枣为材料，烹煮而成的半夏泻心汤，对气机不畅的人，有改善胃炎的效果。

2. 理中汤：成分包含人参、甘草、白术、干姜，能改善虚寒体质者的胃炎症状。

3. 山药：富含黏蛋白，能帮助肠胃黏膜的修复，有护胃功效。建议平日可以适量摄取山药。可单独料理，或者与红枣、黑枣、米一起煮粥。

tips 保护胃黏膜的特效食品

1. 蜂蜜、蜂蜜水：对胃酸有双重效果，可附着在胃黏膜上，阻止其他物质的刺激，也可促进黏膜保护因子产生，能舒缓胃部的不舒服。

2. 花旗参茶：准备花旗参5克，以500毫升的热开水冲泡，加盖闷10分钟即可。

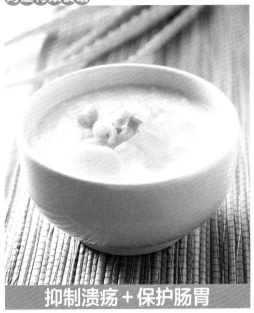

抑制溃疡＋保护肠胃

热量：258.1千卡　糖类：41.6克
蛋白质：9.4克　脂肪：6.1克
膳食纤维：4.0克

1人份

蛋香芦荟粥

材料：
芦荟200克，米饭1/2碗，鸡蛋1个，水360毫升

调味料：
盐1/4小匙

做法：
❶ 去除芦荟的表皮和两侧的刺，切长条，放入水中汆烫，捞出。葱切末。鸡蛋打散。
❷ 水放入锅中，煮至沸腾，加米饭、芦荟和盐，以小火熬煮至熟烂。
❸ 打入蛋液，煮熟即可。

Food 保健功效

　　芦荟含有丰富的凝胶，具保护胃肠黏膜的作用，能抑制溃疡，加快受损细胞康复的速度，减轻肠胃不适感。芦荟中的维生素C、维生素E、类胡萝卜素，和鸡蛋中的维生素A、维生素E，具理想的抗氧化作用，能阻止身体受到自由基的伤害，提高免疫力，避免肠胃受病毒、细菌的感染。

豆腐蛋黄粥

材料：
米饭1/2碗，豆腐1/2块，鸡蛋1个，水360毫升

调味料：
盐1/4小匙

做法：
❶ 豆腐放入碗中压碎。鸡蛋放入沸水中煮熟，捞出，再取蛋黄，放入碗中压碎。
❷ 水倒入锅中煮至沸腾，加米饭，以小火熬煮至熟烂，再加豆腐泥煮滚。
❸ 倒入蛋黄泥拌匀，续煮至沸腾，最后再加盐调味即可。

Food 保健功效

　　豆腐中的大豆寡糖具活化肠胃细胞作用，可调节肠胃消化与吸收的功能。鸡蛋含多种营养素，可增强肠胃的抵抗力。此道粥品既有营养又容易消化，可减缓胃炎的不适感。

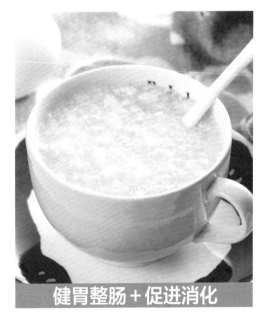

健胃整肠＋促进消化

热量：264.0千卡　糖类：41.8克
蛋白质：10.6克　脂肪：6.1克
膳食纤维：0.8克

1人份

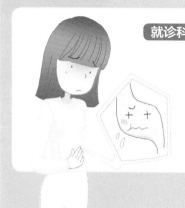

就诊科别 普通内科、中医内科

Flatulence

胀气

健康警讯 腹胀、腹痛、经常排气、打嗝

Health 为什么会胀气?

造成胀气的原因很多,如饮食习惯不好,吃东西时狼吞虎咽,或一边吃饭一边说话,如此空气会随之下肚,气体闷在肚子里就造成胀气;鼻子过敏者习惯用嘴巴呼吸,容易把空气吸进消化道内,导致胀气;吃了容易产气的食物,也会引发胀气;某些肠胃方面的疾病,如大肠激惹症、胆结石、消化性溃疡、胃炎等会导致胀气;情绪紧张、肌肉紧绷,使得肠胃蠕动变慢,也会产生腹胀。

Health 胀气症状停看听

胀气时肚子会发胀,偶尔发出咕噜的声音,有时伴随腹痛。频繁排气、打嗝,也是胀气的常见症状。

胀气若是偶然发生,不用紧张,让气体自然排完就好。过度打嗝或排气,则非正常现象,若症状持续3天以上,无法自行缓解,最好就医诊治。

✚ 医生小叮咛

❶ 会"生气"的食物不少,不过吃哪些食物和摄取多少量会造成胀气,则是因人而异。建议有胀气困扰的人,记录胀气当天饮食的种类、数量,以及腹胀的状况,找出让你胀气的食物,往后就知道该怎么预防胀气了。

❷ 用餐后可稍微走动,不要立即躺下,以免加重胀气症状。

❸ 适度运动能促进肠胃蠕动,帮助气体排出。

❹ 避免吃太油腻的食物,油脂停留在胃里的时间较长,容易引发胀气。

❺ 紧张焦虑,会导致腹胀情况恶化。应学会放松情绪,并找到适合自己排解压力的方法。

NOTE 舒缓胀气不适的妙招

❶ 按摩内关穴。内关穴在手腕横纹上3横指处,两条肌腱间。用大拇指按压20~30次。

❷ 弯曲身体帮助排气。躺平后,膝盖弯曲,双手环抱住双脚,弯曲身体直到感觉腹部被压迫。

❸ 胀气时,在肚脐两边涂上薄荷油,按顺时针方向轻轻按摩,可消除腹部的胀气。

胀气 VS 营养素需求

● 维生素A ● B族维生素 ● 维生素D ● 维生素E ● 乳酸菌
● 水溶性膳食纤维

Food 胀气饮食宜忌公布栏

宜吃的食物

薄荷 陈皮 茴香 香蕉 木瓜 海带 西红柿 鱼肉 莲藕

容易引起胀气的食物		
豆类	绿豆 黄豆 红豆 豆干 豆包 豆腐	
叶菜、花菜类	圆白菜 西蓝花 韭菜	
根茎、瓜果类	青椒 玉米 红薯 土豆 芋头 洋葱	
辛香类	辣椒 大蒜	
饮品类	咖啡 浓茶 酒 汽水 啤酒 沙司 牛奶	
其他类	蜜饯 乳制品 蛋糕 饼干 甜点 炸鸡块 炸薯条 白糖 果糖 高油脂食物	

 食材配对 ## 木瓜 + 香蕉 ══ 促进肠胃蠕动+帮助排气

Food 营养加分

❶ 木瓜所含的蛋白分解酵素,能帮助食物中蛋白质的分解,减轻肠胃负担和避免气体产生。木瓜中的水溶性膳食纤维,可帮助肠胃蠕动,消除便秘与胀气。

❷ 香蕉富含膳食纤维、短链果寡糖。膳食纤维有助于肠胃蠕动,促进气体排出。短链果寡糖,能帮助肠道的有益菌生长繁殖,防止消化系统受到有害菌感染,引发胀气。

❸ 木瓜与香蕉皆能帮助肠胃蠕动,两者一起作用,可发挥更强大的消化作用,有效舒缓胀气现象。

香蕉木瓜汁 ②人份

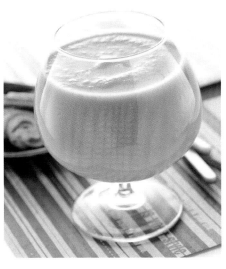

材料:
木瓜300克,香蕉1根,冷开水500毫升

做法:
❶ 木瓜洗净去皮和籽,切成小块。
❷ 香蕉剥皮,切成3厘米段状。
❸ 木瓜块和香蕉段放入果汁机中,倒入冷开水,搅打成汁即可。

明星食材 →木瓜

- 帮助消化
- 改善便秘
- 消炎抗菌
- 延缓衰老
- 改善高脂血症和高胆固醇血症
- 预防高血压和心脏病

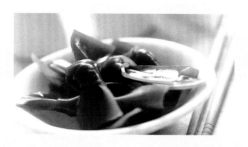

Food 胀气饮食调养重点

1. 圆白菜、洋葱、青椒、红薯、土豆、芋头、韭菜、辣椒、玉米、茄子、碳酸饮料、甜点等，为容易产气的食物，应少吃。会引发胀气的食物因人而异，有胀气困扰的人，应找出会使自己胀气的食物。

2. 如果要吃膳食纤维含量丰富的蔬菜，建议应适度地渐渐增加，不要突然大量食用。膳食纤维虽然能帮助肠胃蠕动，促进气体的排出，但一次摄取过量，反而会被肠内细菌利用，而产生过量气体。

3. 薄荷茶能帮助肠胃蠕动，进而改善胀气。胀气不舒服时，可以饮用。

4. 烹饪方式宜清淡，过度油腻会造成肠胃负担，加重胀气现象。

5. 减少乳糖的摄取量。建议暂时不要喝牛奶，或以含乳糖较少的优酪乳取代牛奶。

6. 水果醋、柠檬汁能够帮助消化，有消气的作用。可以少量摄取，不宜大量饮用，以免增加胃酸分泌，引起肠胃不适。

Food 宜食忌食Q&A解答

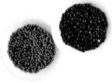

Q 胀气者一定不能吃豆类吗?

A 豆类先泡过，烹煮时煮到熟烂，还是可以吃的，但是勿过量。

豆类是容易产气的食材，但富含营养，对人体健康有益，只要通过烹调技巧的改善，胀气时还是可以少量食用。建议方法如下：先将豆类洗净，用沸腾的水浸泡2小时后，将水倒掉，再以新鲜的水烹煮，直到熟烂为止。这样的方法，可减少豆类中易产气的寡糖。接着可依照喜好，磨成浆汁或直接食用。此外，适量的盐具有消胀气的效果，烹煮过程中，还可以加约半小匙的盐调味。

  tips 中医师的小偏方

1. 麦芽、豆蔻等食材，可促进消化酶分泌、促进肠胃蠕动，有利于气体排出。有胀气困扰者，烹调时可适量选用。

2. 橘子皮：含有精油，可用来帮助排气。先将橘子皮洗干净后切丝，放入烤箱烤干。可以直接加水煮沸后饮用，或者泡茶时，放入些许橘子皮丝，连同茶叶一起冲泡。

3. 胀气时，吃2～3片山楂片，也有改善效果。

tips 消除胀气特效饮品

1. 紫苏梅汁：用10毫升的紫苏梅汁，加入200毫升温水饮用，能促进肠胃蠕动，帮助排气。

2. 麦芽饮：准备麦芽4克，放入500毫升水中煮当茶饮。麦芽含淀粉酶等消化酶，可帮助食物消化，减少气体产生，消除胀气。

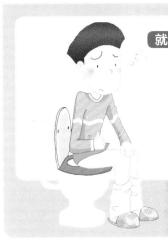

就诊科别 肛肠科、中医内科

便秘

健康警讯 3天以上无排便、粪便坚硬干燥、排便困难

Health 为什么会便秘?

便秘可分为功能性便秘与器质性便秘两种。多数人属于功能性便秘,其发生原因与体质、环境、饮食有关,如水分摄取太少、膳食纤维摄取不足、情绪紧张、运动不足等。

老年人、多次怀孕的女性、肥胖者,因腹肌力量衰弱而不足以产生足够的腹压,也会引起便秘。器质性便秘,则是因某些疾病所引起,如肠梗阻、直肠癌。

Health 便秘症状停看听

排便是人体的自然生理功能,食物经消化、吸收至排泄,需24~48小时。每个人排便的习惯不同,通常3天以上没有排便,即称为便秘。

排便时间正常,但粪便坚硬,需憋气用力才能解便,排完便后,仍感到肚子胀、有便意;或是粪便不干硬,但排便时肠胃无力蠕动,诱发排便疼痛,都算是便秘。

✚ 医生小叮咛

❶ 便秘时注意勿用力过度,以免造成肛裂、痔疮恶化等问题。

❷ 养成每天运动30分钟的习惯,能促进肠胃蠕动,减缓便秘的问题。

❸ 建议每天早饭后固定如厕10分钟,训练自己养成固定时间排便的习惯。老年人及慢性病患者,养成这样的习惯,能减少肠道内毒素的累积。

❹ 服用某些药物、药剂及补充品,会减缓肠胃蠕动,引发便秘,如加钙或铝的制酸剂、抗组织胺、镇静剂等,便秘时应尽量避免服用。

❺ 除非是医生建议,否则不要到药房购买通便剂擅自服用,避免养成依赖性。

NOTE 舒缓便秘的妙招

❶ 每天早上起床后,马上喝一杯温开水,或者蜂蜜水,可以润滑肠道,让排便更顺利。

❷ 每天快走30分钟,可舒缓自主神经,帮助肠道蠕动。记得运动前30分钟,先喝一些水。

❸ 按摩可舒缓便秘不适。以肚脐为中心,在3厘米以外,用手掌按顺时针方向慢慢按摩。

便秘 VS
营养素需求

- 膳食纤维
- 铁
- B族维生素
- 维生素D
- 维生素E
- 钙
- 镁
- 乳酸菌
- 寡糖
- 果胶
- 消化酶

宜吃的食物 ○	**蔬菜类**	韭菜 菠菜 芹菜 空心菜 西蓝花 竹笋 芦笋 牛蒡 紫苏 南瓜 红薯 山药 芋头 洋葱 土豆 豌豆 魔芋
	水果类	红枣 黑枣 香蕉
	菇蕈、海藻类	黑木耳 银耳 海藻
	坚果、豆类	红豆 绿豆 芝麻 核桃
	谷类	胚芽米 米糠 糙米 麦麸 燕麦
	其他类	酵母 优酪乳 全麦面包 黑面包
忌吃的食物 ×	**水果类**	龙眼 荔枝 番石榴 榴莲 芒果
	香料类	大蒜 辣椒 花椒 胡椒 肉桂
	其他类	糯米 酒

食材 配对 **牛蒡** **+魔芋** = 高纤整肠+改善便秘

① 牛蒡富含膳食纤维,可刺激大肠蠕动,使排便顺畅,预防或改善便秘。
② 牛蒡中的木质素与菊糖,可调节肠胃消化与吸收的功能,改善便秘。
③ 含水量高的魔芋,具软化粪便的作用,丰富的膳食纤维可促进肠胃蠕动,改善排便不顺畅、粪便坚硬等问题。
④ 牛蒡与魔芋皆属热量低、含水量高、富含膳食纤维的食材,一起搭配食用能帮助消化、调节肠道蠕动,有效改善便秘的问题。

凉拌牛蒡魔芋丝 （1 人份）

■材料:
牛蒡丝80克,魔芋丝20克,腌渍黄萝卜丝5克,红椒丝10克,罗勒3克,麻油2小匙,三岛香松4小匙,盐1/2小匙

■做法:
① 牛蒡丝泡醋。
② 牛蒡丝、魔芋丝、红椒丝用沸水氽烫,捞出放凉,和黄萝卜丝混匀,再装盘。
③ 加麻油、罗勒、三岛香松和盐,拌匀即可。

明星食材 →**牛蒡**

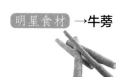

■ 促进肠胃蠕动　■ 帮助消化
■ 降低胆固醇　　■ 改善便秘

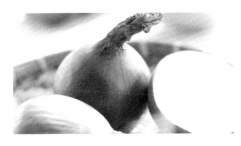

Food 便秘饮食调养重点

1. 喝足量白开水，每天8～10大杯(每杯250毫升)。水分能让大肠内的膳食纤维膨胀，使粪便体积增加，也能软化粪便，改善便秘症状。

2. 摄取膳食纤维含量丰富的蔬菜，如西蓝花、芹菜、红薯叶、牛蒡等，以促进肠胃蠕动。要特别注意，高纤食物需搭配足够水分，否则反而容易造成肠胃蠕动不良。

3. 习惯膳食低纤维饮食的患者，应采用渐进方式增加膳食纤维的摄入，避免突然改变饮食习惯，引起胀气或腹泻等适。

4. 每天吃2份水果，1份如拳头般大小。水果富含膳食纤维，可改善便秘。

5. 适量的油脂有润肠作用，能帮助排便。建议可以吃些杏仁、核桃、腰果等坚果类食物。

6. 吃富含膳食纤维的全谷类食物，如五谷糙米饭、全麦面包等。

7. 饮食中可选用豆荚及干豆，如豌豆角、红豆、绿豆、黄豆等。

8. 适量补充矿物质及维生素，以促进肠胃蠕动。

Food 宜食忌食Q&A解答

Q 便秘时，摄取越多膳食纤维越好吗？

A 膳食纤维的确能帮助肠胃蠕动，但过量反而不利。

膳食纤维可以帮助肠胃蠕动，便秘时增加膳食纤维的摄取量，有助于促进排便。但当膳食纤维摄取过量，不易消化，滞留在肠道里，反而会使得粪便被卡在膳食纤维上，形成纤维粪石，如果水分摄取量也不够，便秘情况会更加严重。另外，吃菠萝、芹菜时，要避免食用膳食纤维太粗的部分。

tips 中医师的小偏方

1. 黑芝麻、麻子仁、松子仁、郁李仁、杏仁、葵花籽、阿胶、蜂蜜等食材，能润肠通便。
2. 在每天的饮食中，添加1～2小匙的糠皮或麸皮，能促进肠胃蠕动。
3. 黑枣汁：一天食用黑枣5～10颗，或者熬煮黑枣汁服用。黑枣20颗、红枣10颗、枸杞子少许，用电锅熬煮，内锅放500毫升水，外锅放180毫升水。重复熬煮3次，味道会比较浓。

tips 帮助排便特效食品

1. 梅子：含膳食纤维与山梨醇，具轻泻效果。便秘时可少量食用。
2. 决明子茶：具润肠通便效果。准备20克决明子，用小火炒黄，再以热水冲泡，即可。
3. 香蕉奶茶：有助排便顺畅。香蕉2根去皮、鲜奶300毫升、冷开水200毫升，打成果汁即可。

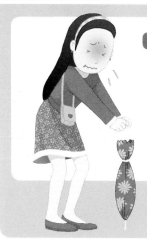

消化系统疾病

就诊科别 肛肠科、中医内科

痔疮

健康警讯 排便不顺、脱肛、便后出血、肛门疼痛、肛门口发痒

Health 为什么会得痔疮?

每个人肛门口附近都有小静脉分布,当静脉不正常扩张或弯曲时,称为痔疮。造成静脉不正常扩张、弯曲的主因,为静脉血流不通畅,如便秘、怀孕、长期蹲坐等,导致静脉压力增加。

痔疮依照其所在部位,可以分为内痔、外痔以及混合痔3种。在肛门内解剖上有一条线,称为齿状线,内痔分布位置在此线上面,外痔分布位置在此线下面,两者兼具者,则为混合痔。

Health 痔疮症状停看听

痔疮依分布位置有不同症状。齿状线上面的表皮较无痛觉,故内痔最常见的症状是肛门出血、肛门口痒。

外痔分布在齿状线下面,摸起来像是肛门口多出的皮肤,发作时主要症状为疼痛,尤其当痔疮出血形成血块压迫时,就会引起剧烈疼痛,使人坐立难安。

✚ 医生小叮咛

1. 避免久站、久坐、久蹲。上述任一动作长期持续,皆会增加肛门静脉压力,造成痔疮恶化。
2. 蹲马桶时,把握"速战速决"原则,不要养成如厕时看书报的习惯,以免在不知不觉中,拉长如厕时间,使得肛门长时间处在高压状态。
3. 保持正常的生活作息,不要熬夜、过度劳累。饮食要清淡,避免喝酒或吃辣椒等刺激性强的食物,以免引起发炎疼痛。
4. 如厕后,可以使用温水冲洗肛门,并保持肛门干燥。
5. 便后出血或痔疮脱出时,建议使用温水坐浴,再趴卧床上休息一会。

NOTE 舒缓痔疮不适的妙招

1. 坐浴能舒缓痔疮的不适。脸盆装温水,坐入脸盆内,浸泡臀部约10分钟,每天2~3次,能促进肛门口静脉的血液循环,进而消肿、止痛。
2. 工作上若需长期久坐或站立,建议可借由倒水、如厕等时机稍做活动,改变姿势,以改善肛门的血液循环。

痔疮 VS 营养素需求

- 维生素A
- 维生素B₆
- 维生素C
- 维生素D
- 维生素E
- 维生素K
- 膳食纤维
- 乳酸菌
- 钾

Food 痔疮饮食宜忌公布栏

宜吃的食物	水果类	木瓜 柿子 香蕉 水梨 苹果 柠檬 西瓜 草莓 西红柿 猕猴桃
	蔬菜、菇蕈类	菠菜 油菜 苋菜 芹菜 莴苣 空心菜 圆白菜 豆芽菜 黄瓜 丝瓜 冬瓜 茄子 山药 芋头 萝卜 莲藕 西蓝花 荸荠 茭白 黑木耳
	其他类	五谷杂粮 全麦面包 亚麻籽油 白芝麻 黑芝麻 优酪乳 绿豆 燕窝 豆浆 牛奶
忌吃的食物	蔬菜类	韭菜 竹笋 牛蒡
	香料类	老姜 大蒜 咖喱 胡椒 芥末 辣椒
	其他类	烈酒 咖啡 浓茶 罐装果汁 罐头 蜜饯 奶油 蛋糕 饼干 甜点 巧克力 臭豆腐 火腿 培根 炸鸡块 炸薯条 烤肉

食材配对 西瓜 + 苹果醋 = 帮助消化 + 润肠通便

Food 营养加分

❶ 西瓜含有丰富的膳食纤维，能促进肠胃蠕动、使粪便较柔软，有助于宿便的清除与肠道的净化，有效预防便秘，降低痔疮发生的几率。

❷ 西瓜含水量高达93%，能软化粪便，改善便秘与痔疮。

❸ 苹果醋中的两大成分——苹果本身的天然果酸，和谷类发酵制成的醋酸，有益消化道，能帮助消化，促进大肠蠕动，使排便更加顺畅，预防便秘和痔疮的发生。

❹ 西瓜与苹果醋一起作用，可强化促进肠胃蠕动的效果，排除宿便。

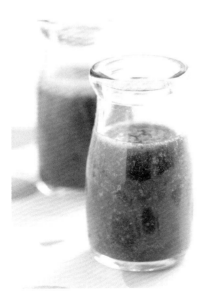

沁凉西瓜果醋饮 ①人份

材料：
西瓜300克，苹果醋2大匙，水150毫升，蜂蜜1大匙

做法：
❶ 西瓜去皮，切块，放入果汁机中。

❷ 水、苹果醋和蜂蜜倒入果汁机中，与西瓜块一起打成汁。

❸ 若想增加风味，可将冰块加入果汁机中，一同搅打。

明星食材 →西瓜

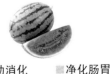

- 帮助消化
- 净化肠胃
- 改善高血压
- 消除水肿
- 养颜美容
- 消暑解渴
- 利尿

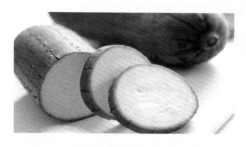

Food 痔疮饮食调养重点

1. 每天摄取充足的水分，可以帮助食物消化，还能软化粪便，避免便秘，减轻痔疮症状。

2. 选择容易消化的食物，少吃油腻、粗硬的食物。

3. 食用富含膳食纤维、有润肠通便作用的蔬菜和水果，如猕猴桃、香蕉、芹菜、菠菜、黑木耳等。

4. 烹饪时宜采用清淡的料理方式，减少油炸、油煎、熏烤等方式。

5. 避免食用刺激性强的食物，例如辣椒、咖啡、酒类。

6. 均衡饮食，多选用天然食材，避免加工、精制的食品。

7. 饮食宜温和，不要既吃冰、又吃热，以免增加对肠胃道的刺激，使痔疮恶化。

8. 在痔疮发作期间，避免摄取过粗的膳食纤维，如竹笋、牛蒡，以免排便时刺激痔疮的部位。

9. 养成每日排便的好习惯。平日可以适量喝优酪乳，维持肠道健康，让排便顺利，就能减轻痔疮。

Food 宜食忌食Q&A解答

Q | 有痔疮的人不能吃麻辣火锅吗？

A | **最好不要，以免使痔疮恶化。**

冬令时节到来时，有不少人喜欢选择暖乎乎、热辣辣的麻辣火锅。但辛辣食物，容易刺激肠胃道，使其蠕动速度过快，引发腹泻。这种腹泻属于时间短暂、冲击力大的腹泻类型，容易导致静脉压力增大而曲张，提高痔疮发生的几率。吃了麻辣火锅后，若发现肛门有出血现象，就该提高警觉，注意是否为痔疮复发。

   tips 中医师的小偏方

1. 准备菠菜500克、玉米粉100克、盐少许。将菠菜洗净切碎，用沸水氽烫后捞起。先将玉米粉煮成粥，再将菠菜放入，最后加点盐调味。中医认为这一道菜，对改善气滞血淤有疗效，可改善肛门的血液循环，适合痔疮患者食用。

2. 黑芝麻：可润肠通便、减轻痔疮出血或脱出。

3. 中医认为可以"以肠补肠"，适量食用猪肠、羊肠，可改善肠道功能、舒缓痔疮。

 tips 舒缓痔疮特效茶饮

1. 槐花茶：取新鲜槐花3~6克，用热水冲泡。可凉血、止血、改善血液循环、舒缓痔疮。

2. 双花绿豆饮：准备黄花地丁、紫花地丁各30克，放入纱布袋内。将75克绿豆洗净，用水煮烂后，放入药袋，以小火一并煮20分钟，取出药袋饮用汤汁。

消化系统疾病

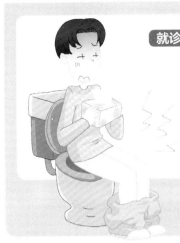

就诊科别 普通内科、中医内科

腹泻

健康
警讯 排便次数增加、粪便稀薄、水状粪便、
腹部绞痛

Health 为什么会腹泻？

引起腹泻的原因很多，最常见的是肠胃道受到病毒感染。入侵的病毒，可能损害小肠内壁黏膜，导致其难以吸收养分与水分，从而造成腹泻。

细菌感染或寄生虫也会引起腹泻，细菌会形成毒素，导致小肠细胞分泌盐分与水分，引发腹泻。其他如紧张、忧郁、消化不良、糖尿病，或摄取过量咖啡因、酒精、抗生素药物等，也可能导致腹泻。

Health 腹泻症状停看听

腹泻最主要的症状，就是排稀便或水状粪便。病毒感染引起的腹泻，除了排稀便或水状粪便外，还会出现恶心、呕吐、腹部绞痛、发热、肌肉酸痛、头痛等症状。细菌、寄生虫感染，可能还会伴随大便带血、高热等症状。根据统计，成年人平均一年中会发生4次腹泻。

✚ 医生小叮咛

❶ 腹泻期间若尿液颜色过深，代表体内水分不足，该补充水分。

❷ 为避免脱水，腹泻期间最好每天饮用8~10杯白开水、清淡果汁、淡茶等清澈液体。

❸ 腹泻期间避免摄取乳制品、油腻、有刺激性的食物。含咖啡因、酒精的饮料，会加剧腹泻症状，也应暂时远离。

❹ 勿吸烟，香烟中的尼古丁可能会使腹泻状况更严重。

❺ 腹泻超过3天仍未改善时，应尽快就医。

❻ 平日适量饮用优酪乳，可以强健肠胃，减少病毒或细菌入侵。

NOTE 长期腹泻要小心

腹泻能将肠内有毒和有刺激性的物质排出体外，对肠胃道有保护作用，一般腹泻通常在3天内会渐渐好转，不需使用抗生素或其他药物，患者无需过度担心。但慢性或反复出现的腹泻，可能是其他疾病，如肠道肿瘤、慢性感染的征兆，若有长期腹泻症状，应就医检查。

腹泻 VS
营养素需求

- 水分
- 钾
- 钠
- 钙
- 铁
- 蛋白质
- 维生素B$_3$
- 维生素B$_9$
- 维生素B$_{12}$
- 维生素D
- 不饱和脂肪酸

宜吃的食物	蔬果类	土豆 西红柿 茄子 去皮苹果 石榴 番石榴
	肉类	牛肉 猪瘦肉 去皮鸡肉
	其他类	米汤 稀饭 米饭 白面条 白面包 麦片 蒸蛋 三文鱼等鱼类 豆腐
忌吃的食物	蔬果类	西蓝花 玉米 大白菜 韭菜 芹菜 水梨 猕猴桃
	谷类	胚芽米 米糠 糙米 大麦 黑麦 麦麸 糠皮 麸皮
	坚果类	花生 核桃 杏仁 腰果
	海鲜、肉类	鸭肉 蟹 虾 螺肉 海蜇皮
	饮品类	汽水 牛奶 豆浆 咖啡 浓茶
	其他类	炸鸡块 炸薯条 辣椒、咖喱等辛辣佐料

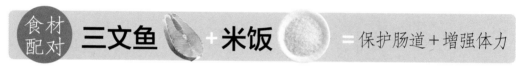

食材配对 **三文鱼** + **米饭** = 保护肠道+增强体力

Food 营养加分

❶ 三文鱼中丰富的维生素E，可保护结肠壁细胞膜，保护肠道的健康，使肠胃避免受到病毒与细菌感染，并舒缓发炎的症状。

❷ 三文鱼中的维生素D，可促进肠道黏膜的修复，有助于粪便形成，减缓腹泻症状。

❸ 米饭中的淀粉转换成葡萄糖，可提供人体所需能量；搭配三文鱼中的B族维生素，一起食用，可强化体力，起到对抗疲劳的效果，改善腹泻时虚弱的现象。

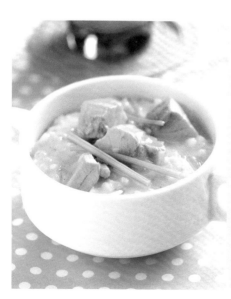

鲜美三文鱼粥

1人份

■**材料：**
三文鱼150克，米饭1/2碗，水360毫升，芹菜1/4根，盐1/4小匙

■**做法：**
❶ 材料洗净。芹菜切段。三文鱼放入蒸锅中蒸熟，取出后，切小块。
❷ 水倒入锅中，大火煮至沸腾，加米饭、三文鱼块和盐，以小火煮熟。
❸ 撒芹菜段略煮即可。

明星食材 →**三文鱼**

■保护消化系统 ■补充体力
■解除疲劳 ■活化大脑细胞
■改善虚弱怕冷症状

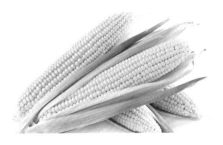

Food 腹泻饮食调养重点

1. 可以先禁食1～2餐，让肠道休息。

2. 开始进食后，选择容易消化、不会刺激肠道黏膜的流质或半流质食物。

3. 腹泻时肠道吸收乳糖的能力会下降，先暂时不要饮用牛奶、奶茶等含乳糖的食物，以免加重腹泻的症状。

4. 腹泻时，体内盐分会流失，可饮用运动饮料来补充盐分。建议将运动饮料混合开水，以1:1的比例稀释调和。

5. 少吃含非水溶性膳食纤维的食物，如全麦面包、坚果类食物，以免增加肠胃负担。

6. 选择含水溶性膳食纤维的食物，如魔芋、面、土豆等。水溶性的膳食纤维，可以吸收过量的水分，使粪便成形。

7. 腹泻易流失水分，建议白天补充水分，晚饭后少喝水，以免影响睡眠。

8. 补充水分的时间，建议在餐与餐之间。

9. 饮食宜采用少量多餐的方式进行。

10. 补充足够的蛋白质，如蒸蛋、去皮鸡肉。烹饪方式宜清蒸、水煮。

11. 选择嫩叶蔬菜、易消化的瓜类，避免食用生菜沙拉、膳食纤维粗硬的蔬菜。

Food 宜食忌食Q&A解答

Q | 吃口香糖会导致腹泻？

A | 少量食用并不会，除非大量食用含山梨醇的口香糖才会。

一般来说，引起腹泻最常见的原因，是肠胃道受到病毒感染。细菌及寄生虫感染，也是引起腹泻常见的原因。曾经有报道指出，含有山梨醇的口香糖会引发腹泻。山梨醇的确会造成某些人出现慢性腹泻的状况，不过只有在过量摄取的情况下，才会发生。如果一天只吃几条口香糖，则不会有腹泻的状况发生。

 tips 中医师的小偏方

1. 无花果：对于脾虚泄泻的人，具有止泻的功效。可生食或者用热开水冲泡饮用。

2. 腹泻时，可适量食用山楂、麦芽、谷芽、白扁豆、山药等食材。

3. 准备山楂100克、乌梅5颗、水700毫升、白糖适量。将山楂、乌梅洗净沥干后，加水煮到水沸腾后转小火，继续熬煮1小时，再依个人喜好加适量白糖，即可。

 tips 止泻特效水果

1. 蓝莓：所含的果胶属水溶性膳食纤维，能舒缓腹泻的状况；鞣酸可减轻消化系统的发炎症状。腹泻时，可适量食用蓝莓。

2. 苹果：含果胶、果糖、有机酸等。轻度腹泻时，可挑选已成熟的苹果，将其捣烂成果泥，每次食用100克，每日4次。

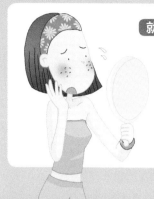

就诊科别 皮肤科、中医皮肤科

Acne、Acne Vulgaris

青春痘

健康警讯 粉刺、丘疹、脓包、囊肿

Health 为什么会长青春痘?

青春痘又称为"寻常性痤疮"，好发于皮脂腺分布较多的区域，如脸部、胸背部，是一种毛囊、皮脂腺的慢性炎症，因常发生在青春期，所以俗称青春痘。

当体内性激素浓度增高，皮脂腺分泌增多，油脂堵塞毛囊口，便形成青春痘。青春痘成因众多，内分泌失调、皮脂腺分泌旺盛、缺乏休息、饮食太油腻、化妆品等皆为诱发因素。

Health 青春痘症状停看听

青春痘分为两大类，一是轻微发炎性的，称为粉刺；一是明显发炎性的痤疮，常见症状为丘疹、脓包及囊肿。

粉刺有白头粉刺与黑头粉刺两种，像是皮肤上的凸出物；丘疹外观为轻微发炎，但没有明显脓液；脓包明显发炎，有明显的脓液；囊肿最严重，有许多脓液且会感到疼痛。

✚ 医生小叮咛

1. 避免过度清洁脸部，一天2~3次即可。过度清洁，会刺激皮脂腺分泌油脂，加重发炎状况。
2. 发炎状况严重时，最好避免使用化妆品、保养品。若有工作上的需求，可选择低油脂化妆品，以免造成皮肤负担。
3. 不要挤压、摩擦青春痘。
4. 做好防晒措施，过度的紫外线会使青春痘恶化。
5. 要有充分的睡眠与休息。
6. 保持愉快心情。每天做中等强度的运动30分钟，以舒缓压力。
7. 养成定时排便的习惯，因为便秘会使青春痘恶化。

NOTE 减缓青春痘发炎的妙招

1. 正确清洁脸部，使用温和、不刺激的脸部清洁用品，清洗时动作务必轻柔。
2. 保持头发清洁，避免头发披散在脸上造成刺激。
3. 少用羊毛脂、月桂油等较油腻的美容品。
4. 当青春痘中央变软且出现黄点时，代表已化脓，这时可轻轻挤压，使脓排出，有利复原。

青春痘 VS
营养素需求

- 维生素A
- 维生素B₂
- 维生素B₃
- 维生素B₆
- 维生素C
- 维生素D
- 维生素E
- 锌
- 硒
- γ-次亚麻油酸
- 嗜酸性乳酸杆菌

Food 青春痘饮食宜忌公布栏

宜吃的食物	蔬菜、菇蕈类	冬瓜 丝瓜 黄瓜 苦瓜 莲藕 山药 荸荠 玉米 芋头 红薯 土豆 胡萝卜 蚕豆 豆芽菜 空心菜 竹笋 青椒 金针菜 白菜 芹菜 菠菜 茭白 西蓝花 西红柿 黑木耳 金针菇
	水果类	苹果 柳橙 柑橘 枇杷 水梨 草莓 番石榴 椰子 葡萄柚 西瓜
	其他类	薏苡仁 豆腐 蜂蜜 绿茶 菊花茶 优酪乳 甘草 绿豆 红豆
忌吃的食物	蔬果类	龙眼 荔枝 榴莲 佛头果 芒果 香蕉 辣椒 洋葱 芫荽 韭菜 生葱 姜
	海鲜、肉类	羊肉 肥肉 蟹 虾 鳝鱼 鲫鱼 海参
	坚果类	花生 瓜子 核桃 芝麻 腰果
	其他类	奶油 酒 浓茶 巧克力 炸鸡 薯条 汉堡 泡面

食材配对 小黄瓜 ＋ 胡萝卜 ＝ 促进代谢＋养颜美容

Food 营养加分

❶ 小黄瓜中的类胡萝卜素，能保护肌肤，避免油脂过度分泌；维生素C有助于肌肤细胞的新生，能改善肤质；黄瓜酵素可促进新陈代谢，改善肌肤问题。

❷ 胡萝卜中的胡萝卜素，在肠道转换成维生素A后，具保护皮肤健康的作用，可改善肌肤发炎、粗糙、干燥等问题。

❸ 小黄瓜与胡萝卜，皆含多种对肌肤有益的营养素，搭配食用可发挥更强大的功效，有效改善青春痘等症状。

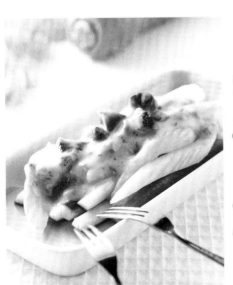

凉拌鲜蔬沙拉 ①人份

材料：
小黄瓜50克，胡萝卜30克，西芹15克，优酪乳2大匙

做法：
❶ 材料洗净。小黄瓜、胡萝卜去皮，切成长条状。西芹削去较老部分，切成小片。
❷ 小黄瓜条、胡萝卜条和西芹片摆入盘中。
❸ 最后，淋上优酪乳即可食用。

明星食材 →小黄瓜

- 保护肌肤
- 淡化斑点
- 改善高血压
- 利尿消肿
- 促进新陈代谢
- 消炎退火
- 消除疲劳

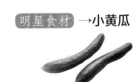

Food 青春痘饮食调养重点

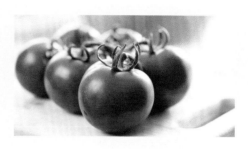

1. 太油、太甜、热量太高的食物，例如巧克力、花生、蛋糕等，最好避免食用。过量摄取甜食，会使免疫力下降，造成伤口细菌感染问题更严重，使得青春痘恶化。

2. 摄取过多含碘食物，如海带，易使皮肤油脂分泌过盛，加重皮肤问题。

3. 多补充富含类胡萝卜素的食物，如胡萝卜、南瓜等黄色蔬菜，有助于促进上皮组织的新陈代谢，维护皮肤健康。

4. 维生素C是体内合成胶原蛋白的必需物质。有青春痘困扰的人，应该要补充含足量维生素C的食物，如柳橙、绿叶蔬菜等，以加速伤口愈合。

5. 饮食宜清淡，避免太咸、刺激性太强。

6. 养成定时定量的饮食习惯。

7. 补充足够的水分，最好选择白开水，市售饮料有糖分过高的问题。

Food 宜食忌食Q&A解答

Q 长青春痘不能吃甜食吗？

A 因人而异，不过高油脂、高糖食物，的确易使皮脂腺分泌增加。

在医学理论上，高油脂、高糖食物，容易使皮脂腺分泌增加，增加皮脂腺开口阻塞的机会，导致青春痘形成或恶化。因此通常会建议青春痘患者，少吃像巧克力、冰淇淋、蛋糕，这类高糖、高脂肪的食物。每个人体质不同，对食物的反应也不同。根据资料显示，只有60%的青春痘患者，吃了这类食物会造成病情恶化。即便如此，还是建议患者少吃所有可能导致青春痘恶化的食物。

  tips 中医师的小偏方

1. 长青春痘且伴有口干舌燥、排便不顺者：可准备桑白皮及枇杷叶各4克、金银花12克、甘草6克，用500毫升开水冲泡，闷10分钟即可。

2. 青春痘化脓者：以500毫升开水泡蛇舌草及茵陈各5克、黄芩4克、厚朴2克、甘草3克。

3. 青春痘易留瘢痕者：可准备蛇舌草5克、桃仁及白术各3克、红花2克、益母草5克、甘草3克，用500毫升热开水冲泡，闷10分钟即可。

  tips 抗痘特效汤品

1. 苦瓜饮：具清热解毒功效，适合于各种类型的青春痘。苦瓜半条，洗净切碎，用500毫升的水煮至沸腾，转小火续煮20分钟后，即可取汤饮用。

2. 绿豆百合汤：具润肺、清热解毒功效。准备绿豆、百合各30克，用1200毫升水煮熟即可。

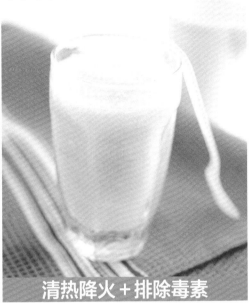

清热降火 + 排除毒素

热量：117.8千卡	糖类：25.3克
蛋白质：1.2克	脂肪：1.3克
膳食纤维：3.5克	

 1 人份

鲜果苦瓜汁

材料：
苹果1个，柳橙1个，苦瓜50克，水250毫升

调味料：
蜂蜜1小匙

做法：
① 苹果、柳橙洗净，去皮，切成小丁。苦瓜洗净，去籽，切块。
② 苹果丁、柳橙丁和苦瓜块，放入果汁机中，加水和蜂蜜，打成汁。
③ 若想增加美味，可在饮用前加一些冰块。

Food 保健功效

　　苦瓜含有特殊的苦瓜素，具清热降火功效，可舒缓火热内盛所引起的皮肤问题。苹果中的膳食纤维与果酸，有助于排除宿便，扫除体内累积的毒素，改善便秘导致的青春痘恶化。苦瓜与柳橙中丰富的维生素C，有助于肌肤的修复与新生，可改善青春痘、淡化斑点，使肌肤更加白皙、有光泽。

美颜葡萄柚果冻

材料：
葡萄柚1/2个，葡萄柚汁250毫升，琼脂10克，水135毫升

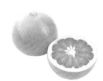

做法：
① 葡萄柚洗净，切开，挖出果肉。琼脂倒入碗中，加15毫升水调匀。
② 120毫升水倒入锅中煮开，加琼脂水拌匀，再加葡萄柚汁和果肉，搅拌均匀，倒入容器中，放凉。
③ 放入冰箱中冷藏至凝固。

Food 保健功效

　　葡萄柚富含类胡萝卜素和维生素C。类胡萝卜素，能调节上皮细胞的新陈代谢功能，避免油脂过度分泌与累积，减缓青春痘的生成。维生素C有助于皮肤细胞的新生，改善瘢痕，美化肌肤。

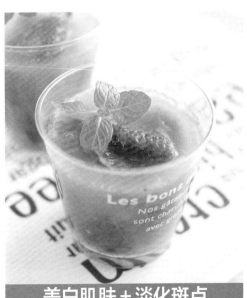

美白肌肤 + 淡化斑点

 1 人份

热量：164.3千卡	糖类：38.3克
蛋白质：1.1克	脂肪：0.7克
膳食纤维：9.6克	

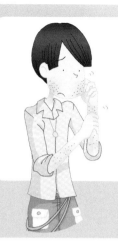

就诊科别 皮肤科、中医皮肤科

Eczema

湿疹

健康警讯 密集成群的红斑、结痂、皮肤增厚、表面粗糙、小丘疹、鳞屑、破裂或脱皮

Health 为什么会长湿疹？

湿疹是一种常见的过敏性皮肤病，其真正病因目前还不明确，可能与过敏体质有关。

引发湿疹的内在因素，可能有消化系统疾病、情绪紧张、疲劳、失眠、新陈代谢障碍及内分泌失调等。紫外线、刺激性食物、细菌或病毒感染、毛织品、清洁剂或肥皂、湿热或干冷的天气、药物、化妆品、动物皮毛等，则是引发湿疹的外在因素。

Health 湿疹症状停看听

湿疹一般分为急性、亚急性和慢性三类。急性湿疹可发生于体表任何部位，发病时皮肤上可见密集成群的红斑散布，红斑上有小水疱，常伴随剧痒，搔抓时浆液会渗出。亚急性湿疹以小丘疹、鳞屑和结痂为主。慢性湿疹则会出现皮肤角质层增厚、表面粗糙，有破裂或脱皮、鳞屑的变化。

✚ 医生小叮咛

① 沐浴时控制水温，以37.5～38.5℃为最佳，勿使用过热的水。过高的水温，会使皮肤上的脂肪被洗掉，因此皮屑掉落状况会更严重，也可能造成溃疡处的皮肤发炎。

② 避免使用刺激性强的肥皂，尽量减短洗澡时间。

③ 保持指甲、手部的清洁，最好常剪指甲，以免不经意之间抓破皮，让细菌侵入皮肤。

④ 穿易通风、吸汗的棉质内衣。

⑤ 保持环境空气流通，勿过于闷热、干燥。

⑥ 避免使用止汗剂、体香剂等，以免刺激皮肤。

NOTE 改善湿疹的妙招

① 让皮肤保持适当水分，可改善湿疹。当皮肤发痒、干燥时，记得涂抹润肤剂，如乳霜。特别提醒，凡士林只有保湿功能，不具润肤效果。若使用凡士林，一定要在沐浴后马上涂抹。

② 有湿疹困扰的人，可以每天花5～10分钟，浸在浴缸温水内。离开浴缸后，用毛巾轻拍身体即可，不要完全擦干，并立即涂抹上润肤剂。

湿疹 VS
营养素需求

- 维生素A
- 维生素B₂
- 维生素B₅
- 维生素B₆
- 生物素
- 维生素C
- 维生素D
- 维生素E
- 锌
- DHA
- 肌醇
- 亚麻油酸
- γ-次亚麻油酸

Food 湿疹饮食宜忌公布栏

宜吃的食物	蔬菜、菇蕈类	莲藕 红薯 白萝卜 荸荠 山药 胡萝卜 茭白 丝瓜 冬瓜 黄瓜 豆芽菜 白菜 芹菜 空心菜 苋菜 西红柿 黑木耳
	水果类	水梨 苹果 枇杷 柳橙 柿子 柑橘 草莓 西瓜
	其他类	红豆 绿豆 薏苡仁 荞麦 豆腐 亚麻籽油 月见草油
忌吃的食物	蔬菜、菇蕈类	香菇 竹笋 芋头 南瓜 榨菜 韭菜 芫荽 豌豆 蚕豆 青葱 姜 大蒜 辣椒
	水果类	芒果 荔枝 榴莲 龙眼 猕猴桃 黑枣
	海鲜类	蚬 文蛤 虾 蟹 墨鱼 鱿鱼 乌贼
	香料类	咖喱 胡椒 花椒 芥末 五香粉 薄荷
	其他类	羊肉 酒 咖啡 牛奶 巧克力 鸡蛋 燕窝 蜂蜜 炸鸡块 薯条 烤肉 肥肉 咸鱼 酱瓜 豆腐乳 花生 核桃 腰果

食材配对 丝瓜 + 茶叶 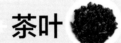 = 保护肌肤+调节免疫力

Food 营养加分

❶ 丝瓜含有丰富的维生素B_2和维生素B_6。维生素B_2可维护皮肤细胞健康，维生素B_6可加速皮肤伤口的复原，改善湿疹所引发的多重皮肤问题。

❷ 丝瓜中的维生素C，除了具有美白祛斑作用，也是理想的抗氧化营养素，可调节身体免疫力，减轻湿疹症状。

❸ 茶叶中的多酚具优良的抗氧化作用，与丝瓜中的维生素C搭配食用，可以发挥更强大的功效，调节身体免疫力，降低湿疹发生的频率与不适程度。

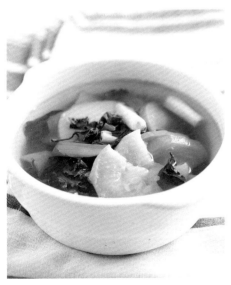

丝瓜茶汤

（1人份）

材料：
丝瓜150克，茶叶3.5克，葱1/3根，水350毫升，盐1/4小匙

做法：
❶ 丝瓜洗净去皮，切成1厘米的薄片。葱洗净，切成小段。
❷ 水倒入锅中，加丝瓜片、葱段和盐，大火煮至沸腾后转小火，继续煮至丝瓜熟软。
❸ 加茶叶，浸泡至入味即可。

明星食材 →丝瓜

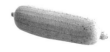

■ 加速伤口复原 ■ 保护皮肤
■ 调节免疫力 ■ 美白淡斑
■ 帮助排便 ■ 消除水肿
■ 预防甲状腺肿大

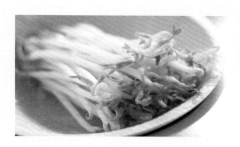

Food 湿疹饮食调养重点

1. 湿疹患者，如果发现有容易导致过敏的食物，例如虾、蟹、鱼、蛋、乳制品或核果等，应该少吃，以免食用后导致湿疹复发或加重病情。

2. 摄取均衡的营养，调节免疫力，是湿疹患者重要的饮食原则。

3. 饮食宜清淡，烹饪时建议采用清蒸、汆烫，尽量避免油炸、油煎、烧烤、腌渍等方式。

4. 料理用油建议多用植物油。

5. 远离刺激性食物，如浓茶、咖啡。

6. 少吃辛辣食物，如咖喱、大蒜、姜、辣椒、花椒、芥末等，以免引起皮肤瘙痒。

7. 远离易导致过敏的加工食品、食物添加剂、防腐剂等。

8. 竹笋、芋头、牛奶、姜、大蒜、韭菜、猕猴桃等食物，容易引起过敏，湿疹患者不宜多吃。

9. 绿色蔬菜富含维生素B_2；糙米、燕麦、西红柿、圆白菜、瘦肉富含维生素B_6；湿疹患者可以适量补充。

Food 宜食忌食Q&A解答

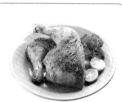

Q 湿疹患者不能吃炸鸡？

A 油炸会产生过氧化物，加重皮肤发炎症状。

湿疹患者在自我保护时，要特别注意避免会加重炎症反应的食物。湿疹属于皮肤问题，新陈代谢障碍会影响皮肤健康，消化系统的健康与新陈代谢相关，所以想要照顾好皮肤，必须将肠胃照顾好。过量摄取牛奶、油腻、糖分高的食物，都容易造成肠胃气体增加、发炎，其中甜食跟油炸品，会使身体中的过氧化物增多，加重湿疹病情，湿疹患者应该要少吃。

---

 tips 中医师的小偏方

1. 中医认为，红豆、薏苡仁、绿豆、荞麦、玉米须、茯苓、山药等皆有健脾利湿的功效，有湿疹问题的人可以适量食用。

2. 取赤小豆、薏苡仁、玉米须各20克，用煮沸的水冲泡，当作茶饮，有助于改善湿疹。

3. 浮萍止痒茶：可解热祛湿。准备浮萍10克、薄荷5克、甘草5克、水500毫升。将浮萍与甘草放入水中煮沸，再加薄荷闷泡去渣即可。

tips 改善湿疹特效饮品

1. 清凉菊花茶：白菊花10克、土茯苓15克，加700毫升水，煮至约剩250毫升即完成。

2. 红豆薏苡仁汤：将红豆30克、薏苡仁15克分开洗净，并泡水。用大约1500毫升的水，先将红豆煮烂，再把薏苡仁倒进红豆汤里，煮烂后再闷一下即可食用。

皮肤科疾病

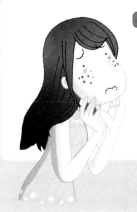

就诊科别 皮肤科、中医皮肤科

过敏

健康警讯 皮肤痒、皮肤红肿、出皮疹、长水疱、脱屑、结痂、出现渗出液

Health 为什么会过敏?

过敏,就是身体对某种物质产生过度反应。导致这种反应的物质,医学上称为"过敏原"。

引起过敏的因素很多且因人而异,最常见的是食物,如海鲜、坚果。此外,灰尘、花粉、宠物的毛、气温变化、药物等,也是可能诱发的因素。皮肤过敏,是最为常见的过敏类型,根据统计,20%的人有皮肤过敏的困扰。

Health 过敏症状停看听

皮肤过敏最明显的症状就是发痒,同时可能伴随着红肿、脱屑、水疱、皮疹、结痂、有渗出液等症状。除了湿疹、荨麻疹外,皮肤炎、接触性皮肤炎,也是常见的皮肤过敏问题。

每个人皮肤过敏时,所出现的疹子大小、形状、皮肤变化都不同。通常过敏初期状况轻微,发痒程度也轻微,几天后,发痒程度会急速加剧。

✚ 医生小叮咛

① 若冬天干燥时发作,建议减少洗澡次数,以免洗去皮脂使皮肤更干。夏天则少用肥皂。

② 不宜泡温泉,以免刺激皮肤及洗去过多皮脂。

③ 过敏原为食物者,在食用加工食品前,应先看标识有没有致敏物质。

④ 避免羊毛、尼龙等衣物,直接接触皮肤。

⑤ 喝足够的水,可帮助皮肤新陈代谢与保湿。

⑥ 适量运动,可调节免疫力,改善皮肤过敏。

⑦ 维持良好且充足的睡眠。

⑧ 学会缓解压力。压力会影响身体激素分泌,让免疫力变差,使皮肤过敏症状恶化。

NOTE 舒缓皮肤痒的妙招

① 皮肤发痒时,千万不要用手搔抓,以免形成伤口,建议用拍打的方式减缓不适。

② 用毛巾将碎冰块包裹起来,敷在患处,可以减轻发痒。

③ 棉质、吸汗、透气的衣服,能减少与皮肤之间的摩擦。

④ 减少日晒,紫外线会使皮肤问题恶化。

过敏 VS 营养素需求

维生素A	维生素B₃	维生素B₅	维生素B₁₂	维生素C
维生素E	次亚麻油酸	EPA	DHA	锌
生物类黄酮		不饱和脂肪酸		

	鱼类	三文鱼 鲭鱼 鲱鱼 秋刀鱼
宜吃的食物	蔬果类	苦瓜 黄瓜 白萝卜 胡萝卜 空心菜 苋菜 西蓝花 芥菜 菠萝
	其他类	绿豆 蓝绿藻 绿茶 芥花油
	本身有对某些食物过敏者才需注意，不可一概而论	
容易引发过敏的食物	蔬果类	玉米 芋头 土豆 葱 芹菜 大蒜 辣椒 香蕉 荔枝 芒果 茄子 鳄梨 猕猴桃 木瓜 桃子 无花果 樱桃 葡萄 西瓜 水梨
	海鲜类	虾 蟹 牡蛎 文蛤 蚬
	其他类	牛奶 蛋白 人造奶油 巧克力 冰棒 刨冰 冰淇淋 五香 粉 咖喱 蜜饯 咖啡 酒 罐头 乳制品 核桃 腰果 花生 栗子

食材配对　**三文鱼** + **柠檬** = *增强抵抗力 + 美化肌肤*

Food 营养加分

❶ 三文鱼中丰富的B族维生素，可帮助身体产生抗体，调节免疫功能，有效预防过敏。

❷ 三文鱼中的$\omega-3$不饱和脂肪酸和柠檬中的维生素C，对皮肤十分有益，能帮助修复受损皮肤，加快皮肤过敏而导致的各种伤口的愈合速度。

❸ 柠檬中的维生素C，可保护三文鱼中的不饱和脂肪酸不被氧化，阻止自由基对身体的侵害，提高身体抵抗力，降低过敏发生的频率。

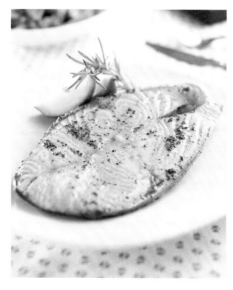

青柠香烤三文鱼
1人份

材料：

三文鱼150克，色拉油1小匙，蜂蜜、柠檬汁各1大匙，酱油2小匙

做法：

❶ 三文鱼洗净，用柠檬汁、蜂蜜和酱油，腌至入味。

❷ 锅内放油，加热，放入三文鱼煎至变色。

❸ 用锡箔纸包裹三文鱼片，放入已预热的烤箱中，以200℃烤7~8分钟。

明星食材 →**三文鱼**

■ 调节免疫力　■ 预防过敏
■ 修复受损肌肤　■ 稳定情绪
■ 预防癌症和动脉硬化

Food 过敏饮食调养重点

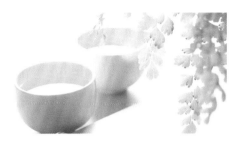

① 饮食要均衡，摄取全面性的营养素，才能调节免疫力，减少过敏反应。

② 避免高油、高热量的食物，油炸的食物尤其要少吃。

③ 摄取多元不饱和脂肪酸$\omega-3$。富含$\omega-3$不饱和脂肪酸的食物，有三文鱼、鲭鱼、秋刀鱼、沙丁鱼等深海鱼。

④ 摄取新鲜的蔬果。蔬果中的维生素C、维生素E，能抑制炎症，维生素C还有抗组织胺的效果。富含维生素C的水果，有番石榴、柳橙等。

⑤ 少吃加工食品，因加工食品中所含的色素、防腐剂、人工添加剂等，可能会引起过敏。

⑥ 服用益生菌，因益生菌可以保护肠胃的健康、调节肠道的免疫功能，对过敏具有预防效果。

⑦ 饮食宜清淡，清蒸、氽烫、熬煮是比较理想的烹饪方式。

⑧ 烹饪时建议选用$\omega-3$不饱和脂肪酸含量较高的食用油，如亚麻籽油、芥花油。

⑨ 避免食用过多刺激性的食物，如咖啡、花椒、辣椒、胡椒等。

Food 宜食忌食Q&A解答

Q 虾、蟹之类的有壳海鲜，最容易导致过敏吗?

A 海鲜是致敏原因之一，但不是每个过敏的人都对海鲜过敏。

很多人认为，有壳海鲜是造成过敏的主要原因。根据一项调查，有壳海鲜、芒果、花生、猕猴桃、蛋、牛奶、面粉，是最常导致成人过敏的8种食物。当怀疑有壳海鲜可能是致敏因素，却又无法完全避免时，建议挑选新鲜的食用，切勿食用过量。安全量因人而异，患者可依据经验判断。食用前可以适量吃富含维生素C的水果，先调整肠道内环境。

 tips 中医师的小偏方

① 中医认为黄芪、地黄、茯苓、冬虫夏草、当归、人参、川芎等中药材，能养血活血，改善过敏皮肤瘙痒的现象。

② 黄芪红枣麦茶：能舒缓过敏不适。黄芪具补气血、润肌肤功效；浮小麦能舒缓情绪；红枣能补脾、益气、养血、安神。准备黄芪和浮小麦各10克、红枣2颗。将所有材料洗净后，放入锅中，加水500毫升煮沸后即成茶饮。

 tips 告别过敏特效食品

自制优酪乳：适量服用益生菌，能缓解过敏反应。先将1000毫升鲜奶隔水加热到约80℃，再用冷水，隔水将加热的鲜奶冷却至42℃。接着将1包益生菌粉，倒入消毒过的小碗，舀2小匙鲜奶先行调匀后，再与鲜奶混合放置到发酵机中，4～7小时后就成优酪乳。

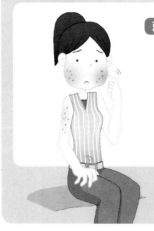

就诊科别 皮肤科、中医皮肤科

Urticaria, Hives

荨麻疹

健康警讯 皮肤痒，全身皮肤会出现形状不一、大小不一的肿块

Health 为什么会长荨麻疹？

荨麻疹是一种皮肤疾病，发作时皮肤上会出现像蚊子叮咬一样的，一块块红色鼓起且会发痒的疹子。

引起荨麻疹的原因很多，最常见的原因为过敏反应，食物与药物是最常见的过敏原。虫咬、花粉、灰尘、霉菌、动物的毛及皮屑、寄生虫、细菌或病毒感染、自体免疫性疾病、内分泌问题、阳光、温度变化、运动等都是可能的病因。

Health 荨麻疹症状停看听

荨麻疹分为急性与慢性，症状一样但病程不同。荨麻疹发作时，全身皮肤会出现形状、大小不一的块状肿起，这些凸起物奇痒无比，每块的肿起出现数小时后消失，身体其他部位，又不停有新的肿块出现。急性荨麻疹3～7天内会消失，超过6星期以上反复发作，则为慢性荨麻疹。

✚ 医生小叮咛

1. 对抗荨麻疹最佳的方法，是找出过敏原。建议患者养成记录饮食及发病的环境、时间、程度的习惯，找出可能的过敏原。
2. 荨麻疹发作时，可将毛巾泡冷水，敷在发作的部位，记住不要摩擦，以免造成刺激。
3. 勿用酒精擦拭发作部位，刚开始凉凉的好像舒服一些，但随后会因为刺激越擦越痒。
4. 擦碱性止痒药膏可舒缓不适，如氧化镁乳液。
5. 荨麻疹发作时，一样可用肥皂或沐浴乳清洁皮肤，但要控制水温。过热的水会使血管扩张，造成症状恶化。

NOTE 按摩穴位，舒缓荨麻疹

曲池穴： 将手肘弯曲至胸前，手肘出现的肘横纹外侧端凹陷处。
血海穴： 在大腿内侧，膝盖上方约3指横宽处。
足三里： 在小腿前外侧，膝盖下方约4指横宽处。
委中穴： 位于膝盖后方正中央处。

荨麻疹 vs
营养素需求

- 维生素A
- 维生素B₆
- 维生素C
- 维生素E
- 镁

Food 荨麻疹饮食宜忌公布栏

宜吃的食物

蔬果类	西蓝花 空心菜 苋菜 芥蓝菜 丝瓜 冬瓜 胡萝卜 柠檬 柳橙 柑橘 草莓 葡萄柚 水蜜桃 番石榴 柚子 菠萝 红枣
其他类	红豆 绿豆 豆腐 豆浆 黑芝麻 绿茶 乌龙茶

本身有对某些食物过敏者才需注意，不可一概而论

容易引发过敏的食物

肉奶蛋类	牛肉 羊肉 动物内脏 香肠 培根 蛋白 牛奶 乳酪 优酪乳
海鲜类	鲫鱼 虾 蟹 扇贝 文蛤 章鱼 牡蛎 干贝 鱿鱼
蔬果、菇蕈类	香菇 蘑菇 黑木耳 竹笋 南瓜 辣椒 大蒜 芫荽 姜 青葱 芒果 香蕉 葡萄 桃子 西瓜 猕猴桃
其他类	咖喱 核桃 胡椒 杏仁 腰果 花生 油条 油饼 炸鸡 煎饺 炸薯条 罐头 泡面 饼干 蛋糕 糖果 巧克力 加工果汁 酒 咖啡 可可 汽水

食材配对 柳橙 + 菠萝 = 预防过敏+促进细胞新生

Food 营养加分

❶ 柳橙中的维生素C，与菠萝中的维生素C和类胡萝卜素，可防止身体受到自由基的侵害，能调节免疫力，降低荨麻疹发生的概率。

❷ 柳橙与菠萝中的维生素C，有助于皮肤细胞的新生，能改善荨麻疹所引起的皮肤问题。

❸ 菠萝中的维生素B_6，有助于身体产生抗体，调节免疫系统功能，减少荨麻疹发生的频率。

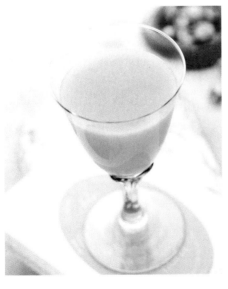

鲜橙菠萝汁 ②人份

材料：
菠萝75克，柳橙1个，冷开水500毫升，蜂蜜1大匙

做法：

❶ 材料洗净。菠萝去皮切片。柳橙榨汁。

❷ 菠萝片、柳橙汁和冷开水，倒入果汁机中，加蜂蜜，搅打均匀。

❸ 若想增加美味，可在饮用前，加些许冰块。

明星食材 →菠萝

▪ 调节免疫功能　▪ 美白肌肤
▪ 帮助肠胃蠕动　▪ 淡化斑点
▪ 保护心血管系统
▪ 维持正常血压

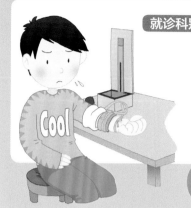

就诊科别 普通内科、心血管内科或外科、中医内科

高血压

健康警讯 头昏、头晕、头痛、耳鸣、颈肩部酸痛

Health 为什么会有高血压？

高血压，是指动脉血压持续等于或超过140/90毫米汞柱（mmHg）。依据高血压的病因，可分为原发性高血压与继发性高血压。

原发性高血压有多种因素，如血管硬化、生活压力过大、盐分摄取过多、肥胖、遗传体质、环境等。继发性高血压，为某些疾病所并发的高血压，如肾脏病、内分泌疾病、先天性动脉血管疾病、肝病、肿瘤等。

Health 高血压症状停看听

高血压是常见的慢性病，多数患者在初期没有明显症状，当身体出现症状时，通常是罹患高血压多年后。

少部分高血压患者，在初期会出现头晕、头痛、耳鸣、颈肩酸痛、心悸、胸闷、流鼻血等症状。高血压会引发脑部、眼部、心脏、主动脉、肾脏、下肢动脉等并发症，不得忽视。

✚ 医生小叮咛

❶ 高血压患者应该维持理想体重，肥胖是引发高血压的重要因素。

❷ 养成适度运动的习惯。每天做30分钟中等强度的运动，使血管畅通，有助于控制病情。

❸ 控制盐分的摄取，饮食尽量清淡、少油、少盐、少糖。

❹ 戒烟、戒酒。

❺ 作息要正常，别熬夜，过度疲累易加重病情。

❻ 维持愉快的心情，学会缓解压力。

❼ 睡觉时可以在脚跟处垫个抱枕，稍稍抬高脚部，促进血液循环。

NOTE 高血压用药注意事项

❶ 药物治疗需要一段时间才能出现明显效果，千万别因初期效果不彰，擅自换药。

❷ 一定要配合医生指导用药。别因为服药后血压改善，就贸然减少用药量或者停用药物。

❸ 不可吃别人的降血压药。各种降血压药的作用机理不同，每个患者适合的药物类型也不同。

高血压 VS
营养素需求

- 维生素A
- 维生素B₁
- 维生素C
- 维生素E
- 维生素K
- 钙
- 钾
- 锗

Food 高血压饮食宜忌公布栏

宜吃的食物	蔬菜、菇蕈类	香菇 黑木耳 茄子 韭菜 豌豆苗 蒜苗 西红柿 小白菜 发菜 黄瓜 丝瓜 红薯 莲藕 大蒜 片菜 冬瓜 洋葱 姜 上海青 菠菜 西蓝花
	肉类	鸡肉 鱼肉
	谷类	糙米 燕麦 全麦 麦麸 裸麦 荞麦 小米
	其他类	豆腐 豆浆 豆干 绿豆 红豆 低脂牛奶 脱脂牛奶
忌吃的食物	肉类	动物内脏 动物脑髓 肥肉 熏鸡 鸡皮 鸭皮 肉酱 鱼松 肉松 炸鸡 金枪鱼罐头 肉丸 鱼丸
	腌制类	榨菜 酸菜 酱菜 梅菜干 蜜饯 火腿 腌肉 香肠
	其他类	豆瓣酱 辣椒酱 沙茶酱 豆腐乳 肉酱 色拉酱 人造奶油 乳酪 面包 蛋糕 甜咸饼干 奶酥 油面 面线 面筋 速食面 速食米粉 速食粉条 猪油 鲜奶油 卤味食品

食材配对 芹菜 + 豆干 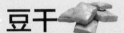 = 强健血管 + 降低血压

Food 营养加分

❶ 芹菜中含有丰富的钾，能松弛血管壁，让血流畅通，有助于维持血压稳定与正常。

❷ 芹菜中所含的芹菜苷，能使血管舒张，有助于降低血压。

❸ 豆干中含量丰富的钙质，能使血流畅通，改善高血压；镁则具保护血管健康的作用，能保护心血管。

❹ 豆干中的维生素E，具抗氧化的作用，可延缓血管老化速度，使其保持弹性，有助改善高血压。

香芹炒豆干 ①人份

■材料：
芹菜4根，豆干2块，大蒜1瓣，辣椒1/4根，色拉油1小匙，米酒、麻油各1/2小匙，盐、白糖各1/4小匙

做法：

❶ 芹菜洗净切段。豆干切片。大蒜去皮切末。辣椒洗净切片。

❷ 锅内放油，加热，爆香大蒜末和豆干片。

❸ 加芹菜段、辣椒片、米酒、盐、白糖和麻油，拌炒均匀即可起锅。

明星食材 →芹菜

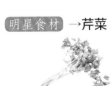

■ 改善高血压　　■ 改善贫血
■ 防止动脉硬化　■ 稳定情绪
■ 预防便秘　　　■ 降低血脂

Food 高血压饮食调养重点

1. 每天将钠摄取量控制在2~2.4克。

2. 多吃新鲜蔬果。蔬果中含有丰富的维生素及矿物质，能调节心脏、血管功能，使血液循环通畅。高血压患者在蔬果种类挑选上，没有过多限制。

3. 多吃高纤食品，如全谷类、豆类。高膳食纤维的食品，能抑制肠道吸收胆固醇，有助于维持体重与血管健康。

4. 少吃加工食品、调味料、肥肉。加工食品与调味料，通常含有大量的钠，会使血管收缩。高油脂食物易造成动脉硬化、血管病变，不利控制病情。

5. 少油炸、烟熏、烧烤等烹饪方式，多采用清蒸、水煮、汆烫等料理方式。

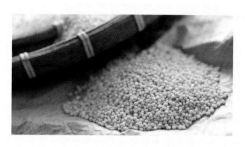

6. 均衡摄取6大类营养。

7. 肉类选择上，建议高血压患者少吃牛肉等红肉肉类，选择鱼类等白肉肉类。

8. 坚果含镁量丰富，适量摄取可使血流畅通。一天建议吃1~2大匙的坚果。

9. 高血压患者应将酒精摄取量，控制在每天15毫升以下，如葡萄酒一天勿超过100毫升，以免血压升高。

Food 宜食忌食Q&A解答

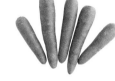

Q 高血压患者可以喝胡萝卜汁吗?

A 胡萝卜汁含钠量较高，勿过量饮用。

高血压患者常被医生交代"不要吃太咸"、"盐少吃点"，实际上是为了要控制钠的摄取量。盐是氯与钠的化合物，当体内存在过多钠，会使血管容易收缩，导致血压升高。高血压患者多半知道盐不能多吃，但会忽略某些天然食材中所存在的钠。在天然蔬果中，胡萝卜、芥菜、紫菜、海带所含的钠量较高，高血压患者同样不宜大量食用。

---

tips 中医师的小偏方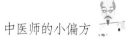

1. 中医认为何首乌、杜仲、决明子、枸杞子、川芎、酸枣仁、菊花等药材可降血压。

2. 中医将高血压分7类：肝火上炎型用龙胆泻肝汤治疗；肝风内动型用镇肝熄风汤治疗；肝阳上亢型用天麻钩藤饮治疗；肝肾阴虚型用六味地黄丸治疗；气血两虚型用八珍汤治疗；阴阳两虚型用甘草汤治疗；痰浊中阻型用黄连温胆汤治疗。

tips 降血压特效茶饮

1. 菊花抒压茶：菊花15克、车前子10克、决明子10克。将材料放入约500毫升的沸水中，闷泡约10分钟即完成。

2. 桑寄生茶：准备桑寄生15克、益母草12克，用700毫升的水煮沸后，以中火继续煮约15分钟熄火，降温后即可饮用。

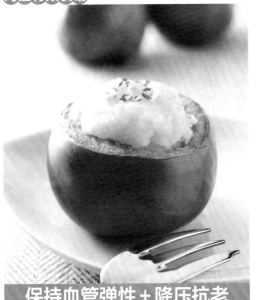

焗烤土豆西红柿盅

材料：
西红柿1个，土豆75克，洋葱15克，西芹1/2根

调味料：
盐1/8小匙

做法：
1. 土豆洗净去皮切片。洋葱洗净切丁。西芹切末。
2. 西红柿洗净，在蒂头1/4处切开，挖出果肉，取西红柿盅使用；果肉搅碎，加盐拌成番茄酱备用。
3. 土豆片放入蒸锅蒸熟，取出，捣成泥，加洋葱丁拌匀，再填入西红柿盅中，放入烤箱以180℃烤8分钟。
4. 撒西芹末，再淋番茄酱即可。

Food 保健功效

西红柿中的类胡萝卜素，可增强血管弹性，改善高血压。洋葱含有前列腺素A，能使血管舒张，有助于降血压。土豆与西红柿中的钾，能放松血管壁肌肉；维生素C具抗氧化作用，可延缓血管老化。

保持血管弹性 + 降压抗老

热量：220.8千卡	糖类：21.1克
蛋白质：3.0克	脂肪：2.1克
膳食纤维：2.3克	**1人份**

茄汁糖醋鱼

材料：
吴郭鱼块150克，葱1/3根，西红柿1个，姜2片

调味料：
色拉油、白糖、水淀粉各1小匙，白醋、酱油各2小匙，水1大匙

做法：
1. 将材料洗净。西红柿切小块。葱切成小段。姜切丝。
2. 油倒入锅中加热，放入吴郭鱼块，煎至变白色，再捞起。
3. 爆香姜丝、葱段，加西红柿块炒软，转小火，加白糖、白醋、酱油和水拌匀，再以水淀粉勾芡。
4. 最后放鱼块，煮至入味即可。

Food 保健功效

吴郭鱼和西红柿钾含量高，可使血管正常地扩张，改善高血压。钙质含量丰富的吴郭鱼，搭配含类胡萝卜素的西红柿，可强化血管弹性，降低血管中的压力，避免血压升高。

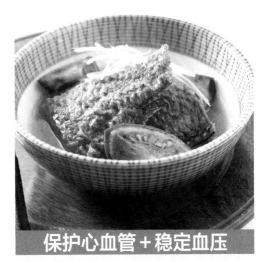

保护心血管 + 稳定血压

热量：250.6千卡	糖类：12.4克
1人份 蛋白质：30.9克	脂肪：8.6克
膳食纤维：1.0克	

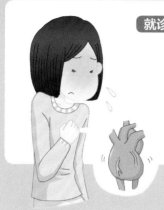

心血管疾病

就诊科别 普通内科、心血管外科或内科、中医内科

冠心病

健康警讯 胸闷、胸痛、心绞痛、心悸、心律不齐

Health 为什么会得冠心病？

冠心病就是冠状动脉心脏病，泛指因为冠状动脉硬化，使血管狭窄阻塞，血液流量变少，进而影响心脏功能，甚至导致心肌梗死。

冠心病的病因复杂，有遗传基因、种族、性别、年龄增长、糖尿病、高血压、高脂血症、吸烟、滥用药物、缺乏运动、饮食不良、慢性阻塞性肺病、慢性肾衰竭等。

Health 冠心病症状停看听

冠心病前期不一定有明显症状，短暂性胸闷、胸痛是主要症状，也有部分患者会出现持续心绞痛现象。

随着病情恶化，心绞痛的程度、时间会增加，严重时，疼痛部位扩散至颈部、上腹部或左手臂内侧，并伴随出冷汗、恶心、呼吸困难、无力、心悸、呕吐等现象。冠心病的危险性，在于可能由全无病症而突然死亡。

✚ 医生小叮咛

1. 应戒烟，尼古丁会让血压升高、脉搏加速、血管收缩，引发心律不齐。
2. 可适量饮酒。根据研究显示，少量葡萄酒有助于心血管健康，但过量饮酒则有害健康。
3. 建议每天做30分钟中等强度的运动，以提高心肺功能，让心脏更健康。
4. 均衡饮食，控制体重、血压、血糖、血脂。
5. 养成规律的生活作息，改正不良生活习惯，如熬夜、三餐不定时定量。
6. 维持心情的愉快，学会抒解生活中的压力。

NOTE 保健心脏的妙招

1. 进行简单的转动手腕运动，促进血液循环，保持心脏活力。左手按顺时针方向，右手按逆时针方向，看起来像是双手向内画圆圈一样。每天进行200~300下，可以刺激手部与全身血液循环，有益心脏健康。
2. 每天从上而下，顺着下巴、颈部、胸部、胸前轻轻拍打身体，能让气血流通更顺畅。

冠心病 VS 营养素需求

- 维生素A
- B族维生素
- 维生素C
- 维生素E
- 次亚麻油酸
- EPA
- DHA
- 硒
- 铬
- 锌
- 锰
- 镁
- 铜
- 纳豆激酶

Food 冠心病饮食宜忌公布栏

宜吃的食物		
	蔬菜、菇蕈类	大白菜 空心菜 芹菜 韭菜 菠菜 豆芽菜 胡萝卜 苜蓿芽 洋葱 丝瓜 黄瓜 冬瓜 茄子 西蓝花 西红柿 芦荟 大蒜 小白菜 葱 蘑菇
	水果类	猕猴桃 柿子 西瓜 葡萄 菠萝 香蕉 苹果 番石榴 草莓 水梨
	奶蛋肉类	鱼肉 瘦肉 鸡肉 鸡蛋白 脱脂牛奶 低脂优酪乳
	谷类	小麦 糙米 燕麦 荞麦 薏苡仁 五谷米
忌吃的食物	肉类	动物内脏 蛋黄 猪皮 鸡皮 猪蹄 肥肉 烤肉 腊肉
	海鲜类	咸鱼 虾子 蟹黄 鱼子 乌鱼子
	其他类	奶油 卤味食品 腌制食物 烟熏食物 浓茶 全脂牛奶

食材配对 荞麦 + 燕麦 代谢脂肪+预防动脉硬化

Food 营养加分

❶ 燕麦含有多种有助于预防冠心病的营养素。B族维生素可维持血管健康；维生素C能加强血管弹性；维生素E可促进血液循环，防止胆固醇沉积在血管壁上；膳食纤维可减少肠道吸收胆固醇，降低血液中胆固醇的浓度。

❷ 荞麦含有类黄酮素，具抗氧化作用，可改善血管的功能，增加冠状动脉的血流量，预防冠心病。

❸ 荞麦中的荞麦蛋白，可减少脂肪堆积；燕麦中的B族维生素，能帮助脂肪代谢。搭配食用，可增强预防冠心病的效果。

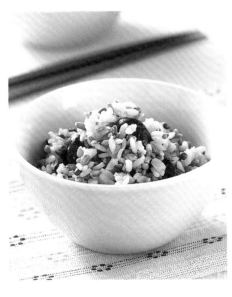

五谷红枣饭 （1人份）

■ **材料：**
燕麦20克，荞麦20克，大麦20克，小麦20克，白米40克，红枣5颗，水240毫升

做法：

❶ 材料洗净。红枣去核。燕麦、荞麦、大麦、小麦，各用一容器先浸泡于水中2小时。

❷ 所有材料放入电饭锅中，加水，煮至开关跳起。

❸ 闷10分钟即可。

明星食材 →燕麦

■ 改善动脉硬化　■ 预防肥胖
■ 改善便秘　　　■ 养颜美容
■ 降低胆固醇和血糖

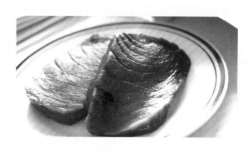

Food 冠心病饮食调养重点

1. 主食以全谷类替代精制白米。全谷类含丰富膳食纤维，能减少肠道吸收胆固醇，达到保护血管的功效。

2. 多摄取高纤维食品，如各式各样的豆类、燕麦、麦麸、糙米。

3. 烹饪时，多选择含不饱和脂肪酸的油类，如橄榄油、花生油、黄豆油。

4. 适量摄取富含ω-3不饱和脂肪酸的深海鱼，如三文鱼、鲭鱼。ω-3不饱和脂肪酸，有助于提高血液中的高密度胆固醇，能改善血压、稳定心律，有助于预防心脏病。

5. 减少饱和脂肪酸的摄取量，如牛肉、猪肥肉、羊肉、奶油等。

6. 少吃蛋糕、甜点、奶茶。这类食品多含反式脂肪，多吃对血管健康不利。

7. 烹饪宜采用清淡的方式，如水煮、清蒸、汆烫等，少用油炸、油煎。

8. 多摄取新鲜蔬果。各色蔬果含不同种类营养素，能维护血管、心脏健康。

9. 坚果类中的不饱和脂肪酸，能降低血脂，维护心血管的弹性与健康。但不要吃过量，建议一天别超过20克。

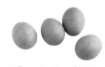

Food 宜食忌食Q&A解答

Q | **不吃蛋或避免含胆固醇的食物，就能预防冠心病吗？**

A | **错。主要影响胆固醇数值的是饱和脂肪酸，而非胆固醇摄取量。**

蛋黄的胆固醇含量高，许多人认为吃蛋黄，血液中胆固醇含量会升高，冠状动脉硬化的风险也会提高，但蛋黄中含调节血脂的营养素，每2天食用不超过1个是可以的。食物中有许多非胆固醇的成分，都会影响血液中胆固醇的浓度。研究显示，影响胆固醇数值的主因，是来自于动物性食物的饱和脂肪酸。

tips 中医师的小偏方

1. 大蒜：研究指出，每天食用1瓣大蒜，能降低罹患冠心病的风险。大蒜能降低血脂，减少脂质在血管内壁的堆积，阻止血小板不正常凝集而阻塞动脉，有助于保护冠状动脉的健康。

2. 葱：中医认为适量的葱，能帮助冠状动脉维持健康状态。葱含有葱素，其中葱白所含葱素量较高，具防止血管硬化、使血管能正常地扩张等功效。冠心病患者可适量食用。

 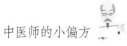

tips 保护心血管特效食品

1. 低糖或无糖粗麦片：含大量水溶性膳食纤维，食用后能减少肠道吸收胆固醇，改善高血脂。

2. 黑巧克力：含类黄酮、多酚物质，能增强抗氧化能力、保护心脏、降低冠心病发病率。每天可摄取10～20克，勿过量，以免影响心脏的健康。

心血管疾病

就诊科别 普通内科、心血管外科或内科、中医内科

心肌梗死

健康警讯 严重胸痛、恶心、呕吐、流汗、眩晕

Health 为什么会心肌梗死?

心肌梗死,就是供给心脏血液的冠状动脉被塞住,若没有立即治疗,部分心肌失去血流、养分、氧气的供应而坏死,心脏功能会因此受到影响,严重时会危及患者性命。

心肌梗死的危险因素众多,其中,遗传体质、性别及年龄是不变的因素。吸烟、过量喝酒、高胆固醇血症、高脂血症、高血压、糖尿病、运动量少、情绪紧张、压力大、睡眠不足、缺乏休息等,都是可改变的致病因素。

Health 心肌梗死症状停看听

心肌梗死最主要的症状,就是严重的胸痛。疼痛范围以心脏为中心,可延伸至下巴、左手臂、上腹部。有些人会伴随恶心、呕吐、流汗、眩晕等症状。小范围的心肌梗死有时没感觉,或仅轻微的胸闷,疼痛部位有时发生在上腹部,会被误认为是胃的问题。

✚ 医生小叮咛

① 戒烟并且避免含咖啡因的饮料,如咖啡、茶等。

② 刚发病后应尽量卧床,降低心肌耗氧量。

③ 发病初期,应食用低热量、流质或半流质的食物。进食应采用少量多餐的方式,以免增加心脏负担。

④ 适当运动是可以的,但在病发3～6个星期内,应先做简单的轻度运动,如慢走或轻度体操。运动时如果发生胸痛,便要立刻停止。

⑤ 天气冷时,保暖措施要做好。

⑥ 避免使用过热的水洗澡,以免血管过度扩张,导致心肌缺氧。

⑦ 多吃膳食纤维含量高的食物,维持排便顺畅。

NOTE 心肌梗死患者运动注意事项

① 运动前要先暖身,结束后要做缓和运动。

② 选择适当的运动环境,潮湿、干燥、过热、过冷或空气稀薄的地方,都会增加心脏负荷。

③ 量力而为,不勉强做超过自己所能负荷的运动。

④ 饭前饭后1小时内不适合运动,抬重物后也不适合立刻运动。

心肌梗死 VS
营养素需求

维生素A	维生素C	维生素E	次亚麻油酸	EPA
DHA	硒	锌	钙	钠
镁	铜	钾		

宜吃的食物	蔬菜类	洋葱 大蒜 绿色、黄色、红色蔬菜 上海青 菠菜 西蓝花 豆芽菜 芹菜 玉米 西红柿
	水果类	柑橘 香蕉 桃子 苹果 猕猴桃 木瓜 火龙果 草莓 柳橙 葡萄 番石榴
	肉类、奶类	秋刀鱼 金枪鱼 鲭鱼 瘦肉 低脂鲜奶
	豆类及其制品	黄豆 黄豆制品 豆腐 豆浆 绿豆
	谷类	糙米 燕麦 全麦 麦麸 裸麦 荞麦
忌吃的食物	肉类	动物内脏 肥肉 猪皮 鸡皮 鸭皮 猪蹄
	海鲜类	蟹黄 虾头 虾子 鱼子 乌鱼子
	奶蛋类	蛋黄 全脂牛奶
	其他类	辣椒 奶油 猪油 腌制食品

食材配对 **菠菜** **+ 豆腐皮** = 降胆固醇＋畅通血管

Food **营养加分**

❶ 菠菜含有多种可改善高血脂的营养素。β-胡萝卜素具抗氧化作用，能避免胆固醇沉积在血管壁上；维生素C有助于降低身体中的低密度胆固醇，并保持血管弹性；膳食纤维可抑制肠胃吸收胆固醇。

❷ 豆腐皮中的维生素E，是重要的抗氧化营养素，可保护血管细胞不受到自由基的侵害，使动脉血管通畅且有弹性。

❸ 菠菜与豆腐皮中丰富的钙质，能使血管通畅，防止动脉硬化。

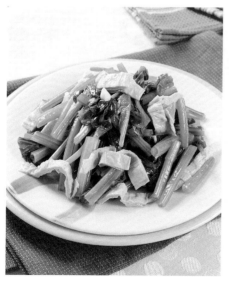

腐皮炒菠菜

（1人份）

■**材料：**
菠菜100克，腐皮1/2块，大蒜1瓣，姜1片，色拉油1小匙，盐、麻油各1/4小匙，水2小匙

■**做法：**
❶ 材料洗净。菠菜切成小段。腐皮切片。大蒜切末。姜切丝。
❷ 锅内放油，加热，爆香蒜末和姜丝，加菠菜段、腐皮片、盐、麻油和水，以大火快炒至食材熟透。

明星食材 →**菠菜**

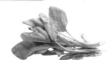

■预防动脉硬化 ■改善高血脂
■预防高血压 ■强化骨骼
■增加肌肤弹性

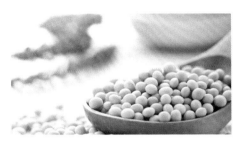

Food 心肌梗死饮食调养重点

1. 多吃新鲜蔬果。天然的新鲜蔬果，富含维生素C、维生素E、多酚、类黄酮，具有抗氧化的效用，能维持血液循环通畅，达到保健血管的功效。

2. 适量吃深海鱼，如秋刀鱼、金枪鱼、三文鱼、鲭鱼等。深海鱼富含ω-3不饱和脂肪酸，有助于降低血液中的低密度胆固醇和甘油三酯，有益血管健康。

3. 多摄取富含水溶性膳食纤维的食物，如黄豆、柑橘、燕麦等。水溶性膳食纤维，能减少肠道吸收饱和脂肪与胆固醇，维持血管健康，降低心肌梗死的发生率。

4. 少吃牛油、猪油、羊油等动物性油脂，摄取肉类时最好去皮再吃。

5. 饮食宜清淡，建议采取清蒸、氽烫、水煮等方式料理食材，少用油炸、油煎、烟熏、烧烤等调理方式。

6. 减少盐分摄取与调味料用量。

7. 适量摄取坚果类食物。

8. 采取低胆固醇饮食，避免食用动物内脏、虾头、蟹黄等。蛋黄食用量，应控制在1个星期不超过3个。

Food 宜食忌食Q&A解答

Q 海鲜胆固醇都很高，吃多了血管容易塞住?

A 海鲜胆固醇含量高，但其他食物的饱和脂肪酸对胆固醇影响更大。

许多心血管疾病患者，把海鲜视为禁忌食物。实际上，影响血中胆固醇含量的因素，不只有食物中所含的胆固醇，饱和脂肪酸也是影响血中胆固醇的因素。目前营养界采用"升胆固醇指数"来判断食物对胆固醇的影响，比起其他肉类，大部分海鲜由于含不饱和脂肪酸，升胆固醇指数较低。心血管疾病患者，只需将胆固醇含量高的部分，如虾头、蟹黄去除，不需对海鲜忌口。

 tips 中医师的小偏方

1. 中医认为心肌梗死患者，可以适量食用小米、玉米、燕麦、薏苡仁、洋葱、黑木耳等食物，达到降低胆固醇的目的。

2. 山楂：能降低血液中的胆固醇、甘油三酯，并能增加心肌收缩力、扩张血管、促进血液的循环。

3. 黄豆制品：如豆浆、豆腐，有助于降低血中的胆固醇含量。

tips 预防血管阻塞特效食品

1. 绿茶：绿茶含多种抗氧化剂，且能减少肠道吸收胆固醇。

2. 柑橘：柑橘富含维生素B$_9$，能帮助身体减少引发心脏血管疾病的危险物质——同型半胱氨酸。

3. 亚麻籽：亚麻籽富含ω-3，能预防冠状动脉阻塞，建议适量摄取。

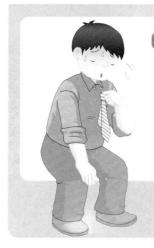

就诊科别 普通内科、心血管外科或内科、小儿心内科、中医内科

Myocarditis

心肌炎

健康警讯 发热、肌肉疼痛、胸痛、水肿、心悸、呼吸困难

Health 心肌炎症状停看听

心肌炎是指心脏肌肉细胞，受到感染发炎坏死，造成心脏肌肉功能严重受损，收缩能力减弱。引发心肌炎的原因众多，最常见的是病毒感染。根据统计，会引发心肌炎的病毒种类超过20种，如柯萨奇病毒、腺病毒、水痘病毒、流感病毒等。

其他如细菌、寄生虫、霉菌感染，红斑性狼疮等自身免疫性疾病，血管炎，药物，放射线等，也都是造成心肌炎的可能原因。

Health 心肌炎症状停看听

心肌炎开始的症状为喉咙痛、发热、疲倦、肌肉疼痛，与上呼吸道感染的症状类似，常被忽略。

数天后开始出现胸闷、胸痛、水肿、心悸、呼吸困难等状况，严重时会有心律不齐、心脏功能衰竭和昏迷等状况，应立刻就医。

✚ 医生小叮咛

❶ 当发生胸痛、心悸与发热现象时，应该赶快接受医生诊断，并接受治疗。

❷ 心肌炎患者应多休息，限制活动量。

❸ 维持房间的空气流通，勿待在密闭的空间里。

❹ 天冷时要注意保暖，以免突然接触到冷空气，加重心脏的负担。

❺ 病情稳定后，可适量运动，一开始以缓和、轻量为原则，散步是很理想的运动方式。

❻ 采用少量多餐的进食方式，防止吃得过饱。

❼ 维持良好的睡眠质量。

❽ 戒烟戒酒，均衡摄取营养素。

NOTE 小心危险的慢性心肌炎

心肌炎的症状具多样性，它可能是无明显症状而自行痊愈，从感染到痊愈的过程中，患者有时不会察觉。大部分心肌炎是急性发作，但有的心肌炎发展过程缓慢，容易被忽视。提醒您，如果在某次感冒后，发现体力从此大不如前，就要提高警觉，最好就医检查，看看是否是因心肌炎引起慢性心脏功能衰竭所致。

心肌炎 VS 营养素需求

●维生素A	●维生素B₆	●维生素C	●维生素E	●蛋白质
●生物类黄酮	●类胡萝卜素	●β-胡萝卜素	●硒	●锌
●铜	●铬	●铁		●不饱和脂肪酸

Food 心肌炎饮食宜忌公布栏

	肉类	鹅肉 瘦肉
	海鲜类	鳗鱼 沙丁鱼 鲭鱼 鲣鱼 三义鱼 牡蛎 义蛤 蚬 十贝
宜吃的食物	蔬菜、菇蕈类	芹菜 油菜 圆白菜 豆芽菜 菠菜 胡萝卜 白萝卜 土豆 红薯 南瓜 西红柿 青椒 芦笋 大蒜 洋葱 玉米 香菇
	谷类	小麦 胚芽米 糙米 米糠 燕麦
	水果类	柑橘 柳橙 菠萝 苹果 草莓 鳄梨 香蕉 甜瓜 西瓜 芒果 水梨 枇杷 葡萄 葡萄柚 樱桃 柿子 猕猴桃
	坚果类	葵花子 杏仁 芝麻 花生 腰果 核桃
	其他类	绿茶 脱脂牛奶 黄豆 纳豆 豆腐 豆浆
忌吃的食物		奶油 全脂牛奶 鸡皮 猪皮 鱼皮 牛油 猪油 肥肉 猪蹄 动物内脏 腌肉 薯条 罐头

食材配对 花生 + 西芹 = 杀菌+提高免疫力

Food 营养加分

❶ 花生和西芹，含有丰富的维生素B_1，可改善心肌炎所引发的疼痛。

❷ 花生含有丰富的维生素B_6，可帮助身体产生抗体，强化免疫系统功能，能有效对抗细菌、病毒的侵袭，降低心肌炎发生的概率。

❸ 西芹中的维生素C与类胡萝卜素，能和花生中的维生素E，组成"抗氧化铁三角"，防止细胞受到自由基的伤害，增强身体对病毒和细菌的抵抗力，预防心肌炎。

花生酱拌西芹

 1人份

材料：

西芹100克，枸杞子5克，花生酱1大匙，色拉酱1小匙，盐、麻油各1/2小匙，白糖1/4小匙

做法：

❶ 西芹洗净切小块，在沸水中汆烫，捞出沥干，盛盘，再加枸杞子、盐、麻油和白糖拌匀。

❷ 花生酱和色拉酱调匀，作为蘸酱。

❸ 食用时，依个人的喜好蘸适量的酱。

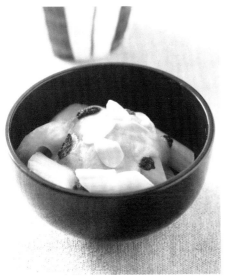

明星食材 →花生

■提高免疫力　■预防贫血
■保护心脏血管

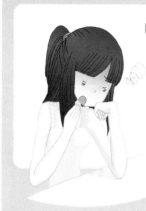

就诊科别 普通内科、中医内科

Hepatitis B

乙型病毒性肝炎

健康警讯 肠胃不适、食欲差、疲倦、恶心、呕吐、右上腹部疼痛、茶色尿

Health 为什么会得乙型病毒性肝炎？

乙型病毒性肝炎是一种病毒性肝炎，由乙型病毒性肝炎病毒感染引起。受感染的肝脏会发炎、坏死，因肝脏没有神经，不会疼痛，且再生能力强，除非通过检查或严重发炎，否则患者不会察觉自己已受感染。

乙型病毒性肝炎的传染途径分两种，一为垂直感染，即母亲在分娩前后，将乙型病毒性肝炎病菌传染给胎儿。一为水平感染，即体内没有乙型肝炎抗体的人，接触到乙型病毒性肝炎病毒携带者的血液、体液，引起感染。

Health 乙型病毒性肝炎症状停看听

感染乙型病毒性肝炎，多无明显症状，须经验血才能确定是否感染。有些患者有肠胃不适、疲倦、恶心等症状，严重者会出现茶色尿，皮肤、巩膜呈黄色。

当病毒存在肝脏和血液中，持续6个月以上，称为病毒携带者。病毒携带者不一定有肝炎症状，病情视受感染时的年龄、性别、免疫力强弱而定。

✚ 医生小叮咛

❶ 验血才能明确知道自己是否为病毒携带者、有无抗体、是否需要接受疫苗注射。

❷ 确定为乙型病毒性肝炎病毒携带者，要定期接受追踪检查，并维持规律的生活、充分休息、别熬夜。

❸ 戒烟戒酒。酒精对肝脏有毒性作用，饮酒过量可能加速肝炎、肝硬化及肝癌的发生。

❹ 乙型病毒性肝炎的传染途径主要是经由血液传播，病毒携带者绝对要避免捐血。

❺ 勿听信偏方，滥服药物反而会增加肝脏负担。

❻ 每天可做中等强度的运动30分钟左右，有助于促进血液循环，调节新陈代谢。

NOTE 如何有效预防乙型病毒性肝炎？

❶ 不与别人共用牙刷、毛巾、指甲剪、刮须刀。

❷ 避免纹身、穿耳洞。

❸ 进行针灸前，确认所使用的针经彻底消毒。

❹ 婴儿及未感染乙型病毒性肝炎且无乙型病毒性肝炎抗体者，尽快注射乙型病毒性肝炎疫苗。曾施打疫苗者，多年后若抗体呈阴性反应，可考虑再打一剂，以加强抵抗力。

乙型病毒性肝炎 VS 营养素需求

- 维生素A
- B族维生素
- 维生素C
- 维生素E
- 维生素K
- 蛋白质
- 锌
- 硒

Food 乙型病毒性肝炎饮食宜忌公布栏

宜吃的食物	蔬菜类	圆白菜 大白菜 小白菜 上海青 西蓝花 胡萝卜 牛蒡 芥蓝 青椒 苋菜 菠菜 西红柿 莲藕
	水果类	香蕉 柑橘 柠檬 葡萄 番石榴 苹果 柳橙
	海鲜、肉类	鸡肉 瘦肉 鱼类 蛤蜊
	谷类	糙米 小麦胚芽 燕麦 麦麸 裸麦 荞麦
	奶蛋豆类	黄豆 豆浆 豆腐 牛奶 鸡蛋
忌吃的食物	加工肉类	咸鱼 香肠 腊肉 火腿 肉干 肉松 肉酱
	饮品类	咖啡 可乐 浓茶 酒
	豆制品类	味噌 豆腐乳 豆豉 臭豆腐
	香料类	辛辣物 人工香料
	其他类	豆瓣酱 罐头 油条 花生 花生制品 酱菜

食材配对 豆腐 鸡肉 促进排毒+修复细胞

Food 营养加分

❶ 豆腐与鸡肉中的维生素E，具抗氧化作用，可防止细胞病变、加速肝细胞修复，能有效预防乙型病毒性肝炎恶化，改善皮肤变黑或出现褐色斑点的情况。

❷ 豆腐与鸡肉中的B族维生素含量丰富，有助于强化肝脏代谢废物的功效，能改善多种肝脏疾病。

❸ 豆腐含有多种人体无法合成的必需氨基酸，和拥有优质蛋白质的鸡肉一起食用，有助于受损肝细胞的修复，改善乙型病毒性肝炎。

时蔬炒豆腐

（1 人份）

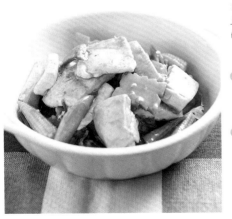

材料：
豆腐1/4块，鸡肉片50克，胡萝卜片、甜豆荚各15克，色拉油、酱油、白糖各1小匙，水2小匙

做法：

❶ 豆腐切小块。胡萝卜片、甜豆荚、鸡肉片洗净，用煮沸的水汆烫。

❷ 锅内放油，加热，倒酱油、白糖和水煮滚，加豆腐块、鸡肉片、胡萝卜片和甜豆荚炒匀，即可起锅。

明星食材 →豆腐

- 修复肝细胞
- 降低血脂
- 维持骨骼健康
- 强化肝脏代谢功能

Food 乙型病毒性肝炎饮食调养重点

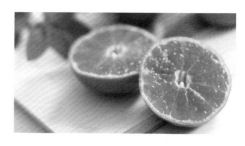

1. 均衡摄取各类食物，养成规律的饮食习惯，三餐的时间与量最好能固定。

2. 摄取适量蛋白质。植物性蛋白质部分，可以从黄豆及其制品中摄取；动物性蛋白质，可以从鱼类、鸡肉、瘦肉中摄取。注意，过量蛋白质会增加肝脏负担，建议每日供给70~90克，或每千克体重供给1.2~1.6克之蛋白质。

3. 控制体重和脂肪摄取量。过多热量、脂肪会加速肝功能失调。在热量摄取上以糖类为主，脂肪摄取量控制在每日35~45克。

4. 多摄取B族维生素、维生素E、维生素K、矿物质。

5. 多吃新鲜蔬果。新鲜蔬果富含维生素C，能帮助胆固醇代谢，预防过多脂肪增加肝脏的负担。

6. 避免食用过多加工制品。肝功能下降时，摄取过多盐分会妨碍血液流动，提高腹水、水肿、高血压的发生率。

7. 烹饪采取氽烫、水煮、清蒸等方式，避免油煎、油炸。否则肝脏需分泌大量胆汁来消化脂肪，增加肝脏负担。

Food 宜食忌食Q&A解答

Q | 跟乙型病毒性肝炎患者一同用餐，会被传染吗？

A | **在双方口腔同时有伤口的状态下，病毒才会通过唾液传播。**

根据统计，慢性乙型病毒性肝炎主要传播途径，是母体垂直感染及不安全性行为，其他如血液、黏膜损伤也是传播途径之一。乙型病毒性肝炎病毒是不会通过食物、空气、飞沫等方式传播，唾液传染的概率较低。很多人害怕与乙型病毒性肝炎的人一起用餐，实际上，只要使用公用的筷子和汤匙，就不需要担心被传染乙型病毒性肝炎了。

 tips 中医师的小偏方

1. 中医认为蛤蜊有清肝利湿、滋阴的功效，适合用来保健肝脏功能。准备蛤蜊500克、姜50克。先让蛤蜊吐沙，再和姜一起放入锅内，加水800毫升，煮熟后加少许盐，喝汤即可。

2. 蒲公英绿茶：蒲公英含有类黄酮，可对抗自由基伤害细胞。准备蒲公英15克、甘草5克、绿茶3克，先用700毫升的水，将蒲公英、甘草煮10分钟，再加绿茶煮1分钟，去渣即可。

tips 保肝特效食品

1. 胡萝卜皮茶：准备胡萝卜，洗净后削皮，把皮切小片晒3天，即成胡萝卜皮。取1小匙胡萝卜皮，用沸水冲泡，再加适量的蜂蜜即可饮用。

2. 洛神花：根据研究，洛神花中所含的花青素、类黄酮素、多酚，具有护肝、降血脂功效。

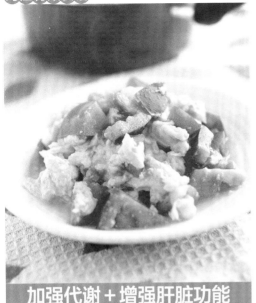

加强代谢 + 增强肝脏功能

热量：156.3千卡	糖类：9.6克
蛋白质：6.8克	脂肪：10.1克
膳食纤维：1.0克	

1人份

西红柿炒蛋

材料：
西红柿、鸡蛋各1个

调味料：
色拉油1小匙，水淀粉1小匙，白糖1小匙

做法：
1. 把鸡蛋打散。
2. 西红柿洗净去蒂，尾端划开"十"字形，放入沸水中氽烫，捞起，去皮，切块。
3. 锅内放油，加热，加入西红柿块，煮至浓稠状，以水淀粉勾芡后，再倒入蛋汁，略炒。
4. 最后加白糖调匀即可。

Food **保健功效**

西红柿与鸡蛋富含B族维生素，可加强肝脏的新陈代谢作用，维持肝脏健康。西红柿中的茄红素、维生素C，与鸡蛋中的维生素E，具抗氧化作用；维生素E有助于防止细胞病变；维生素C可改善已病变的细胞。鸡蛋中的卵磷脂，还可避免肝功能退化。

香煎白带鱼

材料：
白带鱼块150克，柠檬1/4个

调味料：
色拉油1小匙，盐2小匙，米酒2小匙

做法：
1. 材料洗净。柠檬切丝。盐和米酒倒入碗中调匀，作为腌料。
2. 用刀在白带鱼块的两侧划横纹，再均匀抹上腌料。
3. 油锅加热，把白带鱼煎至两面呈金黄色，盛盘，最后以柠檬丝装饰。

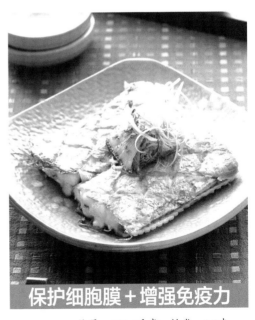

保护细胞膜 + 增强免疫力

Food **保健功效**

白带鱼中的硒，具有抗氧化作用，能调节免疫力，保护肝脏细胞膜；B族维生素能强化肝脏代谢作用；蛋白质可修复受损的肝细胞，改善肝病症状。

1人份

热量：189.6千卡	糖类：0.0克
蛋白质：29.4克	脂肪：8.0克
膳食纤维：0.0克	

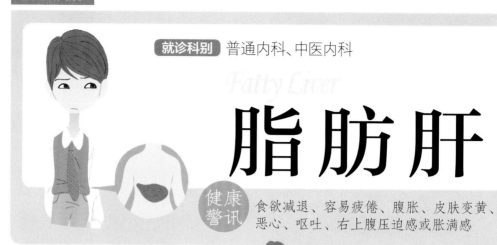

就诊科别 普通内科、中医内科

Fatty Liver

脂肪肝

健康警讯 食欲减退、容易疲倦、腹胀、皮肤变黄、恶心、呕吐、右上腹压迫感或胀满感

Health 为什么会有脂肪肝？

脂肪肝就是肝脏有脂肪的堆积，正常的肝脏其脂质总含量，应低于肝脏总重量的5%，高于这个数值，或超过10%以上的肝细胞，有脂肪空泡堆积的情形，即脂肪肝。

引起脂肪肝常见原因，有肥胖、缺乏运动、长期过量饮酒、血脂过高、糖尿病、急慢性肝炎等。其他如先天性代谢疾病、反复减肥与复胖、营养不良等，也是可能引起脂肪肝的病因。

Health 脂肪肝症状停看听

脂肪肝通常没有特殊症状，多数患者是在进行体检时才发现，少数人偶尔会有食欲减退、容易疲倦、腹胀、恶心、呕吐、右上腹压迫感或胀满感等状况出现。

大部分患有脂肪肝的原因是肥胖。建议控制体重，别让BMI值超过23。

✚ 医生小叮咛

1. 若引发脂肪肝的原因为饮酒过量，要先戒酒。
2. 若引发脂肪肝的原因，为糖尿病或高脂血症，患者应妥善控制血糖值及血脂。
3. 若引发脂肪肝的原因为肝炎，应尽早进行治疗。
4. 饮食、运动等生活疗法，是治疗脂肪肝最有效的方法，不要过度依赖药物。
5. 养成规律的运动习惯，每天做30分钟中等强度的运动。
6. 减少脂肪摄取量，少吃糕点、甜食。
7. 每日控制总热量的摄取，以保持标准体重。

NOTE 按摩穴位，保护肝脏

可利用按摩来保护肝脏。按摩时力度不需太强，穴位感到微酸、胀即代表有效果。

内关穴： 手掌朝上，腕横纹上3指横宽中央处。

风池穴： 位于颈部与头部交接处，颈椎两旁接近耳朵的高度。

风市穴： 位于大腿外侧，站立时手掌自然下垂，贴腿的中指指尖处。

脂肪肝 VS

营养素需求

- 维生素A
- B族维生素
- 维生素C
- 维生素E
- 卵磷脂
- 膳食纤维
- 肌醇
- 胆碱

Food 脂肪肝饮食宜忌公布栏

	叶菜、花菜类	韭菜 苋菜 芥菜 圆白菜 小白菜 西蓝花
	根茎、芽菜类	洋葱 甜菜 豆芽菜
宜吃的食物	瓜果、豆类	茄子 丝瓜 西红柿 苦瓜 南瓜 青椒 扁豆 豌豆
	水果类	番石榴 苹果 柳橙 草莓
	黄豆及其制品	黄豆 豆腐 豆浆
	谷类	小麦胚芽 小米 糙米 燕麦 全麦 麦麸 荞麦
	其他类	蘑菇
忌吃的食物	肉蛋类	动物内脏 肥肉 鸡皮 鸭皮 炸鸡 熏鸡 熏鸭 香肠 培根 蛋黄
	其他类	薯条 油条 烧烤物 酒 酱菜

食材配对 糙米 + 圆白菜 = 减缓脂肪吸收＋整肠

Food 营养加分

❶ 糙米和圆白菜，含有丰富的膳食纤维，可促进肠胃蠕动，也具减缓肠道吸收脂肪的作用，能减少脂肪在体内堆积，避免脂肪摄取过多所造成的脂肪肝。

❷ 糙米中的维生素B_1、维生素B_2和维生素B_6，可帮助脂肪代谢、减轻肝脏负担，避免过多脂肪伤害肝脏。

❸ 圆白菜中的维生素C、膳食纤维含量丰富，与糙米一同搭配食用，不仅能让营养的摄取更完善全面，还能够清除血管中的胆固醇，有助于控制脂肪肝。

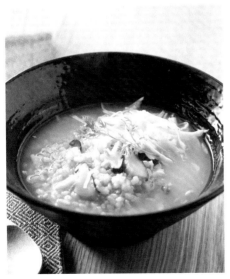

鲜蔬糙米粥 ②人份

材料：
糙米100克，圆白菜50克，排骨高汤960毫升，干香菇15克，盐1/4小匙，香菜1根

做法：

明星食材 →糙米

❶ 糙米先以温水浸泡30分钟。圆白菜洗净切丝。干香菇泡软，切片。

❷ 糙米、圆白菜丝、香菇片和高汤放入锅中，大火煮开后转小火，熬煮成粥。

❸ 加盐调味，放上香菜即完成。

■ 减少脂肪堆积　■ 改善肥胖
■ 促进肠胃蠕动　■ 增强体力
■ 预防动脉硬化

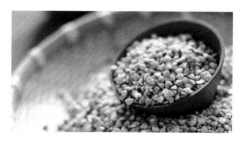

Food 脂肪肝饮食调养重点

1. 脂肪肝患者最重要的饮食原则，为控制总热量的摄取。热量摄取来源应以糖类为主，避免食用过多脂肪。

2. 食量的减少，应采取渐进式的方式，以免因为突然骤减食量，造成肝脏脂肪代谢功能恶化。

3. 定时定量，均衡饮食。

4. 睡前3小时内最好不要进食，否则热量容易转变成脂肪。

5. 蛋白质摄取质重于量。植物性蛋白质如黄豆、豆浆、豆腐是理想的选择。若要摄取动物性蛋白质时，应选择蛋白质含量高，而脂肪含量较少的肉类，如鱼、虾或去皮的鸡肉。

6. 每日脂肪摄取量，控制在45克以下。

7. 适度减少糖分的摄取。

8. 控制含高胆固醇食物的摄取。

9. 勿摄取过多盐分，口味宜清淡。

10. 适量食用五谷杂粮，帮助脂肪代谢。

11. 多摄取新鲜的蔬菜、水果。

12. 每日饮酒不过量，如不超过300毫升的啤酒，或不超过100毫升的葡萄酒。

Food 宜食忌食Q&A解答

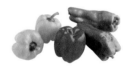

Q | 吃素不会引发脂肪肝？

A | 错。如果摄取过多热量，不论吃荤还是吃素，都会引发脂肪肝。

素食者虽然没有摄取动物性脂肪，但许多素食料理采用油炸方式烹煮，一样含有相当高的热量。热量摄取过多，是脂肪肝形成的常见因素，不论饮食习惯为何、吃荤或吃素，只要摄取的总热量超过身体所需，便会形成脂肪囤积在体内，造成脂肪肝。即便是素食者，也应该注意热量的摄取，采取正确的饮食烹调方式，才能避免脂肪肝的困扰。

 tips 中医师的小偏方

1. 中医师认为，大蒜、洋葱、香菇、黑木耳、山楂、绿豆等有降脂作用，脂肪肝患者平日可适量摄取。运用这些食材，做成健康可口的菜肴，有利控制病情。

2. 消脂保肝茶：准备山楂7克、丹参3克、柴胡3克，放在杯子里，用热水冲泡后，即可饮用。这道茶饮具活血理气、消脂保肝作用，能促进肝脏血液循环和新陈代谢，让肝脏更健康。

  tips 强健肝脏特效茶饮

1. 三花清肝茶：具降脂护肝作用。准备菊花、金银花、茉莉花各1克，用500毫升沸水冲泡。

2. 山楂决明茶：准备山楂15克、决明子7克，用500毫升的热开水冲泡即可饮用。山楂与决明子具消脂、健胃整肠、行气活血功效。

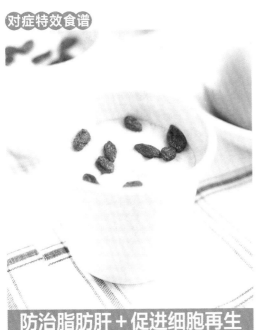

枸杞蒸蛋

材料：
枸杞子5.5克，
鸡蛋1个

调味料：
清鸡汤50毫升

做法：
1. 枸杞子洗净，浸泡于水中约5分钟，再捞起沥干。
2. 鸡蛋打成蛋液，加入清鸡汤，搅拌均匀，再移入蒸锅，隔水蒸5～7分钟。
3. 枸杞子撒在蒸蛋上，再蒸5分钟即可。

Food 保健功效

　　枸杞子具保肝作用，能抑制脂肪在肝细胞内沉积，并可促进肝细胞的新生。鸡蛋含有多种对肝脏有益的营养素，维生素E具抗氧化作用，可保护肝脏；B族维生素可协助肝脏新陈代谢；卵磷脂能预防脂肪堆积在肝脏中；优质蛋白质可加强细胞修复能力。只要控制蛋黄的摄取量，鸡蛋入菜对脂肪肝有一定的益处。

防治脂肪肝 + 促进细胞再生

热量：106.5千卡	糖类：4.2克
蛋白质：6.7克	脂肪：7.0克
膳食纤维：0.8克	

1人份

蚝油生菜

材料：
生菜150克

调味料：
色拉油1.5大匙，盐、绍兴酒各1小匙，高汤60毫升，蚝油1/2大匙，麻油1/2小匙，水淀粉2小匙

做法：
1. 生菜洗净，切大片，放入已加盐与0.5大匙色拉油的沸水中烫熟，捞起沥干。
2. 将1大匙色拉油倒入锅中加热，加绍兴酒、蚝油、麻油和高汤煮沸，最后以水淀粉勾芡，再淋在生菜上。

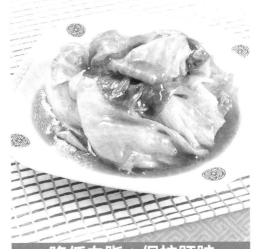

降低血脂 + 保护肝脏

Food 保健功效

　　生菜中的维生素B$_1$，可促进肝脏的新陈代谢；维生素E能防止细胞病变，保护肝脏；维生素C具有抗氧化作用，对于改善脂肪肝有所助益。

1人份

热量：241.6千卡	糖类：6.1克
蛋白质：1.6克	脂肪：23.5克
膳食纤维：1.2克	

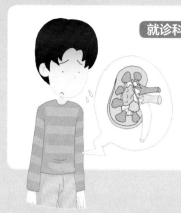

就诊科别 普通内科、中医内科

Gallstones

胆结石

健康警讯 食欲不振、恶心、呕吐、腹痛、发热、黄疸

Health 为什么会有胆结石

胆结石指像石头状的固体物质，出现在胆囊及胆管中，其主要成分有以胆固醇为主的胆固醇结石，或以胆红素钙为主的胆色素结石。

胆固醇结石，与胆汁中胆固醇浓度过高有关；胆色素结石，则与体质及溶血性贫血有关。有家族史、胆固醇过高、肥胖、多次怀孕的妇女、中年妇女、喜欢吃甜食者，较易患有胆结石。

Health 胆结石症状停看听

结石位置如果在胆囊出口，容易引起急性胆囊炎，症状是恶心、食欲不振、发热、右腹疼痛。结石位置发生在总胆管，称为总胆管结石，可能会没感觉或出现右上腹痛、发热、黄疸、胆绞痛。当结石藏在胆囊中则不易自觉，多半在体检时由超音波检查得知。结石若阻塞胆囊管或胆囊颈，会出现腹胀、腹痛、黄疸症状。

✚ 医生小叮咛

❶ 胆囊内的胆汁作用是消化脂肪，若切除胆囊则需采低脂饮食。

❷ 可适量增加五谷根茎类、水果类及脱脂奶粉等食物的摄取，以补充因限制油脂而减少的热量。

❸ 避免摄取油炸、油煎、油酥的食物。

❹ 术后饮食方式宜少量多餐。

❺ 养成良好饮食习惯，要吃早餐，勿暴饮暴食。

❻ 避免摄取含酒精及咖啡因成分的食物。

❼ 避免长时间坐着，也不要太过疲劳。

❽ 维持理想体重。建议养成每天做30分钟中等强度运动的习惯，减少血液中低密度胆固醇的含量。

NOTE 胆结石术后照护原则

❶ 胆结石没症状时，只需定期观察与检查，平常多喝水、多吃蔬菜，避免高脂、高油食物即可。

❷ 进行手术后，可以饮用新鲜果汁，如柠檬汁、苹果汁或酸梅汁，改善食欲不振的状况。

❸ 有恶心状况发生时，可做深呼吸，或者饮用适量果汁以抑制恶心。

胆结石 **VS** 营养素需求

- 维生素A
- 维生素B₁
- 维生素B₂
- 维生素B₃
- 维生素B₅
- 维生素B₆
- 维生素B₉
- 维生素B₁₂
- 维生素C
- 维生素E
- 维生素D
- 维生素K
- 卵磷脂
- 牛磺酸
- 水果果胶
- 不饱和脂肪酸

Food 胆结石饮食宜忌公布栏

宜吃的食物		
	蔬菜、菇蕈类	黑木耳 小白菜 西蓝花 圆白菜 韭菜花 茼蒿 上海青 红薯叶 空心菜 菠菜 芥菜 芹菜 苋菜 洋葱 大蒜 光妛 豌豆 甜椒 青椒 苦瓜 小黄瓜 南瓜 红凤菜 玉米 萝卜 红薯 莲藕 西红柿 芦笋 姜
	水果类	菠萝 番石榴 苹果 柳橙 草莓 木瓜 杨桃 猕猴桃 葡萄 柚 柠檬 柑橘 荔枝 桃子 樱桃 西瓜 香蕉 葡萄 水梨 桑葚 莲雾 红枣 龙眼 柿子 柚子 哈密瓜
	谷类	糙米 小麦胚芽 燕麦 全麦 麦麸 裸麦 荞麦
	其他类	瘦肉 鱼类 蛋白 豆腐 核桃
忌吃的食物		动物内脏 蛋黄 肥肉 鸡皮 鸭皮 猪油 饼干 奶油 蛋糕 冰淇淋 全脂奶 辣椒 五香粉 辣油 花椒 胡椒 芥末 椰子油 棕榈油

食材配对 **香蕉** **核桃** **= 降胆固醇 + 预防胆结石**

Food 营养加分

❶ 香蕉中的β-胡萝卜素，进入体内转换成维生素A后，可维持胆囊表皮
  细胞的正常运作；膳食纤维可减少肠道吸收胆固醇，使胆汁中的胆固
  醇量降低。两者皆有助于预防胆结石的发生。
❷ 核桃含有丰富的维生素E、不饱和脂肪酸，可清除体内的胆固醇。
❸ 核桃中的维生素E，与香蕉中的类胡萝卜素有协同作用。香蕉中的维
  生素C，可保护核桃中的维生素E不被破坏，预防或改善胆结石。

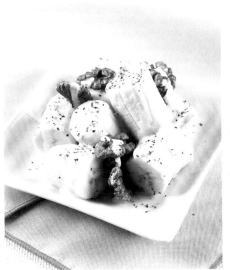

核桃拌香蕉 ①人份

材料：
香蕉1根，核桃10克，柠檬汁、柳橙汁、美奶滋各1
小匙，优酪乳1大匙

做法：
❶ 香蕉剥皮，切条，
  加柠檬汁拌匀，防
  止变色。
❷ 柳橙汁、优酪乳和
  美奶滋拌匀，作为
  酱汁。
❸ 香蕉条盛盘，撒
  上核桃，淋上酱
  汁，搅拌均匀即可
  食用。

明星食材 →香蕉

■ 降低胆固醇　　■ 改善便秘
■ 改善高血压　　■ 保护肠胃
■ 促进肠胃蠕动

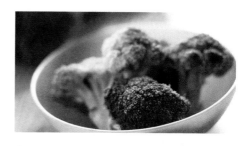

Food 胆结石饮食调养重点

1. 饮食以低糖、低脂、低胆固醇和高纤维为原则。

2. 建议采取清淡的烹饪方式，如余烫、水煮、清蒸、清炖、凉拌等。油的用量别太多，但也不能完全不使用，少量的油脂，能维持胆汁正常分泌。

3. 多摄取高纤维食物，如全谷类、蔬菜、水果。

4. 类胡萝卜素和维生素E，对于预防和治疗胆结石，有一定程度的帮助。黄绿色蔬菜多富含类胡萝卜素，全谷类及坚果类食物，富含维生素E。建议胆结石患者，多吃黄绿色蔬菜及全谷类食物，坚果类食物则应适量。

5. 烹调用油，建议以植物油为佳，如黄豆油、花生油、葵花籽油、菜籽油、橄榄油等。

6. 多摄取B族维生素含量高的全谷类食物，可减少胆结石的发生率。

7. 减少胆固醇摄取，建议每天摄取量控制在300毫克以下。

8. 减少食用加工食品和高糖分的食物。

Food 宜食忌食Q&A解答

Q 不吃早餐，容易有胆结石？

A 延长餐与餐的间隔，胆汁停留在胆囊内时间久，易造成胆结石结晶。

现代人生活忙碌，习惯晚起，早餐常常有一餐没一餐，或者干脆两餐并一餐吃，小心这样的饮食习惯，容易引起胆结石。研究显示，当胆汁停留胆囊内的时间超过12小时，易造成胆结石的结晶，如果经常如此，会进而沉淀为胆结石。

 tips 中医师的小偏方

1. 中医认为，柴胡、木香、枳壳、郁金、金钱草、檀香、海金沙、茵陈、白芍、延胡索等，有助于改善胆结石。

2. 玉米须茶饮：准备玉米须25克、蒲公英10克、茵陈10克，用800毫升的热开水冲泡即可饮用。玉米须有促进胆汁分泌、改善高血脂的功效；蒲公英可清热解毒；茵陈能解肝胆之热，让肝胆的功能更顺畅。

 tips 排除结石特效茶饮

1. 薏苡仁金钱茶饮：准备薏苡仁50克、金钱草25克、水1000毫升。将薏苡仁与金钱草洗干净后，与水一同放入锅中熬煮。煮至薏苡仁熟软后，去渣即可饮用。

2. 芦根饮：准备新鲜芦根50克，洗净切段，用约500毫升的水熬煮，取其汁来饮用即可。

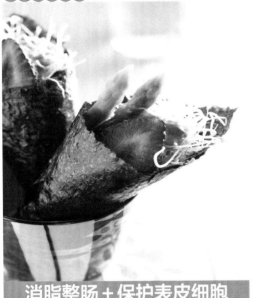

草莓芦笋手卷

材料：
草莓1颗，芦笋10克，苜蓿芽15克，寿司海苔1片

调味料：
草莓果酱1/2小匙

做法：
① 材料洗净。芦笋去老皮，切长段，用沸腾的水汆烫后，与草莓和苜蓿芽分别浸泡于冰水中至凉。
② 摊开寿司海苔，放入苜蓿芽和芦笋，卷成杯状，再放入草莓。
③ 淋上草莓果酱。

 保健功效

　　草莓和芦笋皆含有丰富的膳食纤维，可促进肠胃蠕动，抑制肠道吸收胆固醇。草莓的果胶成分，也可吸附肠道中的胆固醇，降低溶于胆汁的胆固醇含量，降低胆结石发生概率。芦笋中的类胡萝卜素，具维持表皮细胞正常运作的功效，可预防胆囊表皮细胞死亡、脱落且吸附胆固醇，而形成胆结石。

消脂整肠 + 保护表皮细胞

热量：92.9千卡	糖类：20.8克
蛋白质：0.9克	脂肪：0.7克
膳食纤维：1.3克	

1 人份

金香菠萝拌三文鱼

材料：
三文鱼片100克，菠萝70克

调味料：
米酒、淀粉、柴鱼酱油各1大匙，盐、菠萝醋各1小匙

做法：
① 菠萝去皮切片。三文鱼洗净切块。
② 三文鱼块用米酒、淀粉和盐腌至入味，过油后捞出，再把油沥干。
② 三文鱼块和菠萝片放入盘中，加菠萝醋和柴鱼酱，搅拌均匀。

 保健功效

　　菠萝含有膳食纤维，可降低血液和胆汁中的胆固醇含量。菠萝中的维生素C，与三文鱼中的维生素E，有协同抗氧化作用，能帮助三文鱼中的维生素A，发挥保护胆囊表皮细胞的功能，进而预防或改善胆结石。

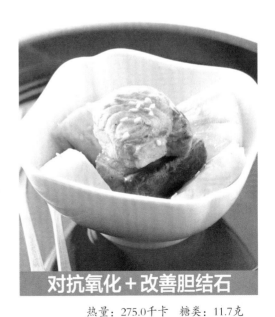

对抗氧化 + 改善胆结石

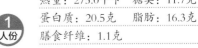

1 人份

热量：275.0千卡	糖类：11.7克
蛋白质：20.5克	脂肪：16.3克
膳食纤维：1.1克	

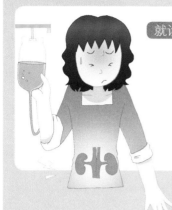

就诊科别 普通内科、泌尿外科、肾病内科、中医内科

Uremia

尿毒症

健康警讯 倦怠、食欲不佳、恶心、皮肤淤青、水肿、尿频、腰痛、皮肤瘙痒

Health 为什么会得尿毒症?

　　肾脏就像人体的滤水器,若功能衰退到某个程度,原本借由肾脏排泄出去的废物就排不出去,累积在体内,血中毒素就会增加。

　　肾功能衰竭分急性与慢性。急性肾功能衰竭,如受外伤、休克、急性肾小球肾炎等,造成尿毒症的速度迅速。慢性功能衰竭,如肾盂肾炎、高血压、慢性肾小球肾炎、糖尿病,需定期追踪治疗,以免产生尿毒症。

Health 尿毒症症状停看听

　　当肾脏受到急性或长期慢性的伤害,以致于生理调节功能受损,引发尿毒症时会出现各种症状,包括倦怠、食欲变差、恶心、呕吐、皮肤容易淤青、水肿、夜尿、尿频、腰背部或下腹部疼痛、皮肤瘙痒等。更严重的情况包括肠胃出血、肺部水肿、心力衰竭、神志不清、昏迷不醒,甚至于死亡。

✚ 医生小叮咛

① 不乱服止痛药、偏方、草药。

② 要定时排尿,不要有憋尿的习惯。

③ 维持一天饮水量2000~2500毫升。充分摄取水分可增加尿量,帮助细菌排出体外。

④ 不明的加工食物、药物可能含有大量重金属,对肾脏的负担与危害很大,绝对不能食用。

⑤ 注意个人卫生,减少泌尿系感染的发生率。

⑥ 感冒会加重肾脏负担,记得接受流行性感冒疫苗注射,以减少感染次数。

⑦ 严格控制血糖、血脂与血压。

⑧ 每天做30分钟中等强度的运动,如步行。

NOTE 舒缓尿毒症不适的妙招

① 因失去排除代谢废物的能力,尿毒症患者皮肤上易出现尿毒霜,导致瘙痒。这时候应该每天以温水洗澡,以除去皮肤上的尿毒霜。

② 最好不要用肥皂洗澡,若非要用肥皂洗澡,要选择含润肤油脂的肥皂。

③ 皮肤干燥、瘙痒时,可涂抹乳液、婴儿油。

尿毒症 VS 营养素需求

- 维生素B_6
- 维生素B_9
- 维生素B_{12}
- 维生素C
- 维生素D
- 钙
- 铁
- 膳食纤维
- 肉碱
- 甲硫氨酸

Food 尿毒症饮食宜忌公布栏

宜吃的食物

蛋白 鸡肉 牛肉 金枪鱼 三文鱼 猪肉 牛奶 白米 米粉

忌吃的食物

水果类	香蕉 桃子 杨桃 猕猴桃 柚子 木瓜 西瓜 香瓜 哈密瓜 番石榴 青枣
海鲜、肉蛋类	蟹膏 虾 鱼子 沙丁鱼 肥肉 鸡皮 动物内脏 火腿 香肠 腊肉 肉酱 肉干 蛋黄
谷、坚果、豆类	花生 瓜子 核桃 腰果 杏仁 绿豆 红豆 毛豆 小麦胚芽 糙米 全麦制品
其他类	海苔酱 辣椒酱 胡椒盐 泡菜 酱菜 蜜饯 面筋 面肠 泡面 巧克力 汽水 腌制类 罐头类 豆瓣酱 味噌 沙茶酱 豆豉 咖啡 浓茶 鸡精 人参 运动饮料 梅子汁 番茄酱 水果干 药膳汤 酵母 低钠盐

 细米粉 + **圆白菜** = 低钾+保护肾脏

食材配对

Food 营养加分

❶ 细米粉属低蛋白的淀粉类食物，经过消化吸收后，产生的含氮废物量不多，较不会造成已病变肾脏的负担，尿毒症患者可适量食用。

❷ 圆白菜含有B族维生素、糖类、膳食纤维、钙、磷等成分，营养价值高，可提供身体多种养分。圆白菜中虽然含有钾，但经过汆烫，可去除部分钾离子，尿毒症患者仍可适量食用。

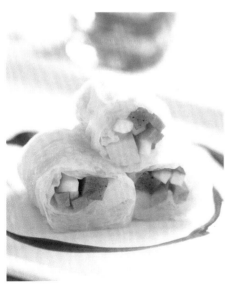

翡翠圆白菜卷 ①人份

材料：
圆白菜叶1大片，细米粉1/2把，胡萝卜条、小黄瓜条、魔芋条各10克，红葱头、橄榄油各1小匙

做法：
❶ 米粉泡软，切段。圆白菜叶洗净汆烫。
❷ 锅内放油，加热，加米粉、胡萝卜条、小黄瓜条、魔芋条和红葱头，拌炒均匀，作内馅。
❸ 将圆白菜叶摊平，放入内馅，卷成筒状即可食用。

明星食材 →细米粉

■减轻肾脏负担　■补充营养
■增加饱腹感　　■预防感冒
■帮助控制体重

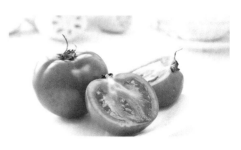

Food 尿毒症饮食调养重点

1. 补充足够的糖类、脂肪，不要刻意减少热量的摄取。足够热量才能预防组织分解所产生的代谢废物。建议尿毒症患者，每日摄取热量以体重每千克对应35千卡为宜。

2. 油脂摄取可选择不饱和脂肪酸，如橄榄油、芥花油、花生油、黄豆油、葵花籽油等。减少饱和脂肪酸的摄取，如猪油、奶油、椰子油、棕榈油。

3. 建议控制蛋白质摄取量，并选择高生物价值的蛋白质，如牛奶、肉类。

4. 摄取高膳食纤维食物，如新鲜蔬果。

5. 避免摄取高钾食物，如香蕉、杨桃、哈密瓜等。

6. 低钠盐以钾取代钠，易造成尿毒症患者血液中的钾升高，引发心律不齐、心功能衰竭，应避免使用。

7. 高磷的食物要少吃，如蛋黄、汽水、动物内脏、全谷类。

8. 少吃加工食品。加工食品多半含盐量高，不利病情控制。

9. 烹饪蔬菜时，建议将蔬菜切成小片，汆烫后捞起，可降低钾离子的含量。

Food 宜食忌食Q&A解答

Q 中药会加重肾脏负担吗？

A 不一定。研究显示，对肾脏有害的，是一种叫"马兜铃酸"的成分。

中药跟西药一样，都具有副作用、有毒性。研究发现，会造成肾脏病变的中药，是因含有马兜铃酸的成分。实际上，中药材有属性、对症与否之分，有经验的中医师，能够判断用药的合理性，为民众把关。许多人道听途说，擅自抓草药、中药来进补，才是造成肾脏病变的最大主因。

 tips 中医师的小偏方

1. 中医认为，核桃仁、黑豆、红枣、莲子、莲藕、枸杞子、人参、冬虫夏草、何首乌等药材，具有保肾的功效。

2. 豆芽汁：准备新鲜绿豆芽500克，洗净后榨汁，再将其煮沸，最后加入适量的白糖，即可饮用。

3. 藕节茶：准备10块莲藕的节、白茅根50克，用750毫升的水慢慢熬煮，去渣即可适量饮用。

 tips 加速尿素、尿酸排泄特效茶饮

玉米须甘草茶：准备玉米须75克，车前子、甘草各20克。用600毫升的水，将上述材料煮沸，煮沸后持续煮滚5分钟，去渣即可饮用。现代药理研究发现，玉米须具有利尿、护肾、降压、降血脂等作用；车前子能清热，增加尿素、尿酸及氯化钠的排出量。

爽口藕饴

材料：
淀粉5克，糖饴30克，藕粉30克，冷开水75毫升

调味料：
白糖10克

做法：
1. 淀粉炒10分钟。
2. 藕粉、糖饴和白糖，加冷开水搅拌均匀，再倒入锅中边搅拌边以小火加热，煮至呈半透明黏稠状，熄火。
3. 将半熟的藕饴倒入铁盘中，移至蒸锅蒸熟，取出。切成小块，蘸淀粉食用。

Food 保健功效

藕粉、淀粉属于低蛋白的淀粉类食品，所产生的含氮废物，较一般淀粉类食品少，适量摄取可补充淀粉，又不会造成肾脏负担，能预防尿毒症恶化。糖饴是肾功能不全者摄取热量的理想来源。足够的热量摄取，能使蛋白质有效被利用，预防身体肌肉的分解，使尿毒状况恶化。

排出毒素 + 补充热量

热量：258.4千卡	糖类：64.5克
蛋白质：0.3克	脂肪：0.3克
膳食纤维：0.1克	

1人份

香炸三蔬

材料：
茄子40克，胡萝卜、彩椒各25克，水20毫升，白芝麻小许

调味料：
芥花油180毫升，脆酥粉5大匙

做法：
1. 茄子、胡萝卜和彩椒洗净，均切块。
2. 脆酥粉倒入碗中，加水，搅拌均匀。
3. 锅内放油，加热，茄子块、胡萝卜块和彩椒块沾脆酥粉糊，放入油锅中炸熟，捞起沥油，撒上白芝麻即可食用。

Food 保健功效

芥花油为不饱和脂肪酸植物油，较不易造成肾脏负担，又能提供身体热量，以促进蛋白质的有效利用，避免肌肉组织分解，产生更多尿毒。茄子、胡萝卜和彩椒虽含钾离子，但可提供维生素C、膳食纤维、类胡萝卜素等多种营养素，仍可适量摄取。

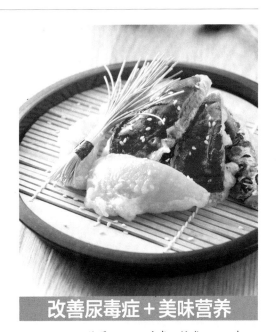

改善尿毒症 + 美味营养

热量：307.6千卡	糖类：43.7克
蛋白质：6.9克	脂肪：11.7克
膳食纤维：2.1克	

1人份

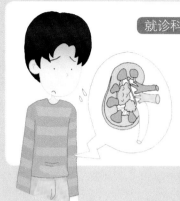

就诊科别 泌尿外科、肾病内科、中医内科

Kidney Stone

肾结石

健康警讯 腰腹部绞痛、血尿、尿中带有小沙粒

Health 为什么会有肾结石?

肾结石是指矿物质及有机物在肾脏内沉淀,形成像石头般的颗粒。形成原因与体质、人种、性别、环境及生活饮食习惯有关。

一般说来,男性比女性容易罹患肾结石,摄取水分太少,是形成肾结石最常见的原因。其他如泌尿道阻塞、泌尿系感染、长期卧床也会引发肾结石。肾结石大致可分为4类,钙结石(草酸钙、磷酸钙)、尿酸结石、感染性结石、胱氨酸结石。

Health 肾结石症状停看听

小于0.5厘米的肾结石无症状时,只需定期追踪检查。当结石造成泌尿道阻塞,会引起腰腹部间歇性的剧烈疼痛。

血尿也是症状之一,严重的血尿肉眼即可发现,轻微者则需通过显微镜才能确定。少数患者会出现尿中带有小沙粒的症状。

✚ 医生小叮咛

① 摄取足够水分,每天2500～3000毫升,增加排尿量。建议一天至少排出1800毫升的尿量。

② 了解自身结石的类型,找出合适的对症治疗方式。

③ 喝白开水较好,矿泉水中易含过高矿物质。

④ 每天应当摄取2～2.4克的钠,换算成食盐为5～6克。

⑤ 胃药有时含有高量的钙,若罹患钙结石且需要服用胃药时,应注意勿摄取过多钙质。

⑥ 适量摄取镁及维生素B_6,能减少肾结石复发。

⑦ 勿服用过多维生素D补充剂。

⑧ 养成运动习惯。

NOTE 如何预防泌尿系结石?

多数泌尿系结石是发生在肾脏,结石会由肾脏进入输尿管。泌尿系结石引起的症状,常是左或右侧的腰部一阵一阵地剧烈疼痛,有时疼痛感会向下延伸到会阴部,偶尔还会伴随发热、血尿、恶心、呕吐等症状。除了饮食控制外,多喝水、增加排尿量,是预防或改善泌尿系结石的不二法门。

肾结石 vs
营养素需求

- 维生素A
- 磷
- 维生素B_6
- 铁
- 镁
- 硫
- 钾
- 水分

肾结石饮食宜忌公布栏

宜吃的食物	海鲜类	海参 海蜇皮
	根茎类	芋头 土豆 红薯
	叶菜、花菜类	空心菜 圆白菜 西蓝花
	瓜果类	苦瓜 小黄瓜 冬瓜 丝瓜 胡瓜 青椒 西红柿
	其他类	白米 白面 粉条 黑木耳 柠檬汁 海带

肾结石分很多种形式，宜忌食物不可以一概而论，须参考医嘱

忌吃的食物

① 含草酸高的食物：茶 咖啡 可乐 啤酒 扁豆 菠菜 甜菜 杏仁 巧克力 可可 花生 莴苣 葡萄汁 草莓汁 柑橘汁

② 含磷高的食物：酵母 小麦 虾 香菇 全谷类 麦片 动物内脏 蛋黄 牛奶 豆类加工品 坚果类 可可粉 巧克力

③ 含嘌呤高的食物：无磷鱼类 动物内脏 肉汁 肉汤 香肠 优酪乳 鸡精 干贝 蛤蜊 草虾 蚌 豆类 菇类

食材配对 海参 + 小黄瓜 = 预防结石 + 补充营养

营养加分

① 海参含有低量的钠，磷含量也不高，对于需要控制磷的摄取量，并补充适量钠的肾结石患者来说，是合适的食材。

② 海参属高蛋白质、低脂肪、低胆固醇食物，养身又健康。

③ 海参中的镁，可避免钙质沉淀在器官组织与血管壁上，也能减少钙由肾脏流失，进而改善肾结石。

黄瓜烩海参 ①人份

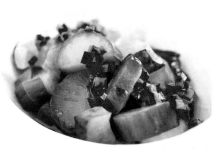

材料：

海参100克，竹笋10克，小黄瓜20克，葱1根，姜2片，辣椒1/3根，水90毫升、色拉油、米酒各1小匙，酱油、白糖、陈醋、麻油各1/4小匙，水淀粉1/2小匙

做法：

① 竹笋、辣椒、葱和姜，切末。小黄瓜洗净切块。海参洗净切块。水和米酒拌匀。

② 油锅爆香葱末、辣椒末和姜末，加海参块、竹笋末、小黄瓜块和其他调味料，炒匀。

③ 以水淀粉勾芡。

明星食材 →海参

■ 补充蛋白质　■ 预防血栓
■ 降低胆固醇　■ 养颜美容

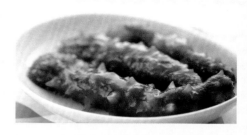

Food 肾结石饮食调养重点

① 水分要足够。人体水分的流失，除了尿液之外，每天从皮肤排泄的，有形无形的汗水有500～600毫升。建议一天最少要喝2000毫升的水，若能达到2500～3000毫升，则更理想。

② 摄取足够的钙质，建议量为每日800～1000毫克。钙质可以在肠道中与草酸结合，形成不被人体吸收的草酸钙，由粪便中排出。减少肠道吸收草酸，可降低草酸钙结石的几率。

③ 肾结石患者每天摄取蛋白质量应视体重调整，建议每公斤体重对应0.8～1克的蛋白质摄取量为宜。高蛋白饮食会促进肾脏排出钙，对肾结石患者不利。

④ 维生素C的摄取勿过量，建议每天60毫克。过量维生素C，会增加尿液中草酸的排泄量，增加患肾结石的机会。

⑤ 避免摄取过量的维生素D。维生素D会促进钙质吸收，过量易加重病情。

⑥ 尿酸结石宜多选择碱性食物，例如各种蔬菜。钙结石患者宜避免高糖、高钠、高蛋白的饮食。草酸结石的患者宜避免草酸含量高的食物。

Food 宜食忌食Q&A解答

Q 菠菜和豆腐一起吃，会形成结石吗？

A **不会。经过消化作用，在肠胃道形成的草酸钙，会由粪便排出。**

菠菜含大量的草酸，豆腐含有钙质，有一说两者一同吃下肚，会形成草酸钙结石。这是错误的观念，经过消化作用，在肠胃道中，草酸和钙会结合成不溶解的草酸钙，最后混着未消化的食物残渣，随着粪便排出体外。部分结石患者，因为害怕结石再度复发，严格限制草酸含量高的食物，实际上，过度限制草酸，反而会增加钙的吸收。

 中医师的小偏方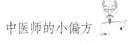

① 中医认为，金钱草、海金沙、鸡内金、核桃仁、白茅根、海藻、海带等药材，能改善结石。

② 海金沙茶：准备海金沙10克、绿茶2克，将两者放入杯中，用沸腾的水冲泡，盖上盖子闷5分钟后即可饮用。海金沙具有清热祛湿、利尿通淋、降火解毒等功效，有助于预防及改善结石状况。肾结石患者，可适量饮用海金沙茶。

 舒缓结石不适特效茶饮

① 白茅根饮：准备鲜竹叶、白茅根各10克。将两者洗净之后，放入保温杯中，以热开水闷泡30分钟，即可饮用。

② 金钱草茶饮：准备金钱草10克，用200毫升的热开水冲泡，即可饮用。

泌尿系统疾病

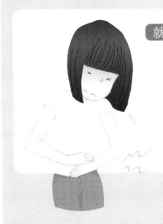

普通内科、泌尿外科、中医内科

泌尿系感染

健康
警讯 排尿时有灼热感、时常有尿意、解尿困难、小便混浊有异味、血尿、下腹痛

Health 为什么会泌尿系感染？

泌尿系感染，即泌尿系统受微生物感染，范围包含下尿路（尿道、膀胱及输尿管下部）和上尿路（输尿管上部及肾脏），或两者皆被感染。

感染主要原因为细菌感染，如大肠杆菌、克雷伯杆菌属、腐生性葡萄球菌。霉菌、病毒及少见微生物，也可能是感染原。饮水量过少、憋尿、卫生习惯不良、更年期女性、特殊性交姿势等，皆会增加感染的机会。

Health 泌尿系感染症状停看听

女性、老年人、糖尿病患者、泌尿系结石者、前列腺增生者、接受输尿管插入治疗者，是泌尿系感染的高危险人群。

泌尿系感染的患者，有些没有明显症状，常见症状有排尿时有灼热感、时常有尿意、解尿困难、发热发冷、小便混浊有异味、尿血、腰部疼痛、下背部酸痛、恶心、呕吐等现象。

+ 医生小叮咛

1. 多摄取水分，一天2000～3000毫升，以增加尿液的排泄，将细菌冲刷掉。
2. 有尿意时，请勿憋尿。
3. 感染期间依医生指示服药，勿因症状解除而自行停药。
4. 如厕后使用卫生纸擦拭时，应由前往后擦拭。
5. 女性生理期期间，应保持会阴部的清洁及干燥。
6. 贴身衣物不要过紧，挑选舒适的材质。
7. 勿穿合成纤维的内裤、裤袜及束裤，以免引起过敏导致感染。
8. 泡浴及盆浴较易引发感染，建议采淋浴方式。

NOTE 舒缓泌尿系感染不适的妙招

一项研究指出，适量饮用蔓越莓汁，可减低泌尿系感染的发生率。也可服用蔓越莓浓缩胶囊、吃蔓越莓果干，以舒缓泌尿系感染的不适。根据研究，蔓越莓所含的原花青素结构，与其他种类的花青素有些不同，是抵抗细菌粘附在泌尿系统的重要成分，有助于改善泌尿系发炎的状况。

泌尿系感染 VS
营养素需求

- 维生素A
- 维生素C
- 生物类黄酮
- 益生菌
- 花青素
- 嗜酸性乳酸杆菌

宜吃的食物	叶菜类	芹菜 菠菜 苋菜 圆白菜 小白菜 芫荽
	瓜果类	玉米 甜椒 青椒 苦瓜 小黄瓜 西红柿 南瓜
	芽菜、豆类	豆芽菜 豌豆
	根茎类	白萝卜 芦笋 洋葱 大蒜
	花菜类	西蓝花
	水果类	猕猴桃 葡萄柚 草莓 葡萄 蓝莓 柑橘 柳橙 木瓜 菠萝 番石榴 苹果 杨桃 鳄梨 柠檬
	其他类	葡萄干 优酪乳 蔓越莓汁
忌吃的食物		咖喱 芥末 辣椒 胡椒

食材配对 西红柿 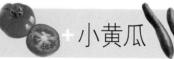 + 小黄瓜 = 调节免疫力 + 防感染

Food 营养加分

❶ 西红柿和小黄瓜，含有丰富的维生素C与类胡萝卜素。类胡萝卜素，是抗氧化的重要营养素，可维持泌尿系组织和黏膜的健康，预防感染状况发生。维生素C具有抗氧化作用，能阻止身体受到自由基的侵害，提高免疫力，有助于改善发炎状况。

❷ 小黄瓜中的B族维生素，有助于对抗霉菌感染，降低泌尿系发炎的概率；维生素E能改善血液循环、调节女性或男性激素的分泌，帮助受感染器官恢复健康。

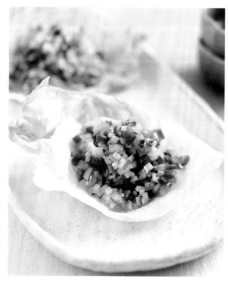

西红柿黄瓜蔬菜卷 （1人份）

材料：

西红柿1/2个，小黄瓜30克，西芹1/2根，大蒜1瓣，生菜2片，橄榄油、白糖、胡椒粉各1/4小匙，白醋1/2小匙

做法：

❶ 西红柿、小黄瓜洗净，切小丁。大蒜、西芹，洗净切末。

❷ 将生菜以外的材料拌匀。

❸ 把做法②的材料放在生菜上即可。

明星食材 →小黄瓜

■排除多余水分　■养颜美容
■调节免疫力　■健胃整肠

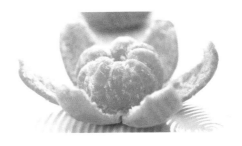

Food 泌尿系感染饮食调养重点

1. 均衡摄取6大类营养素，有助于提高免疫力，对抗细菌的侵犯。

2. 饮食宜清淡。刺激性强的食物，如辣椒、芥末、胡椒等少吃，以免炎症加重。

3. 摄取富含维生素C的蔬果或果汁，如柑橘、猕猴桃、柳橙、番石榴、西红柿、木瓜、蔓越莓汁等。维生素C具抗氧化作用，且会使得尿液维持酸性，抑制某些种类的细菌滋生。

4. 避免喝酒，远离酒精性食品。

5. 少吃罐头食品、腌制物，以免膀胱受到刺激，使得病情加剧。

6. 少喝含咖啡因与碳酸的饮料，如可乐、气泡饮料。这一类食品容易刺激膀胱黏膜，加重泌尿系感染的不适。

7. 糖分容易助长细菌滋生，建议泌尿系感染的患者，少吃含糖量高的食物，如蛋糕、糖果、市售饮料等。

8. 若服用抗生素，需将疗程完成，不可因症状改善或消除，而擅自停药。

Food 宜食忌食Q&A解答

Q 泌尿系感染时会频尿，可以少喝点水吗？

A 不可以。泌尿系感染时多喝水，可增加尿量，是最好的对应方式。

排尿时有灼热感、时常有尿意、解尿困难，是泌尿系感染患者常碰到的困扰。有些患者为了避免上述状况，刻意减少水分的摄取量，以为少喝水就可以减少尿意。泌尿系感染时如果少喝水，会让症状更严重，摄取不够的水分，会使得尿量减少、浓度增加，膀胱所受到的刺激更大，小便不适感会加重，膀胱疼痛的问题也会更严重。多喝水促进细菌排出，才是解决之道。

 tips 中医师的小偏方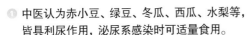

1. 中医认为赤小豆、绿豆、冬瓜、西瓜、水梨等，皆具利尿作用，泌尿系感染时可适量食用。

2. 益母草茶：准备益母草、茶叶各10克。用500毫升的水熬煮30分钟，即可饮用。益母草具有活血利尿的作用，能增加尿量，舒缓泌尿系感染的不适。

3. 莲藕甘蔗汁：准备莲藕汁、甘蔗汁各1杯。将两者混合，一天分3次喝完。

 tips 预防泌尿系感染特效食品

自制优酪乳：除了蔓越莓汁、蔓越莓果干、蔓越莓胶囊之外，自制的原味优酪乳，对预防以及改善泌尿系感染，也有不错的效果。可以到有机食品专卖店或健康食品店，购买活的益生菌粉，自制成优酪乳。建议不加糖，因糖分会助长细菌的滋生。

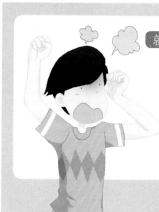

就诊科别 普通内科、中医内科

Hyperthyroidism

甲状腺功能亢进

健康警讯 颈项肿大、眼突、心跳快、体重下降、情绪紧张、怕热

Health 为什么会甲状腺功能亢进？

甲状腺是人体内分泌系统中最大的腺体组织。甲状腺功能亢进，指的是体内甲状腺激素分泌过多，导致新陈代谢率增加。

引发甲状腺功能亢进的原因，有甲状腺肿大、遗传、压力、碘摄取过量等。若是自体免疫造成的甲状腺功能亢进，多半在青春期后，压力过大使免疫系统合成抗体增加，过度刺激甲状腺分泌甲状腺素才会发病。

Health 甲状腺功能亢进症状停看听

甲状腺功能亢进最明显的症状，是颈项肿大，约有一半的人会出现眼突现象。其他的症状有心跳快、怕热、易流汗、焦虑、易紧张、情绪不稳定、体重下降、多言好动、易掉发、手抖、下肢周期性麻痹、腹泻、皮肤湿润、色素沉着，小腿前皮肤肿胀如橘子皮、红且痒等。

✚ 医生小叮咛

1. 避免过量摄取含碘的食物，如海带、紫菜。
2. 不可以吃太咸，避免暴饮暴食。
3. 每天摄取60~80克蛋白质，补充甲状腺功能亢进引起的蛋白质消耗。
4. 甲状腺功能亢进时，应避免含咖啡因饮料，如咖啡、浓茶、可乐、可可。
5. 适量补充B族维生素、维生素C与钙质等营养素。
6. 学会抒解压力，保持身心愉快，以免自主神经紧张，刺激甲状腺素的分泌。
7. 香烟、酒因具有刺激性，应避免。
8. 充分休息，避免熬夜。

NOTE 舒缓甲状腺功能亢进不适的妙招

1. 甲状腺功能亢进时容易疲劳，患者最好避免激烈运动，如快跑、长距离骑自行车等。
2. 如果有眼突症状，建议白天配戴墨镜，以防止强光和灰尘。晚上睡觉时，可以将枕头垫高。
3. 利用呼吸调节情绪。当情绪波动时，由1数到3慢慢吸气，再由1数到5慢慢呼气。

甲状腺功能亢进 VS 营养素需求

- 维生素B_1
- 维生素B_2
- 维生素B_6
- 维生素B_{12}
- 维生素C
- 维生素D
- 钙

Food 甲状腺功能亢进饮食宜忌公布栏

宜吃的食物	蔬菜类	土豆 胡萝卜 白萝卜 南瓜 黄瓜 冬瓜 荸荠 山药 西红柿 青椒 芹菜 豆芽菜 菠菜 上海青 空心菜 苋菜 韭菜 豌豆角 西蓝花 圆白菜 百合
	菇蕈类	香菇 黑木耳
	肉类	牛肉 猪肉 鸡肉 鱼肉
	谷类	糙米 麦麸 燕麦
	坚果、豆类	芝麻 杏仁 核桃 腰果 花生 绿豆 纳豆
忌吃的食物		海带 紫菜 浓茶 咖啡 可乐 酒 巧克力 辣椒 姜 胡椒 花椒 芥末 蛤蜊 海蜇皮 虾皮 鱿鱼 金枪鱼 沙茶酱 糖

食材配对 豌豆角 + 鸡肉 = 稳定情绪＋舒缓甲亢

Food 营养加分

❶ 豌豆角中丰富的类胡萝卜素，有助于甲状腺功能亢进的治疗；和其中具抗氧化功效的维生素C，一起作用，还可改善甲状腺功能亢进，所引发的皮肤不适症状。

❷ 鸡肉富含优质蛋白质和B族维生素。优质蛋白质，能提供患者足够的营养与能量；B族维生素有镇静安神作用，可稳定神经，舒缓紧张、焦虑的情绪。

❸ 豌豆角中的维生素C，能促进鸡肉中B族维生素的吸收，使其发挥更明显的效果，改善情绪不稳的现象。

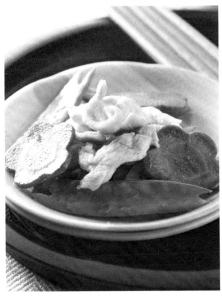

豌豆角炒鸡柳

 1 人份

材料：
豌豆角75克，鸡胸肉50克，胡萝卜20克，姜1片，色拉油1小匙，盐1/4小匙

做法：

❶ 豌豆角洗净去头尾。胡萝卜洗净去皮切片。鸡胸肉放入加热油锅中烫熟，捞出沥油。

❷ 锅内放油，加热，爆香姜片，放豌豆角、胡萝卜片，大火炒熟。

❸ 加鸡胸肉炒匀，最后再加盐调味。

明星食材 →豌豆角

■ 稳定情绪　　■ 消除疲劳
■ 美化肌肤　　■ 抗菌消炎
■ 促进消化与排便

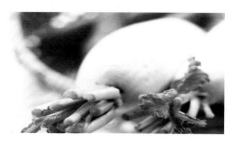

Food 甲状腺功能亢进饮食调养重点

1. 适度增加热量的摄取。甲状腺功能亢进的人，新陈代谢速度快，热量的需求量会增加，建议从五谷根茎类、新鲜蔬果中获取糖类，补充热量。

2. 增加蛋白质的摄取。建议可以增加高蛋白的食物，如豆腐、牛奶和瘦肉。

3. 多补充蔬果。新鲜蔬果中，含有丰富的维生素C、维生素E及矿物质，能帮助维持各生理功能的运作，使内分泌系统稳定。

4. 补充足够钙质。建议每天喝500毫升牛奶，以补充所需钙质。

5. 每天摄取水分2 000～3 000毫升，以补充流失的水分。

6. 远离刺激性强的食物，如辣椒、酒等。

7. 增加十字花科植物，如圆白菜、西蓝花、大白菜、白萝卜等的摄取量，每天总量半碗到一碗。

8. 远离含咖啡因的食物。

9. 补充B族维生素，全谷类、黄色或绿色蔬菜、奶、蛋、动物肝脏类食物所含的B族维生素较丰富。也可以服用B族维生素补充剂。

Food 宜食忌食Q&A解答

Q 甲状腺肿大要多吃海带，甲状腺功能亢进也是？

A 不行。甲状腺功能亢进患者多吃海带，只会让病情更恶化。

缺乏碘也会引起甲状腺肿大，此时甲状腺功能是低下的，甲状腺功能亢进的时候，要限制摄取碘。甲状腺功能亢进，是由于甲状腺激素分泌过多所致，碘是合成甲状腺素的原料，限制碘的摄取，可以抑制甲状腺素的合成，从而改善病情。海带、海藻、紫菜类食物含碘量丰富，多吃只会加速病情的恶化，患者应少吃。

tips 中医师的小偏方

1. 中医认为，甲状腺功能亢进者属于阳亢的体质，可以利用具滋阴效果的食物，来达到调节的目的。瓜类、黑木耳、百合、山药、枸杞子、桑葚、海蜇皮、海参等，皆有不错的滋阴效果。

2. 甘麦红枣汤：准备小麦、甘草各6克，红枣18克。红枣剥开去核，与小麦、甘草一起洗净。将材料放进锅内，用300毫升的水熬煮，大滚后转小火，继续熬煮10分钟后即可熄火。

tips 舒缓眼突不适特效茶饮

夏枯草菊花茶：准备菊花、夏枯草各10克。放入杯中，用热开水冲泡当茶饮。可以清肝明目、舒缓眼突不适。

韭菜炒鱿鱼

材料：
韭菜75克，干鱿鱼50克

调味料：
色拉油2小匙，酱油1大匙，盐1/4小匙

做法：

① 材料洗净。韭菜切段。干鱿鱼泡软，撕去薄膜，切花纹再切块，放入沸腾的水中余烫，捞起沥干。

② 锅内放油，加热，加鱿鱼块和韭菜段，大火翻炒至熟。

③ 最后，加酱油和盐调味。

Food 保健功效

韭菜中的胡萝卜素，有助于维持甲状腺功能正常；维生素C，有助于鱿鱼中维生素B_1的吸收，能改善甲状腺功能亢进患者容易疲倦、情绪紧张的现象。韭菜另含丰富的钾和钙，鱿鱼含锌和不饱和脂肪酸，可提供新陈代谢旺盛的甲状腺功能亢进患者足够的营养素。

消除疲劳＋补充营养

热量：264.2千卡	糖类：24.4克
蛋白质：17.2克	脂肪：10.9克
膳食纤维：1.8克	

1人份

胡萝卜小排粥

材料：
白米100克，猪小排75克，胡萝卜15克，水720毫升

调味料：
盐1/4小匙

做法：

① 材料洗净。白米泡水30分钟，捞出。猪小排切块，用沸腾的水余烫，捞出，冲净。胡萝卜切小块。

② 猪小排块、水放入锅中，大火煮沸后转小火，煮至猪小排熟软，再加白米熬煮成粥。

③ 加胡萝卜块煮至熟，最后加盐调味。

Food 保健功效

胡萝卜中的胡萝卜素，进入身体转换成维生素A后，有助于甲状腺功能亢进的治疗。猪小排富含蛋白质、B族维生素、钙、铁、磷等多种营养素，可提供患者足够能量，并舒缓紧张的情绪。

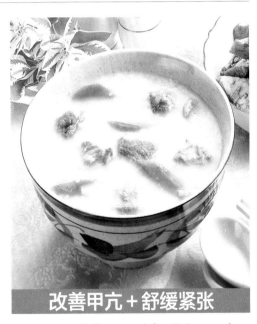

改善甲亢＋舒缓紧张

2人份

热量：533.3千卡	糖类：77.9克
蛋白质：21.8克	脂肪：14.9克
膳食纤维：0.8克	

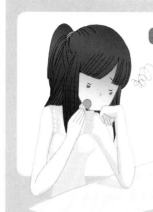

就诊科别 普通内科、中医内科

Hypothyroidism

甲状腺功能低下

健康警讯 心跳速度减慢、动作迟缓、皮肤干燥、怕冷、说话慢、嗜睡、水肿、体重增加

Health 为什么会甲状腺功能低下？

当甲状腺无法分泌足够的甲状腺激素，造成新陈代谢减慢，称为甲状腺功能低下。先天性甲状腺发育不良、遗传性甲状腺激素合成障碍、食物中长期缺乏碘、甲状腺经手术或放射性碘治疗后、慢性自身免疫性甲状腺炎，均可能造成甲状腺功能低下。

另有暂时性甲状腺功能低下，病因多为亚急性甲状腺炎、产后甲状腺炎。

Health 甲状腺功能低下症状停看听

甲状腺功能低下的症状，进展较缓慢且不明显。常见症状为容易疲倦、怕冷、体重增加、动作迟缓、便秘、贫血、记忆力差、说话慢、嗜睡、皮肤干燥、心跳速度减慢、毛发稀疏、脸部和四肢容易水肿。

若发生在女性身上，易伴随月经不规则或量减少的症状。当甲状腺功能低下较严重时，会出现黏液性水肿。

✚ 医生小叮咛

❶ 做好体重管理，采用低热量饮食的方式维持体重。

❷ 每天喝6～8杯的水，并摄取高纤食物，如水果、蔬菜和谷类等，预防并减少便秘现象。

❸ 如果便秘，不宜进行灌肠。灌肠会刺激肠黏膜与神经，对甲状腺功能低下的患者是危险的。

❹ 补充碘的摄取，建议每天摄取150～300微克的碘，以调节甲状腺素的分泌。

❺ 维持所处环境的温度。建议患者多穿衣服，注意保暖以防止体温降低。

❻ 避免喝酒。喝酒会促使血管扩张，增加散热的速度。

NOTE 按摩穴位，舒缓甲状腺功能低下不适

按摩下列穴位，刺激血液循环，改善不适症状。

内关穴：手心向上，手腕横纹往上3指横宽处。

合谷穴：双手虎口靠近骨缘处。

关元穴：肚脐下方约4指横宽处。

足三里穴：膝盖下方外侧凹陷处，约4指横宽处。

三阴交穴：脚踝内侧往上4指横宽，靠骨缘处。

甲状腺功能低下 **VS**
营养素需求

● 蛋白质　　● 碘　　● 钙　　● 膳食纤维　　● B族维生素
● 维生素A　　● 铁

Food 甲状腺功能低下饮食宜忌公布栏

宜吃的食物	蔬菜、菇蕈类	西红柿 四季豆 豌豆 红薯叶 芋头 红薯 牛蒡 南瓜 芦笋 玉米 香菇
	水果类	香蕉 木瓜 香瓜 桃子
	海藻类	海带 紫菜
	肉类	鸡肉 猪瘦肉
	海鲜类	沙丁鱼 秋刀鱼 三文鱼 鲭鱼 樱花虾
	谷类	糙米 麦麸 燕麦 绿豆
忌吃的食物	蔬菜类	西蓝花 上海青 洋葱 大蒜 芥菜 莴苣 芜菁 菠菜 圆白菜 芥蓝 大白菜 白萝卜
	其他类	豆腐 豆浆 肥肉 动物内脏 鸡脚 蛋黄

食材配对 海带 + 排骨 = 维持功能正常+促进代谢

Food 营养加分

❶ 海带中的碘和硒的含量相当丰富。硒可协助碘发挥作用，合成甲状腺激素，对于甲状腺功能低下的治疗，有辅助效果。

❷ 海带中的膳食纤维可刺激肠胃蠕动，促进正常排便，改善甲状腺功能低下引起的便秘问题。

❸ 排骨含有丰富的B族维生素，可调节身体新陈代谢，缓解甲状腺功能低下引起的代谢缓慢现象。B族维生素也可改善容易疲倦的问题，和海带中的维生素B₁协同作用，更可振奋精神。

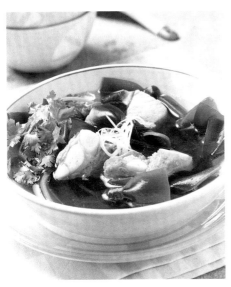

海带排骨汤 1人份

材料：
海带75克，排骨75克，姜1片，水350毫升，盐1小匙

做法：
❶ 将海带泡水10分钟，捞出备用。姜切丝。排骨洗净，切块，汆烫后捞出。
❷ 水倒入锅中，加排骨块，小火煮10分钟，再加海带和姜丝煮软。
❸ 起锅前加盐调匀。

明星食材 →海带
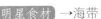
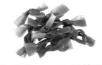

- 消除疲劳　　- 保护眼睛
- 预防水肿　　- 润滑关节
- 协助甲状腺素分泌

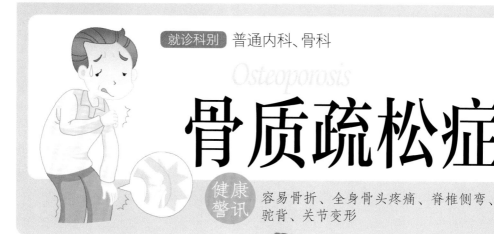

就诊科别 普通内科、骨科

Osteoporosis

骨质疏松症

健康警讯 容易骨折、全身骨头疼痛、脊椎侧弯、驼背、关节变形

Health 为什么会得骨质疏松症?

骨质疏松症是骨骼里钙质逐渐流失，使骨头出现许多孔隙，呈现密度降低的现象。有骨质疏松的骨头较易骨折。骨骼的生成、密度及流失速度，会受到种族、遗传、营养、激素、疾病、药物等因素影响。一般认为白种人、老年人、停经后妇女、有骨质疏松症家族史、体形瘦小、雌激素缺乏、运动不足、长期吸烟或喝酒、某些药物使用者，为高危险人群。

Health 骨质疏松症症状停看听

骨质疏松症早期没有明显症状，多数患者是发生骨折后才发现的。症状有多处骨头疼痛、无力、脊椎侧弯、关节变形等，常发生于腰部、骨盆、股骨、背部等处；脊椎骨折后，因为塌陷，患者会出现驼背与变矮现象；若出现上述症状，应尽速就医检查。

✚ 医生小叮咛

1. 养成每天运动的好习惯。运动有助于促进血液循环，可以强化造骨细胞功能，及骨骼的耐受力，提高骨质密度。
2. 运动前应做适当的热身运动，以免造成骨骼关节的损伤。运动中若发现骨头有任何不适，就该立即停止。
3. 拿重物、搬东西时，不要采取站立直接弯腰的姿势，应先屈膝蹲下，才不会伤害脊椎。
4. 注意环境的安全问题。在浴室加装防滑垫、清除屋内不必要的障碍物、改善阴暗、增强光线等做法，能降低跌倒等意外发生。
5. 生活作息正常，不熬夜，避免烟酒。

NOTE 舒缓骨质疏松症不适的妙招

1. 每天适度晒太阳10~15分钟，帮助身体合成维生素D。维生素D可促进钙的吸收，强化骨骼。夏天紫外线过强，可选择在树荫下散步。
2. 维持良好姿势，不论是站或坐，都应挺直腰杆，不要弯腰驼背，以免增加骨骼负担。
3. 有楼梯就不搭电梯、能走路就别骑车。

骨质疏松症 vs 营养素需求

蛋白质	维生素A	维生素B6	维生素C	维生素D
维生素E	钙	镁	硼	硒
铜	锌	胶原蛋白	脂肪酸	

Food 骨质疏松症饮食宜忌公布栏

宜吃的食物	**蔬果、菇蕈类** 白菜 红薯叶 芫荽 荠菜 金针花 苋菜 芥蓝 芥菜 香菇 黑木耳 紫菜 发菜 香蕉 红枣 黑枣 橄榄
	谷类 糙米 燕麦 全麦 麦麸 裸麦 荞麦 米糠
	海鲜类 虾米 小鱼干 银鱼 牡蛎 蛤 四破鱼 鲍鱼 鳗鱼 马头鱼 秋刀鱼
	其他类 黄豆 豆浆 豆腐 豆花 干栗子 白芝麻 黑芝麻 鸡蛋 鸭蛋 牛奶 优酪乳 酵母粉 红糖
忌吃的食物	汽水 咖啡 浓茶 香肠 火腿 蜜饯 腌肉 腊肉 鱼松 肉松 熏鸡 熏鸭 肉酱罐头 豆腐乳 沙茶酱

食材 配对　红薯叶　小鱼干 　补充钙质＋预防骨质疏松

Food 营养加分

❶ 红薯叶和小鱼干含丰富钙质，能保护骨骼和牙齿，预防骨质疏松症。

❷ 红薯叶含有丰富的镁、锌和维生素C，可促进钙质的吸收与代谢，强化骨骼健康。

❸ 小鱼干中的维生素D，具有促进钙质吸收的作用，有助于骨骼的强健，能有效预防骨质疏松症。

❹ 红薯叶与小鱼干搭配食用，可强化保护骨骼的功效，且两者富含蛋白质、维生素A、B族维生素、磷、钾、类胡萝卜素等多种营养成分，有益身体健康。

红薯叶味噌汤 ①人份

材料：
红薯叶50克，小鱼干10克，水350毫升，味噌1大匙

做法：
❶ 材料洗净。红薯叶挑除老叶。

❷ 味噌加水搅拌均匀，倒入锅中，大火煮至沸腾后转小火，加入小鱼干煮3~5分钟，至味道释出。

❸ 起锅前加红薯叶煮熟即可。

明星食材 →小鱼干

促进钙质吸收　增强骨质
帮助骨骼发育
预防骨质疏松

Food 骨质疏松症饮食调养重点

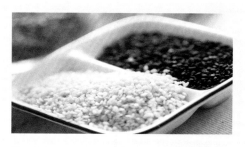

1. 乳制品、深绿色蔬菜、小鱼干是富含钙质的食物。建议骨质疏松症患者，每日摄取钙量最少要有1000毫克。患者每日喝2杯脱脂牛奶或其他奶制品，有助于维持骨质密度。其他富含钙质的食物，有黑芝麻、发菜、紫菜、金针菜、红薯叶、雪里蕻等。

2. 维生素C能促进钙质的吸收，可多摄取富含维生素C的蔬果。深绿色、深黄色蔬菜水果，如柑橘、木瓜、青椒、西蓝花、猕猴桃等，通常含丰富的维生素C。

3. 饮食宜清淡，应尽量避免高钠、高蛋白饮食。

4. 均衡摄取6大类营养素，勿偏食。

5. 加强维生素D的摄取。维生素D可以促进钙质的吸收。每天早晨或黄昏晒太阳10分钟有助于合成维生素D。牛奶、蛋黄、深海鱼也含有维生素D。

6. 镁、锌、锰、铜、铁等矿物质，有助于维持骨骼健康，可从坚果类及根茎类食物中摄取。

Food 宜食忌食Q&A解答

Q | 有人说多喝牛奶容易骨折？

A | 牛奶不是造成骨折的主因，蛋白质摄取过量才是原因。

最近有不少研究指出，喝牛奶不见得能增强骨质，甚至有数据显示，牛奶喝越多的人，越容易骨折。根据营养学研究推论，牛奶不是造成骨折的原因，问题在于摄取过量牛奶会导致蛋白质摄取过量。适量的蛋白质，有助于钙质的吸收，过量的蛋白质，却会造成钙质从肾脏流失。从牛奶中摄取钙质是最容易的方式，但想维持骨质，多元摄取钙质较理想。每天摄取牛奶勿超过500毫升。

  tips 中医师的小偏方

1. 熬骨头汤时，加一点醋，有助于钙质溶出。
2. 地黄、山茱萸、菟丝子、枸杞子、补骨脂、杜仲、续断、骨碎补为具代表性的补骨药物，烹饪时可适量利用。
3. 芝麻核桃仁粉：准备黑芝麻250克、核桃仁200克、白糖50克。将黑芝麻晒干，炒熟，与核桃仁一起磨成细末，加入白糖，拌匀后即成芝麻核桃仁粉。

 tips 增强骨质特效食品

1. 水果优酪乳：柳橙1个、木瓜1/8个、芒果1/2个、苹果1/4个、优酪乳30毫升、开水200毫升。将上述材料放进果汁机中打匀，加入适量果糖即可饮用。
2. 红糖芝麻糊：炒熟黑芝麻、白芝麻各25克，加莲藕粉100克，用沸水冲散，加红糖搅匀即可食用。

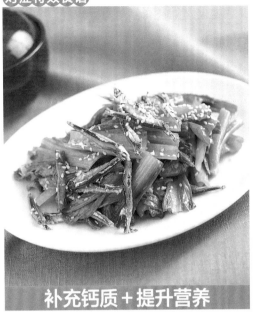

补充钙质 + 提升营养

热量：241.8千卡	糖类：4.9克
蛋白质：23.2克	脂肪：14.4克
膳食纤维：1.8克	

 1 人份

油菜炒丁香鱼

材料：
油菜100克，丁香鱼30克，大蒜1瓣，白芝麻5克，水15毫升

调味料：
麻油2小匙，米酒1小匙

做法：
❶ 材料洗净。油菜切段。大蒜切末。丁香鱼放入油锅爆香至水分收干。
❷ 麻油倒入锅中加热，炒香大蒜末，加油菜段、米酒、水大火快炒。
❸ 加丁香鱼拌炒至油菜变软，再撒上白芝麻即可。

Food 保健功效

油菜、丁香鱼、白芝麻，皆含丰富的钙质，可强化骨骼、改善骨质疏松症。油菜中的维生素C和镁，以及丁香鱼中的维生素D，能促进钙质被人体吸收和利用，减少钙离子从肾脏流失，强化与保护骨骼。油菜还含有B族维生素、类胡萝卜素、膳食纤维等多种成分，能提供身体多元营养素。

开阳芥蓝

材料：
芥蓝100克，虾米15克，大蒜1瓣，姜2片

调味料：
色拉油2小匙，白糖3.5大匙，花椒油、盐各1小匙

做法：
❶ 材料洗净。芥蓝小段。大蒜切末。姜切细丝。
❷ 芥蓝段放入加3大匙白糖的水中烫熟，捞起，浸泡于冰水中，待凉备用。
❸ 油倒入锅中加热，爆香大蒜末、姜丝和虾米，加1/2大匙糖、花椒油和盐拌匀，再加芥蓝段炒匀。

Food 保健功效

芥蓝和虾米皆含丰富钙质，能维持骨骼健康。芥蓝中的镁和维生素C，能帮助吸收钙质，减少钙质流失，使骨骼更强壮健康，有效预防骨质疏松症。

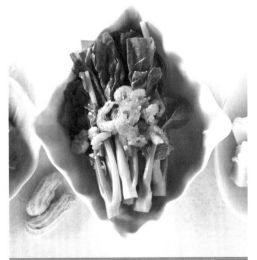

强化骨骼 + 减少钙流失

 1 人份

热量：170.9千卡	糖类：7.4克
蛋白质：11.0克	脂肪：10.8克
膳食纤维：1.9克	

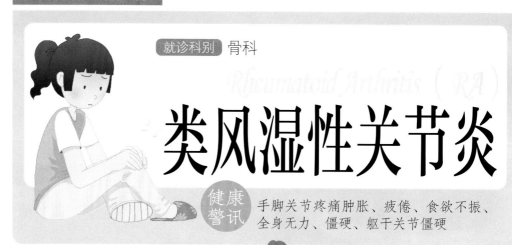

就诊科别 骨科

Rheumatoid Arthritis（RA）

类风湿性关节炎

健康警讯 手脚关节疼痛肿胀、疲倦、食欲不振、全身无力、僵硬、躯干关节僵硬

Health 为什么会得类风湿性关节炎?

类风湿性关节炎是自体免疫性疾病，好发于年轻女性，根据统计，有80%的患者发病年龄在20～45岁，女性是男性的3倍。

类风湿性关节炎，以关节滑膜病变为主要病因，发作时会造成关节的疼痛、肿胀、发炎、僵硬，接着逐步侵犯肌腱、韧带等结缔组织，后期发生软骨与骨头的破坏，进而使关节变形。病情严重时，会造成其他身体器官的发炎与受损。

Health 类风湿性关节炎症状停看听

类风湿性关节炎发病初期，会疲倦、食欲不振、全身无力。通常从小关节开始出现红、肿、热、痛、僵硬等症状，从手指、手腕开始，且为左右对称性，接着是躯干关节。疼痛僵硬的现象在早上最严重，可能维持1小时之久，经过活动后僵硬会缓解。

✚ 医生小叮咛

❶ 注意姿势的正确性，且勿长期维持同一姿势。错误的姿势会导致关节变形，让病情恶化。

❷ 维持理想体重，避免肥胖造成关节负担。

❸ 利用工具与设备，以减少关节磨损，如以推车代替手提、上下楼梯多利用手扶梯。

❹ 避免半蹲、完全蹲或跪的姿势。

❺ 适度运动能改善僵硬，但避免激烈运动。

❻ 每天进行15分钟缓和类型的运动，如柔软体操、散步、游泳。

❼ 做好关节保暖。睡前在床上做简单的伸展运动，可以减缓晨间僵硬现象。

NOTE 舒缓类风湿性关节炎不适的妙招

❶ 使用辅助器材，如护膝、护肘、拐杖等，能减轻关节的负担与疼痛。

❷ 可冰敷减缓关节不适。方式为塑料袋装冰块，外用毛巾包住，置于患部5～15分钟。两次冰敷间，间隔20分钟以上，一天可冰敷数次。

❸ 没有发炎时，可用温水敷15～20分钟。

类风湿性关节炎 **VS** 营养素需求

- 维生素A
- B族维生素
- 维生素C
- 维生素D
- 维生素E
- 钙
- 铁
- 铜
- 锌
- 硒
- EPA
- DHA
- 菠萝酵素
- 生物类黄酮

Food 类风湿性关节炎饮食宜忌公布栏

宜吃的食物

叶菜、花菜类	圆白菜 芥菜 小白菜 西蓝花
根茎类	洋葱 胡萝卜 芦笋
瓜果类	南瓜 甜椒 青椒
水果类	香蕉 柑橘 草莓 柠檬 葡萄 鳄梨 苹果 柳橙 木瓜 杨桃 猕猴桃 番石榴
鱼类	小鱼干 秋刀鱼 三文鱼 金枪鱼 青花鱼 鲭鱼 蚝贝鱼
海鲜类	文蛤 蚬

忌吃的食物

咖啡 辣椒 炸鸡排 胡椒盐 沙茶酱 冰淇淋 奶油蛋糕 饼干 腊肉 土豆 火腿

食材配对 小白菜 三文鱼 保护关节+调节免疫力

Food 营养加分

❶ 小白菜提供丰富的维生素C、维生素E、钙、类胡萝卜素。维生素C、维生素E、类胡萝卜素，具有抗氧化作用，能清除自由基，避免关节受到伤害，进而改善关节的活动力。钙可减缓骨质流失，预防类风湿性关节炎可能造成的骨质疏松症。

❷ 三文鱼中的维生素A和维生素E，是极佳的抗氧化营养素，能对抗关节老化，减轻关节受到的伤害。

❸ 小白菜中的维生素C，与三文鱼中的优质蛋白搭配，可形成胶原蛋白，能加强关节弹性，减缓类风湿性关节炎引发的不适感。

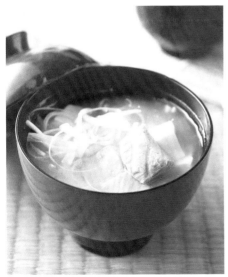

白菜豆腐三文鱼汤 ①人份

材料:
小白菜30克，三文鱼50克，豆腐1/4盒，高汤300毫升，葱1/4根，姜1片，盐1/4小匙

做法:

❶ 材料洗净。小白菜切小段。葱切丝。豆腐、三文鱼切块。

❷ 高汤、豆腐块倒入锅中，加姜片、鱼块和盐，煮滚转小火，续煮10分钟。

❸ 加小白菜段煮熟，再撒葱丝即可。

明星食材 →小白菜

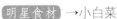

保护关节　补充钙质
预防骨质疏松　抗氧化

Food 类风湿性关节炎饮食调养重点

❶ 摄取6大类食物，以获得各类营养素，调节免疫力，减缓关节受到的伤害。

❷ 摄取适量铁质。富含铁质的食物，有肉类、豆类、深绿色蔬菜。

❸ 饮食方面建议选择天然新鲜食材，以易消化的食物为主。

❹ 烹饪方式以清淡为原则，少吃辛辣、油腻及过咸的食物。

❺ 增加ω-3多元不饱和脂肪酸的摄取。ω-3有减轻炎症的作用，能改善类风湿性关节炎，早晨关节僵硬和疼痛的症状。深海鱼如三文鱼、白鲳鱼、鲭鱼、秋刀鱼等，皆富含ω-3。

❻ 摄取足够钙质。乳制品、银鱼、小鱼

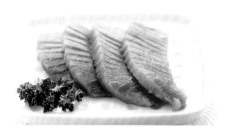

干、蛤蜊、牡蛎、豆制品、深绿色蔬菜、黑芝麻等，皆是不错的选择。

❼ 建议热量来源以糖类、淀粉类为主。避免摄取大量高脂肪的食物，如肉类、奶制品，以免刺激关节，引发不适。

❽ 摄取足够的维生素C。维生素C有抗氧化、保护关节的作用，可以从新鲜蔬果中获得。

Food 宜食忌食Q&A解答

Q 类风湿性关节炎患者吃"葡萄糖胺"有效吗？

A 帮助不大。"葡萄糖胺"主要用于退化性关节炎。

类风湿性关节炎是一种自体免疫性疾病，而退化性关节炎，主要是关节间软骨相互磨损造成的。"葡萄糖胺"是软骨成分之一，其作用在于可以减轻软骨破坏，与增强关节黏液的润滑作用。类风湿性关节炎虽然也会造成软骨的破坏，但最主要的问题，在于免疫细胞侵犯关节，造成关节慢性炎症。患者服用"维骨力"或"葡萄糖胺"，对病情帮助不大。

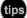 **tips** 中医师的小偏方

❶ 薏苡仁粥：准备薏苡仁75克、桂花10克，将薏苡仁、桂花和500毫升的水放入锅中，煮至熟烂即可食用。薏苡仁具有祛湿、抗炎的作用，能舒缓类风湿性关节炎的不适。

❷ 银耳龙眼汤：准备银耳10克、龙眼肉5克、冰糖少许。将银耳洗净、泡软去蒂，用500毫升的水熬煮至半软，再加入龙眼肉，继续熬煮到软烂即可。

 tips 活络筋骨的特效汤饮

黑木耳姜汤：准备木瓜12克、黑木耳37.5克、姜3片。将黑木耳洗净、泡软去蒂，撕成小片。连同木瓜、姜一起，用1000毫升的水熬煮大约30分钟，即可食用。木瓜有舒筋骨的功效，黑木耳可以润滑关节，类风湿性关节炎患者适量食用，能舒缓不适。

缓解炎症 + 延缓老化

热量：355.2千卡	糖类：2.3克
蛋白质：29.0克	脂肪：25.6克
膳食纤维：0.0克	

1人份

香煎鲀鲹鱼

材料：

鲀鲹鱼片150克，柠檬汁1/2小匙

调味料：

色拉油2小匙，盐1/4小匙，米酒1小匙

做法：

1. 盐放入干锅中，以小火略炒至黄，再均匀抹在鲀鲹鱼片上，放入冰箱腌半天。
2. 取出鱼片抹米酒，于通风处风干10分钟。
3. 锅内放油，加热，小火煎至鱼片两面呈金黄色，起锅，淋上柠檬汁。

Food 保健功效

柠檬中的维生素C和多酚，具抗氧化作用，能减缓关节受到的伤害；维生素B_1具安定神经系统的作用，可舒缓炎症与肌肉疼痛；钙质能强健骨骼，预防类风湿性关节炎造成的骨质疏松症。鲀鲹鱼富含蛋白质，和柠檬的维生素C一起作用，可合成胶原蛋白，能强化关节弹性、维持关节功能。

海带豆腐汤

材料：

干海带30克，豆腐1/4块，小鱼干15克，水350毫升，豆芽菜10克

调味料：

盐、麻油各1/4小匙

做法：

1. 材料洗净。豆腐切块。干海带泡软，切段。
2. 水倒入锅中，以大火煮至沸腾，加入小鱼干、豆腐块、豆芽菜和海带段，转中小火煮至熟。
3. 加盐调匀，最后淋上麻油即可。

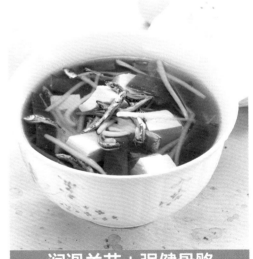

润滑关节 + 强健骨骼

热量：103.4千卡	糖类：3.1克
蛋白质：12.4克	脂肪：4.6克
膳食纤维：2.5克	

 1人份

Food 保健功效

海带中的类胡萝卜素与豆腐中的蛋白质，能协助合成胶原蛋白，可保持关节的润滑度、增强关节组织的弹性。小鱼干中丰富的钙质，能强健骨骼，减缓骨质流失，预防类风湿性关节炎造成的骨质疏松症。

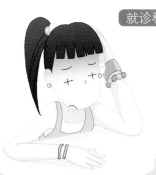

就诊科别 普通内科、神经内科、疼痛科、中医内科

Migraine

偏头痛

健康警讯 眼睛看到闪光、视线模糊、畏光、畏声、恶心、单侧剧烈头痛

Health 为什么会偏头痛?

偏头痛是一种反复发作的头痛，发生范围经常局限在一侧的太阳穴，大约30%患者，会发生两侧的头痛。

偏头痛有遗传性，好发于25～55岁。诱发偏头痛的原因，如雌激素分泌不稳定、睡眠习惯的改变、闪烁的光线、噪音、环境温度过冷、强烈气味、压力、缺乏运动、过度疲劳、头部受伤、进食某些特定食物等。

Health 偏头痛症状停看听

偏头痛根据症状，可分为典型偏头痛与一般偏头痛。典型偏头痛，在发作前会有视觉障碍的现象出现，如眼睛看到闪光、视线模糊等，接着脸及四肢会刺痛、无力或麻痹，同时伴随恶心、畏光等现象。当预兆消失后，单侧剧烈头痛便会出现，疼痛持续时间从数小时到数日。一般偏头痛则是只有头痛，多数人属于此类。

✚ 医生小叮咛

❶ 头痛发作30分钟内或预兆出现时，就服用头痛药，效果会较好。

❷ 试着记录偏头痛发作时的各种状况及发作条件，包含饮食、环境。找出诱发因素，以避免再次发作。

❸ 维生素B_2可减少偏头痛发作的频率和持续的时间，一天剂量可服用50毫克。服用前先咨询医生。

❹ 养成规律的睡眠作息。

❺ 三餐定时，补充足够水分，避免烟酒。

❻ 学会抒解压力，每天做30分钟中等强度的运动抒压。

NOTE 舒缓偏头痛不适的妙招

❶ 头痛征兆出现时，尽可能找一个安静、黑暗的地方，坐着或躺着休息。

❷ 冰敷疼痛的部位。将冰块装进塑料袋，用毛巾包着，冰敷疼痛部位，觉得过冷就暂时移开。

❸ 按压颈肩部，让肌肉放松，以减缓不适感。

❹ 闭上眼睛，用手指轻轻按压太阳穴。

偏头痛 VS
营养素需求

- 维生素B_1
- 维生素B_2
- 维生素B_3
- 维生素B_5
- 维生素B_6
- 维生素B_9
- 维生素B_{12}
- 维生素C
- 生物素
- 维生素K
- 镁
- 不饱和脂肪酸

Food 偏头痛饮食宜忌公布栏

宜吃的食物	蔬菜、海藻类	青椒 茄子 芥菜 玉米 豆芽菜 大蒜 海带
	水果类	番石榴 猕猴桃 柠檬 葡萄柚 苹果 鳄梨
	坚果类	南瓜子 葵花子 花生 芝麻
	谷类	糙米 燕麦 麦麸 裸麦 荞麦
	其他类	豆腐 瘦肉 蜂王乳
忌吃的食物	加工肉类	热狗 培根 腌牛肉 肉干 腊肉 香肠
	奶类	乳酪
	豆类	蚕豆 扁豆
	饮品类	茶 咖啡 红酒 啤酒
	其他类	酵母 味精 巧克力 烤肉酱 泡菜

食材配对 芝麻 + 茄子 = 舒缓情绪+改善头痛

Food 营养加分

❶ 芝麻中的B族维生素，有助于维持神经功能正常、促进大脑血液循环、改善偏头痛；镁可安定神经，舒缓血管收缩，减轻偏头痛现象。

❷ 茄子富含B族维生素，能维持神经功能正常，有助于大脑正常运作，减缓头痛症状；镁可舒缓紧张的神经，改善头痛。

❸ 芝麻与茄子皆含有可舒缓、安定脑神经的营养成分，两者一起作用，更能强化减轻头痛的效果。

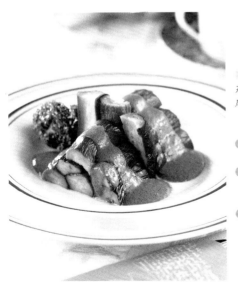

麻酱凉拌紫茄
1人份

材料：
茄子150克，芝麻酱30克，酱油、白糖各2小匙，麻油1小匙，冷开水40毫升

做法：
❶ 茄子洗净，去蒂，蒸熟后取出放凉。
❷ 茄子切小段，放入盘中，再移至冰箱冷藏备用。
❸ 芝麻酱、酱油、白糖、麻油和冷开水调匀，食用前淋在茄子段上。

明星食材 →芝麻

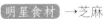

安定神经　舒缓头痛
滋阴补血　防癌抗老
预防心血管疾病

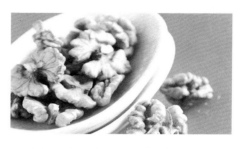

Food 偏头痛饮食调养重点

1. 三餐定时定量，并摄取6大类食物，能稳定血糖，改善偏头痛症状。

2. 补充足够的镁。镁能调节血液循环、放松肌肉。富含镁的食物有全谷类、坚果类、西蓝花、茄子等。

3. 补充维生素B_2。维生素B_2就是核黄素，可能减少偏头痛发作的频率和持续的时间。富含维生素B_2的食物，如奶制品、全谷类、绿色蔬菜、坚果类、蛋黄、牡蛎等。

4. 热量来源应该以糖类为主，高脂肪食物要少吃，如肥肉、动物内脏等。

5. 喝足量的水，建议每天喝水2000～3000毫升。

6. 多摄取富含维生素C的新鲜蔬果。维生素C具有良好的抗氧化及抗压力作用，能在紧张时刻帮助身体正常代谢，改善偏头痛。新鲜蔬果如深绿色蔬果、猕猴桃、草莓等，皆富含维生素C。

7. 避免食用乳酪、巧克力、酒精性饮料，特别是红酒。研究发现这类食物容易诱发偏头痛。

Food 宜食忌食Q&A解答

Q | 喝咖啡能舒缓偏头痛？

A | 咖啡因有可能舒缓头痛，但过量则会有反效果。

有些偏头痛患者发现，喝一杯咖啡或含有咖啡因的饮料，能减轻头痛。咖啡因的确对部分患者有舒缓头痛的效果，不过，过量的咖啡因，会使血管过度收缩，加重不适。再者，若长期每天喝大量咖啡，突然间不喝了，也有可能因戒断而引起头痛。除非有把握控制好摄取量，否则不建议偏头痛患者，采用这种方式舒缓头痛。

 tips 中医师的小偏方

1. 中医将偏头痛分为3类。肝阳上亢采用龙胆泻肝汤治疗；血虚采用四物汤、补阳还五汤治疗；血淤采用血府逐淤汤治疗。

2. 偏头痛患者应少吃寒性食物，如苦瓜、丝瓜。

3. 散寒鱼头汤：川芎、白芷各10克，鱼头250克，姜数片。将材料放入锅中用600毫升的水熬煮，取汤服用，可祛风散寒、活血止痛。

tips 舒缓头痛特效茶饮

1. 花草减压茶：准备玫瑰花、洋甘菊、马鞭草各5克。将所有材料放入纱布袋内，用500毫升热开水冲泡，5分钟后即可饮用。

2. 迷迭马鞭草茶：将迷迭香、马鞭草各10克，薄荷6克，用棉布袋包起，以450毫升热开水冲泡15分钟，即可饮用。

麻婆豆腐

材料：
豆腐1/3盒，绞肉75克，葱1根

调味料：
辣椒酱1/3小匙，色拉油、白糖、豆瓣酱各1/2小匙，水20毫升

做法：
1. 材料洗净。豆腐切小块，用沸腾的水汆烫，捞出。葱切末。
2. 锅内放油，加热，加入绞肉不停拌炒至干。
3. 放入豆腐块，加辣椒酱、豆瓣酱、白糖和水一起烧煮至熟，再撒上葱末。

Food 保健功效

豆腐含有丰富的B族维生素、卵磷脂、钙、镁。B族维生素可调节大脑功能，改善头痛问题；镁能舒缓头部紧绷的血管、紧张的神经；卵磷脂可改善高血压带来的头痛。猪肉的维生素B_1含量丰富，有助于安定大脑神经系统。猪肉与豆腐搭配食用，更能强化舒缓头痛的效果。

活化大脑细胞 + 放松神经

热量：149.6千卡	糖类：6.1克
蛋白质：17.4克	脂肪：6.2克
膳食纤维：0.4克	

1人份

核桃莲藕甜汤

材料：
核桃、花生各8克，莲藕粉2小匙，红枣3颗，水350毫升

调味料：
冰糖2小匙

做法：
1. 材料洗净。红枣用小火蒸10分钟。花生、核桃拍碎。
2. 水倒入锅中，大火煮至沸腾后转小火，加莲藕粉，搅拌至熟，熄火，待凉。
3. 加入红枣、核桃和花生，稍微搅拌即可。

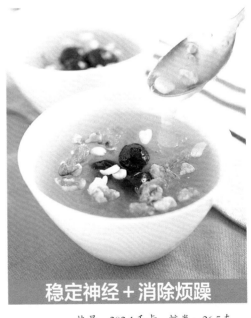

稳定神经 + 消除烦躁

Food 保健功效

核桃和莲藕都含有丰富的B族维生素，能调节大脑功能，维持大脑神经系统的安定。核桃还含有镁，可避免头部血管过度收缩，改善偏头痛。

1人份

热量：202.1千卡	糖类：26.5克
蛋白质：3.6克	脂肪：9.1克
膳食纤维：2.0克	

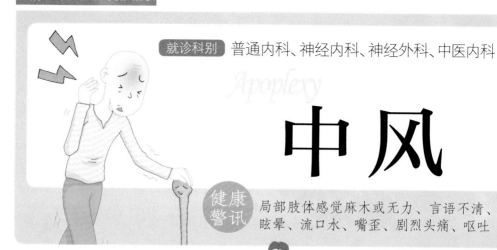

Apoplexy

中 风

健康警讯 局部肢体感觉麻木或无力、言语不清、眩晕、流口水、嘴歪、剧烈头痛、呕吐

Health 为什么会中风？

中风一般是指脑血管发生急性病变，主要为脑部血管阻塞或爆裂，使得该范围的脑组织，因无法获得充分的氧气与养分而坏死，进而使患者丧失活动能力，甚至死亡。

中风分阻塞性与出血性，常见病因为吸烟、"三高"、肥胖、暴饮暴食、过量饮酒等。先天性脑动脉瘤破裂、脑血管畸形也是造成出血性中风的因素。

Health 中风症状停看听

中风的症状多样，大多是突发性，事前可能有短暂症状又复原的情形。典型的中风症状，为局部肢体感觉麻木或无力、身体突然失去平衡或眩晕、视力突然变差、言语不清、流口水、嘴歪、剧烈头痛、呕吐。

根据研究，男女中风表现出的症状有些差异，女性较常有呼吸困难、痉挛、神智不清、身体疼痛等症状。

✚ 医生小叮咛

❶ 抢救治疗中风的黄金时间，是发作3小时内。若怀疑中风发作，务必尽速送医。

❷ 患有高血压、糖尿病、高脂血症及心脏病的人，是中风的高危险人群，应接受治疗与控制。

❸ 维持正常生活作息，避免熬夜、吸烟、喝酒。

❹ 控制血压、血糖与血脂，以免二次中风。

❺ 维持理想体重，能降低血管病变的发生概率。

❻ 适度运动，能促进血液循环，预防中风。

❼ 注意气温变化，做好保暖工作，避免脑出血。

❽ 若不幸中风，经过治疗后患者需努力复健，以尽量恢复身体功能。

NOTE 舒缓中风不适的妙招

❶ 多按摩内关、合谷等穴位，可减缓中风后遗症。内关穴位置：手掌朝上，腕横纹上面3指宽中央处。合谷穴位置：虎口靠骨缘处。

❷ 中风者容易流汗，在穿着上应以舒适方便为原则，所穿的衣服号码应比平常大一点，扣子可解开1~2个。材质以可吸汗、保暖、不紧绷为原则，棉制品较佳。

中风 VS

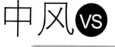

营养素需求

● 维生素A	● 维生素B$_1$	● 维生素B$_2$	● 维生素B$_3$	● 维生素B$_4$
● 维生素B$_5$	● 维生素B$_{12}$	● 生物素	● 维生素C	● 维生素E
● 次亚麻油酸	● DHA	● EPA	● 寡糖	● 硒
● 锌	● 钙	● 镁	● 钾	● 类胡萝卜素

Food 中风饮食宜忌公布栏

宜吃的食物	蔬菜、菇蕈类	胡萝卜 土豆 芦笋 菠菜 西红柿 芫荽 南瓜 冬瓜 西蓝花 上海青 大蒜 洋葱 香菇
	水果类	葡萄 柑橘 香蕉
	豆类	黄豆 黄豆 绿豆 扁豆
	谷类	糙米 燕麦 麦麸 裸麦 荞麦 米糠 小麦胚芽
	海鲜类	秋刀鱼 三文鱼 鲭鱼 鳗鱼 白鲳鱼 牡蛎 金枪鱼 沙丁鱼
	其他类	酵母
忌吃的食物	腌制类	腌肉 熏鸡 熏鸭 香肠 蜜饯 梅菜干
	其他类	猪皮 鸡皮 猪蹄 烤肉 肉酱 火腿 奶油 肥肉 猪油 动物内脏 腊肉 蟹黄 虾子 鱼子 乌鱼子 鱼皮 炸鸡 玉米酱 豆瓣酱 辣椒酱 沙茶酱 汉堡 咖啡 浓茶

食材配对 牡蛎 + 洋葱 ＝ 降胆固醇+改善高血压

Food 营养加分

❶ 牡蛎中的EPA、DHA和牛磺酸，具有降低胆固醇、甘油三酯的作用，可预防中风、心肌梗死等疾病。

❷ 洋葱中的含硫化合物、山奈酚、槲皮素等成分，能够使血管正常扩张，保持血管弹性，降低体内低密度胆固醇的含量，预防中风和各种心血管疾病。

❸ 洋葱所含的特殊物质，能改善高脂血症，并预防血液不正常凝结，和富含不饱和脂肪酸的牡蛎一同作用，更能达到加分效果。

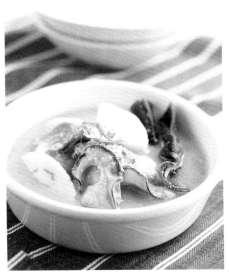

牡蛎汤 ①人份

材料：
牡蛎100克，洋葱片35克，海带结15克，白萝卜块35克，葱花5克，柴鱼3克，鱼板2片，高汤300毫升，热开水50毫升

做法：
❶ 高汤煮沸加海带结、白萝卜块和洋葱片，再加鱼板和柴鱼，煮滚转小火续煮10分钟。
❷ 加牡蛎煮熟，再撒上葱花即可。

明星食材 →牡蛎

■促进肝脏功能 ■降胆固醇
■预防心血管疾病

Food 中风饮食调养重点

❶ ω-3不饱和脂肪酸具有降低血液中胆固醇的效果，能维持血管弹性与健康。建议适量摄取含ω-3的食物，如秋刀鱼、三文鱼。

❷ 增加类胡萝卜素的摄取，因其能防止胆固醇氧化，维持血管健康状态。富含类胡萝卜素的食物，有胡萝卜、菠菜、木瓜等。

❸ 新鲜的蔬菜水果富含维生素C，能促进胶原蛋白的合成，加强血管弹性。

❹ 坚果类食物含丰富的维生素E，是良好的抗氧化剂，可维持血管健康。坚果类食物的热量较高，每天不要超过20克，以免造成体重上升。

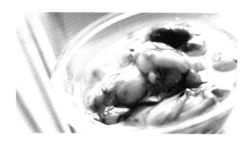

❺ B族维生素能帮助脂肪代谢，降低中风发生的概率。富含B族维生素的食物，如全谷类、豆类、牛奶等。

❻ 适量摄取叶酸。叶酸主要存在于绿色蔬菜、柑橘类水果中。

❼ 豆类富含卵磷脂，能预防中风。

❽ 摄取足够的膳食纤维，可控制血液中胆固醇的含量。

Food 宜食忌食Q&A解答

Q 油脂容易引发中风，料理时最好都不要用油？

A 错。油脂能帮助营养吸收，某些油还可保护血管健康。

许多人认为油脂对身体有害无益，只会造成肥胖，引发血管疾病，因此进食时"滴油不沾"。实际上，有些营养素，如维生素A、维生素D、维生素E、维生素K等，都需要油脂帮忙吸收。一滴油都不沾，会使血管细胞膜缺乏油脂，对血管弹性与健康不利。选择单元与多元不饱和脂肪酸较多的食用油，如橄榄油、葵花籽油等，既能帮助营养素吸收，又可减少血管内胆固醇的堆积。

 tips 中医师的小偏方

❶ 中医认为菊花、山楂、决明子、威灵仙、天麻、槐花、川芎、地龙、竹茹、薄荷、红花、丹参等药材，可预防或改善中风。平常可以取这些药材，作为食补调理，或者冲泡成茶饮。

❷ 芹菜粥：准备芹菜100克、白米50克，以及水480毫升。白米洗净，芹菜洗净后切段。把水跟白米倒入锅中，煮至白米半熟后再加入芹菜，熬至软烂即可食用。

tips 保护脑血管特效茶饮

❶ 丹参绿茶：准备丹参10克、绿茶3克。将两种材料放置于杯中，用热开水冲泡，闷约10分钟后即可饮用。绿茶与丹参皆具保护脑血管健康的功效。

❷ 三七洛神茶：准备三七4克、洛神花3朵，用500毫升热开水冲泡，闷20分钟后即可饮用。

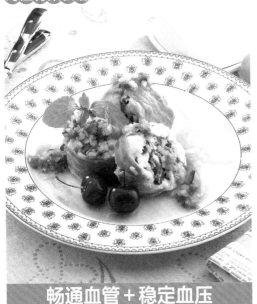

翡翠菠菜鲷鱼卷

材料:
菠菜75克,鲷鱼片50克,鸡蛋1个,面包粉20克,樱桃2颗

调味料:
盐、胡椒粉各1/4小匙,油醋迷迭香色拉酱1小匙

做法:
1. 鸡蛋取蛋黄。菠菜洗净汆烫,捞出挤干,切碎后加蛋黄、面包粉、盐和胡椒粉搅匀,做成内馅。
2. 将鲷鱼洗净排在铝箔纸上,加内馅,卷成筒状,移入蒸锅蒸熟。
3. 撕开铝箔纸,切段,盛盘,淋油醋迷迭香色拉酱,摆上樱桃,即可食用。

Food 保健功效

菠菜中的叶酸,能清除体内的同型半胱氨酸,避免血管阻塞,预防中风和心血管病。钾可使血管正常扩张,有助于稳定血压。鲷鱼属高蛋白、低脂肪食物,所含的B族维生素,有助于脂肪的代谢,搭配菠菜保护血管的作用,更能强化预防中风的效果。

畅通血管 + 稳定血压

热量:364.8千卡	糖类:3.7克
蛋白质:46.8克	脂肪:18.1克
膳食纤维:2.0克	

1人份

豆酥鳕鱼

材料:
鳕鱼片150克,葱1/2根,姜1片,大蒜1瓣,豆酥粉1大匙

调味料:
色拉油、米酒、酱油各1小匙,盐1/4小匙,白糖1/2小匙

做法:
1. 材料洗净。大蒜、葱切末。鳕鱼片以米酒和盐腌入味,加姜片和葱末,移入蒸锅蒸10分钟至熟,取出。
2. 油倒入锅中加热,加豆酥粉和大蒜末,炒至松软。
3. 加酱油和白糖炒至酥香,捞出,淋在鳕鱼上即可食用。

Food 保健功效

鳕鱼中的DHA和EPA,可降低甘油三酯,避免血栓形成,预防中风和心血管疾病。豆酥由黄豆渣炒成,所含的维生素E和异黄酮素,能抑制胆固醇氧化与累积。

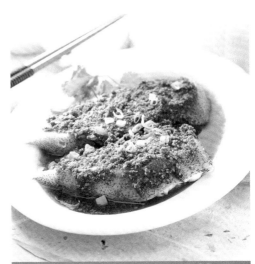

降低血脂 + 预防血栓

1人份

热量:374.3千卡	糖类:7.0克
蛋白质:25.3克	脂肪:27.3克
膳食纤维:2.0克	

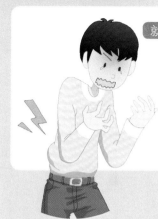

就诊科别 神经内科、骨科、中医伤科

坐骨神经痛

健康警讯 背部酸痛，直立困难，下背部、臀部、大腿后侧到小腿范围出现疼痛感

Health 为什么会出现坐骨神经痛?

坐骨神经来自于腰椎，经臀部、大腿后侧部，向下延伸至小腿及足部。此范围内任何一部分受到异常压力，引发坐骨神经病变、引起疼痛，称为坐骨神经痛。

造成坐骨神经痛的原因众多，主要是腰椎间盘突出，及腰椎狭窄而压迫到神经。其他如腰椎关节炎、腰椎滑脱、臀部肌肉肿胀、局部肿瘤，也会造成坐骨神经痛。

Health 坐骨神经痛症状停看听

坐骨神经痛最典型的症状，就是疼痛感从后背部沿着臀部，顺着大腿后侧延伸，一直到小腿的侧面或腿肚，甚至是脚。初期只会感到背部酸痛，随着坐骨神经受到挤压，才会出现典型的症状。严重时会出现脚麻、无法弯腰等现象。

✚ 医生小叮咛

1. 避免提重物。捡东西时，最好蹲下来捡。
2. 避免激烈的腰部运动。
3. 站姿、坐姿都应该要正确，不要弯腰驼背。
4. 疼痛时找张床躺下来休息。
5. 女性应避免穿高跟的鞋子。
6. 避免久坐、久站。若上班需要，则建议每3分钟变换姿势，活动一下。
7. 坐着的时候，避免翘脚，以免单边压力过大。
8. 运动前后，都应该要进行缓和的暖身运动。
9. 平常可以在家里做温敷，每3～4小时温敷1次，每次20～30分钟。

NOTE 舒缓坐骨神经痛不适的妙招

1. 在坐位前方摆个矮凳，坐着的时候，将双腿搁在箱子或凳子上，可以减缓下背部的压力。
2. 平躺时，可以在膝关节后侧，置放枕头或棉被，使膝盖稍弯曲，以减缓疼痛。
3. 疼痛加剧或病情较重时，可穿上束腹或背架，以保护腰部。勿长期间穿着，以免肌肉萎缩。

坐骨神经痛 VS
营养素需求

- 维生素B$_1$
- 维生素B$_2$
- 维生素B$_3$
- 维生素B$_5$
- 维生素B$_6$
- 维生素B$_9$
- 维生素B$_{12}$
- 维生素C
- 维生素D
- 维生素E
- 钙

Food 坐骨神经痛饮食宜忌公布栏

宜吃的食物

蔬菜、菇蕈类	西蓝花 红薯 圆白菜 土豆 西红柿 洋葱 大蒜 西芹 香菇
水果类	荔枝 猕猴桃
肉类	瘦肉 动物肝脏 鱼肉
谷类	糙米 燕麦 麦麸 黑麦 荞麦 小麦胚芽
坚果类	瓜子 腰果 核桃 杏仁 开心果 栗子 松子 花生
豆类	黄豆 红豆 绿豆
其他类	蛋类 乳制品 酵母

忌吃的食物

咖啡 辣椒 花椒 酒 冰淇淋 冷饮 巧克力

食材配对 红豆 糙米 缓解炎症+安定神经

Food 营养加分

❶ 红豆富含B族维生素，具调节神经系统功能、安定神经作用，可缓和神经发炎的疼痛，舒缓坐骨神经痛所引起的不适。

❷ 糙米含有维生素B_1、维生素B_2、维生素B_3、维生素B_5、维生素B_6等营养素，能维持神经系统的安定，有助于舒缓神经发炎带来的疼痛症状。

❸ 红豆与糙米皆含有丰富的B族维生素，两者一起作用，可强化安定神经效果，有效对抗坐骨神经痛。

红豆糙米饭 2人份

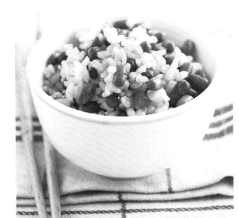

材料：
红豆30克，糙米100克，水240毫升

做法：

❶ 红豆与糙米均洗净，一同泡水8小时，捞出。

❷ 红豆与糙米放入电锅中，加水，外锅倒100毫升的水，按下开关，蒸煮至开关跳起。

❸ 略焖一下再盛出食用，可增加美味。

 明星食材 →红豆

▧ 稳定神经 ▧ 稳定情绪
▧ 解毒消肿 ▧ 增强体力
▧ 改善高血压 ▧ 改善贫血

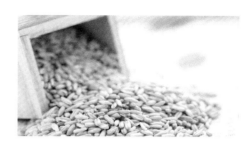

Food 坐骨神经痛饮食调养重点

1. 三餐定时定量，避免摄取过多热量，造成体重上升而加重压迫神经的情形，使得不舒服症状加剧。

2. 维持均衡的饮食，摄取6大类营养物质。

3. 多补充B族维生素，因B族维生素能维护神经系统的健康、促进新陈代谢的正常。富含B族维生素的食物，有谷类、肉类、豆类、奶蛋类、动物肝脏及绿色蔬菜。

4. 补充维生素D，因维生素D能促进钙质的吸收。含维生素D的食物，有鱼肉、蛋黄、肝脏、牛奶、菇类。每天于清晨或傍晚，晒太阳10～15分钟，可帮助身体自行制造维生素D。

5. 多摄取维生素C、维生素E，因维生素C与维生素E皆具有不错的抗氧化效果，能保护神经、延缓衰老。摄取足量的维生素C与维生素E，能保护关节，降低坐骨神经痛发生的概率。

6. 多补充钙质，因钙能强化神经系统、强健骨骼。富含钙质的食物，有小鱼干、牛奶、豆腐、黑芝麻、发菜、紫菜、芥蓝、红薯叶、雪里蕻等。

Food 宜食忌食Q&A解答

Q 有坐骨神经痛的人不能吃香蕉吗？

A 要看造成的原因，无法一概而论，若为筋骨问题，则宜少吃。

常听说"筋骨伤不可以吃香蕉"，香蕉含的磷较多，钙相对较少，两者在体内会有对抗的情形，吃多了磷容易使体内的钙相对降低。再者，香蕉属糖分高的水果，经代谢后会消耗患者体内的维生素B_1，易造成神经、肌肉的协调失衡，让伤处更加疼痛或恶化。坐骨神经痛患者若确定为筋骨伤痛所引起，则不宜多吃香蕉，若非则无此限制。

tips 中医师的小偏方

1. 中医认为，坐骨神经痛患者最好不要摄取香蕉、竹笋、鸭肉等凉性食物。

2. 生冷的食物，例如西瓜、水梨、葡萄柚、白萝卜等，坐骨神经痛患者应尽量减少摄取。

3. 适量选用具补气活血效用的中药材，如黄芪、人参、山药、川芎、当归等，来进行食补，有利于舒缓坐骨神经痛。

tips 舒缓神经痛特效汤饮

1. 柳橙猕猴桃汁：准备猕猴桃、柳橙各1个，菠萝1片、水120毫升。柳橙、猕猴桃去皮、切块，和其他材料放入果汁机中打匀，再拌入适量蜂蜜。

2. 桂枝汤：准备桂枝、白芍各15克，甘草10克、红枣6颗、姜3片，用600毫升的水熬煮即可。

精神神经系统疾病

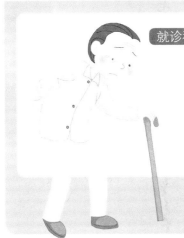

就诊科别 神经内科、中医内科

帕金森综合征

健康警讯 肢体颤抖震颤、肌肉僵直、走路困难、语调声音没有高低起伏、面部表情僵硬

Health 为什么会得帕金森综合征?

帕金森综合征是一种渐进式的神经退化性疾病。造成帕金森综合征的主因,是脑中制造多巴胺的细胞丧失,当丧失程度到达80%,就会出现一些症状。目前造成退化的原因依旧不明。

帕金森综合征常发生在60岁以上的人身上,但近年来发病年龄层有下降的趋势。帕金森综合征患者行动会受到影响,思考能力则几乎没有问题。

Health 帕金森综合征症状停看听

帕金森综合征初期症状轻微,只有动作变慢,接着会出现手指颤抖情形,多半先发生在患者惯用手的手指。然后出现手脚震颤、肌肉僵直、躯干弯曲向前倾、步伐变小无法大步跨越、行动缓慢的情况。

表达能力也会受到影响,患者的语调没有起伏,严重时面部表情僵硬,如扑克脸。

✚ 医生小叮咛

1. 依照医生指示,不可以自行停药或更改剂量。
2. 保持适当的身体活动量,以减缓退化的速度。
3. 补充各种营养素,尤其要摄取足量的维生素E。
4. 注意家中的摆设,加强安全防护设施。
5. 选择方便穿脱的鞋子,勿买需系鞋带的鞋子。
6. 男性患者刮胡须时,最好使用电动刮胡刀,以免刀片操作不慎,导致脸部受伤。
7. 患者多发掘有兴趣的事物,找到舒压的方式。愉快的心情有助于改善病情。
8. 帕金森综合征患者很常发生忧郁情形,家人应多给予鼓励、陪伴。

NOTE 加强帕金森综合征患者安全的妙招

1. 将马桶、椅子加高,能让患者从坐姿站起来时,更加轻松。
2. 在浴室加装卫浴手把,能避免滑倒。
3. 有轮子的助行器,可以帮助患者轻松行走,也可以避免患者因姿态不稳向后跌倒。
4. 按摩肌肉,能使僵硬的身体获得一些改善。

帕金森综合征 VS 营养素需求

维生素B₁	维生素B₃	维生素B₁₂	维生素C	维生素E
蛋白质	γ-次亚麻油酸	DHA	EPA	钙
膳食纤维	卵磷脂	磷脂酸	胆碱	

Food 帕金森综合征饮食宜忌公布栏

宜吃的食物	肉类、海鲜	猪肉 鸡肉 牡蛎
	蔬菜类	胡萝卜 韭菜 西蓝花 莴苣 西红柿 菜豆 甜椒 豌豆 芦笋 上海青 牛蒡 竹笋 菠菜 蚕豆 魔芋
	五谷、坚果类	大米 小麦 糙米 杏仁 白芝麻 黑芝麻 核桃 腰果
	豆奶类	黄豆 纳豆 豆腐 豆干 牛奶 乳酪
	水果类	西瓜 水梨 桑葚 菠萝 柑橘 葡萄 苹果 草莓 樱桃 芒果 柳橙 猕猴桃 葡萄柚
	其他类	银杏叶 蜂蜜
忌吃的食物		服用多巴胺药物时，不宜食用香蕉、牛肉、鱼、肝脏、花生、土豆、酵母等富含维生素B_6的食物或补充剂

食材配对 杏仁 + 草莓 = 抗氧化 + 延缓脑功能退化

Food 营养加分

❶ 杏仁富含维生素B_1和维生素E。维生素B_1有保护脑部神经功能，并具有安定作用，可以维持脑细胞正常运作。维生素E能清除体内自由基，延缓脑部老化。

❷ 草莓含抗氧化营养成分——花青素和维生素C，可减缓脑部老化导致的疾病；膳食纤维能预防或改善帕金森综合征所引发的便秘。

❸ 杏仁的维生素E，搭配草莓的维生素C，可增强抗氧化作用，协同降低罹患帕金森综合征的概率。

草莓杏仁冻

 1人份

■ 材料：
杏仁粉30克，草莓酱30克，琼脂5克，水240毫升

■ 做法：
❶ 杏仁粉、琼脂放入锅中，加水，煮至沸腾，倒入模型杯内，待凉，放冰箱冷藏。
❷ 将凝固的杏仁冻从冰箱里拿出，倒于盘上。
❸ 食用前淋上草莓酱即可。

明星食材 →杏仁

■ 稳定脑神经　■ 对抗老化
■ 预防癌症　　■ 改善贫血
■ 预防动脉硬化　■ 养颜美容

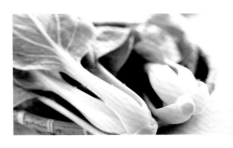

Food 帕金森综合征饮食调养重点

① 均衡饮食，摄取6大类食物。充分吸收各种营养素，使身体功能顺畅，能改善并延缓病情。

② 帕金森综合征容易引起便秘，建议患者应该喝足够的水分，并增加膳食纤维的摄取。水分建议量为一天2 000~3 000毫升。全谷类及新鲜蔬果中，含有丰富的纤维素。

③ 适量摄取维生素B$_6$、维生素B$_{12}$、维生素C、维生素E。维生素B$_6$可以降低同型半胱氨酸含量，减缓脑细胞遭受到破坏；维生素B$_{12}$能帮助对抗大脑的萎缩；维生素C、维生素E是优良抗氧化剂，有助于延缓脑部老化。

④ 饮食以清淡，少盐、低脂为原则。

⑤ 适量摄取坚果类食物。经研究显示，坚果类食物能预防、改善帕金森综合征的病情。可尝试让坚果入菜，这样能避免将坚果当零食，导致热量过高的问题。入菜前先将坚果磨碎，可降低患者咀嚼、消化上的难度。

⑥ 若正在使用抗帕金森药物——多巴胺时，则避免摄取过量维生素B$_6$及蛋白质，以免加速药物代谢，影响效果。

Food 宜食忌食Q&A解答

Q 多吃谷类食物，对帕金森综合征患者有益吗？

A 是的，谷类中的不饱和脂肪酸和B族维生素，能延缓病情发展。

根据研究显示，饮食中以摄取富含不饱和脂肪为主的人，不论是罹患帕金森综合征的概率，或者该病情发展的速度，都会较低、较缓慢。研究显示，发炎造成细胞受损是罹患帕金森综合征的原因之一。多元不饱和脂肪酸有抗发炎、保护神经的效果，单元不饱和脂肪酸可减少细胞伤害。坚果类、蔬菜类、谷类及深海鱼类中，都含有不饱和脂肪酸。

 tips 中医师的小偏方

① 中医认为，帕金森综合征是肝风内动、气血双虚所造成。黄芪、党参、当归、白芍、天麻、丹参、鸡血藤、熟地、白术、肉桂、茯苓、炙甘草等药材，都具调节气血等效果。

② 中医认为，饮食上应该顺应四季自然的变化，但是切勿过头。如夏天不该吃太多冰冷食物，秋冬也不要进补过多热性食物，如此，血液淤阻的情况就会比较少一点。

 tips 预防帕金森综合征特效食品

绿茶：绿茶中含天然的化学物质——茶多酚，它具有抗氧化的特性，也具保护多巴胺神经元的作用。帕金森综合征，主要是因大脑中的神经传导物质多巴胺不足导致。绿茶中的茶多酚，能减少帕金森综合征的发生，每日可喝300~500毫升的绿茶。

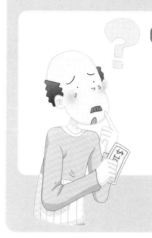

就诊科别 神经内科、精神科、中医内科

阿兹海默症

健康警讯 记忆力减退、操作事物的能力降低、判断力异常、人格特质改变

Health 为什么会得阿兹海默症？

阿兹海默症俗称"老年痴呆症"，它并非正常的老化现象，是一种脑部疾病，会造成脑部神经细胞逐渐丧失。

导致阿兹海默症的原因仍不能确定，目前已知可能形成的原因有遗传、高脂血症、糖尿病、大脑颞叶内侧萎缩、乙酰胆碱物质大量减少、血中同型半胱氨酸浓度过高等。阿兹海默症有家族型和偶发型，大部分人属偶发型。

Health 阿兹海默症症状停看听

记忆力丧失，是阿兹海默症最明显的症状，尤其越近期的事物越记不住。初期症状不明难判断，尔后逐渐进展成较明显的症状，如在熟悉的地方迷路、东西放错位置。

还会出现无法操作熟悉事物、无法抽象思考、判断力异常、情绪不稳、行为和人格特质改变，病情恶化时会出现语言障碍、生活无法自理。

➕ 医生小叮咛

❶ 适量摄取鱼类，可以减少智力降低。多元不饱和脂肪酸中的DHA，能维持脑细胞功能，深海鱼中富含DHA，能预防脑部功能的衰退。

❷ 饱和脂肪酸及反式脂肪酸，会增加罹患阿兹海默症的危险，应该要减少摄取。

❸ 补充维生素A、B族维生素、维生素C、维生素E。

❹ 远离刺激性物质，避免烟酒，少喝含咖啡因的饮料。酒精会影响脑部神经传导物质，长期过量饮酒，易导致脑部细胞死亡。

❺ 运动能促进血液循环、强化心脏功能，进而调节脑神经传导物质的释放，有助于健全大脑记忆功能。

NOTE 保持脑部健康的妙招

❶ 经常走路能使心智更健康。年长者无法长时间走路没关系，每次5~10分钟，每天步行时间加起来达30~50分钟，就会有良好效果。

❷ 多动脑，如阅读、玩扑克牌、演奏乐器、猜谜游戏、打麻将等休闲活动，能让头脑更灵活。

❸ 睡个好觉，因适当的睡眠，能避免记忆退化。

阿兹海默症 VS 营养素需求

● 维生素A ● 维生素B1 ● 维生素B3 ● 维生素B6 ● 维生素B12 ● 维生素C ● 维生素E ● β-胡萝卜素 ● EPA ● DHA ● γ-次亚麻油酸 ● 卵磷脂 ● 胆碱 ● ω-3脂肪酸

Food 阿兹海默症饮食宜忌公布栏

宜吃的食物	鱼类	秋刀鱼 沙丁鱼 鲳鱼 三文鱼 鲭鱼 鲣鱼 金枪鱼 鳗鱼 竹荚鱼
	肉类	猪肉 牛肉 鸡肉
	蔬菜、菇蕈类	西红柿 胡萝卜 冬瓜 南瓜 西蓝花 红薯 圆白菜 土豆 竹笋 牛蒡 菠菜 韭菜 芹菜 大蒜 香菇 黑木耳
	水果类	芒果 水梨 枇杷 菠萝 柑橘 草莓 葡萄 苹果 樱桃 柿子 西瓜 猕猴桃 蓝莓 香蕉 葡萄柚
	黄豆及其制品类	黄豆 纳豆 豆腐
	奶蛋类	牛奶 乳酪 鸡蛋
	五谷、坚果类	稻米 小麦 燕麦 糙米 杏仁 芝麻 花生 核桃 腰果
忌吃的食物		烤肉 烤鸡 肥肉 乌鱼子 动物内脏 鸡皮 蹄膀 炸鸡 薯条 腊肉 腌制食品 动物油

食材配对 豆腐 三文鱼 活化脑细胞＋延缓衰老

Food 营养加分

❶ 豆腐含卵磷脂能强化脑细胞功能，对大脑有益；并含胆碱，其为大脑神经传导物质的重要成分，可活化大脑，有效预防阿兹海默症。

❷ 三文鱼含EPA和DHA，能活化脑细胞，预防大脑衰老；维生素A和维生素E，具理想抗氧化作用，能防止细胞受到自由基伤害，延缓脑部老化。

❸ 豆腐和三文鱼搭配食用，可以增强大脑运作，能减少罹患阿兹海默症的概率。

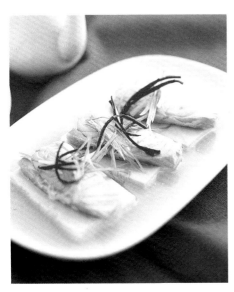

清蒸豆腐三文鱼 ①人份

材料：
鸡蛋豆腐1/4盒，三文鱼片100克，葱丝10克，辣椒丝5克，酱油1大匙，米酒1小匙，水20毫升，白糖1/3小匙，色拉油、麻油各2小匙

做法：
❶ 鸡蛋豆腐切片，和三文鱼片排入盘中，加酱油、米酒、水和白糖，以大火蒸5分钟，取出，撒葱丝和辣椒丝。

❷ 色拉油和麻油倒入锅中加热后，淋在三文鱼片上。

明星食材 →三文鱼

■ 活化脑细胞　■ 稳定情绪
■ 保护心血管

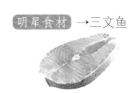

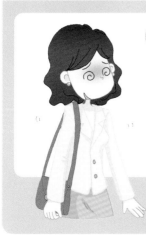

造血系统疾病

就诊科别 血液科、普通内科、中医内科

Anemia

贫血

健康警讯 运动时呼吸困难、体力差、易倦怠、皮肤、黏膜、指甲苍白，指甲易断裂

Health 为什么会贫血?

贫血是指血液中的红细胞数量太少、血红蛋白降低或血液稀薄的状态。造成原因有骨髓病变、慢性病、出血、溶血，或长期缺乏铁、叶酸、维生素B_{12}等营养素。

贫血大致可分为以下几种，好发于女性的缺铁性贫血、先天遗传性的地中海贫血、营养素不足引起的贫血、骨髓病变引起的再生不良性贫血、出血性贫血及溶血性贫血。素食、爱吃速食、肾功能衰竭、消化性溃疡为高危人群。

Health 贫血症状停看听

贫血的症状依程度而有所差别。轻微贫血无明显症状，主要是运动时呼吸困难、头晕。长期贫血，可能容易疲倦，皮肤、黏膜、指甲苍白，心跳及脉搏增快，头晕、头痛、指甲易裂、注意力难集中。严重者会出现嗜睡、心脏扩大、心力衰竭等现象。

✚ 医生小叮咛

① 适量补充蛋白质食物。

② 摄取足够的铁、叶酸、维生素B_{12}、维生素C。

③ 食欲不振时，选择自己喜欢的口味与食物，进食方式宜少量多餐。

④ 少喝刺激性的饮料，如咖啡、酒。

⑤ 缺铁性贫血患者，避免在用餐后马上喝茶或咖啡，其间隔时间最好超过2小时。

⑥ 应避免同时服用铁剂类胃药与制酸剂胃药。

⑦ 维持充分睡眠、开朗的情绪，避免过度劳累。

⑧ 避免食用过多人工甜味剂、食物添加剂。

NOTE 舒缓贫血不适的妙招

① 感到不舒服的时候，最好躺下来休息。

② 变换姿势时，应尽量减缓速度，以免头晕。

③ 贫血容易造成皮肤干燥，建议使用中性肥皂清洁皮肤，并在沐浴后马上使用婴儿油、润肤乳液等保护皮肤。

④ 用软毛牙刷刷牙，避免牙龈出血，影响病情。

贫血 VS

营养素需求

- 维生素B_3
- 维生素B_6
- 维生素B_9
- 维生素B_{12}
- 维生素C
- 维生素E
- 铜
- 铁
- 蛋白质
- 钴
- 锌
- 镍

Food 贫血饮食宜忌公布栏

宜吃的食物

肉类、海鲜	猪肝 鸭血 猪血 猪瘦肉 牛肉 牡蛎 其他贝类 三文鱼
蔬菜类	西蓝花 小白菜 上海青 芹菜 芥蓝 苋菜 菠菜 木耳菜 芥菜 茼蒿 莴苣 土豆 胡萝卜 豌豆 西红柿
海藻类	紫菜 发菜
水果类	番石榴 猕猴桃 樱桃
谷类	糙米 胚芽米 燕麦
坚果类	黑芝麻 花生 瓜子 腰果 核桃 杏仁
豆类	黄豆 黑豆

忌吃的食物

浓茶 红茶 绿茶 咖啡 汽水

食材配对

 菠菜 + 猪肝 = 预防贫血+活血润色

Food 营养加分

❶ 菠菜中含有丰富的铁质，有助于血红蛋白的合成，可预防或改善缺铁性贫血症状；具还原作用的维生素C，还可避免铁质被氧化。

❷ 猪肝中的维生素B_6，是参与血红蛋白合成的重要营养素；维生素B_{12}有助于红细胞生成；铁质可协助血红蛋白合成。

❸ 菠菜中的维生素C，有助于提高肠道吸收猪肝中的铁质，增强造血功能。两者一起搭配，可有效预防缺铁性贫血和恶性贫血。

绿菠猪肝汤 ①人份

材料：

菠菜段、猪肝片各50克，姜丝10克，高汤350毫升，酱油1/4小匙，淀粉、盐各1/2小匙

做法：

❶ 猪肝用酱油和淀粉腌10分钟。放入沸水中汆烫，再捞出、沥干。

❷ 高汤倒入锅中煮至沸腾，放入姜丝和猪肝煮熟，再加菠菜和盐，略煮即可熄火起锅。

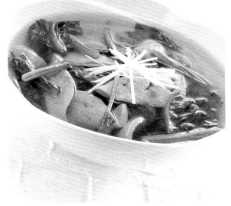

明星食材 →菠菜

■ 预防贫血　■ 改善便秘
■ 预防动脉硬化　■ 减少感冒
■ 降低胆固醇　■ 强健骨骼

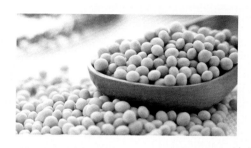

Food 贫血饮食调养重点

1. 多摄取维生素B_9。叶酸是制造红细胞所需的营养素。富含叶酸的食物有肝脏、全谷类、绿色蔬菜、柑橘类水果、蛋黄、黄豆及其制品等。

2. 补充铁质。血红蛋白的合成需要铁离子的参与。当体内缺乏铁质时，血红蛋白的合成便会减少，引发贫血。富含铁质的食物有动物内脏、肉类等。

3. 多吃蔬果，因大部分新鲜的蔬果，都含有丰富的维生素C，有助于铁质的吸收，能预防、改善缺铁性贫血。

4. 蚕豆症患者绝对不可吃蚕豆，也不宜大量吃酸性食物，以免诱发溶血。

5. 地中海贫血患者，要特别注意摄取足够的维生素E，以免因缺乏维生素E，造成血细胞破裂，引发溶血危险。植物油、深绿色蔬菜、坚果类食物皆含丰富维生素E。

6. 咖啡、茶中的鞣酸，会抑制铁质吸收。缺铁性贫血患者在饭后不宜立即饮用咖啡或茶。

Food 宜食忌食Q&A解答

Q 喝高铁高钙的牛奶，真的能预防贫血吗？

A 功效其实不大，建议多从天然食物中摄取造血营养素。

铁质是制造血红蛋白的基本原料，血红蛋白是红细胞中负责携带氧气的分子，当血红蛋白缺乏，就有贫血问题。民间有许多强调补铁功效的食品，如高铁高钙奶粉，实际上，牛奶里的钙和磷酸盐，会妨碍铁的吸收。要补充钙和铁，此两种营养素最好错开来食用。高铁高钙奶粉中的钙质，会影响铁质的吸收，想要借此同时补足两种营养素，恐怕有点困难。

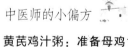

tips 中医师的小偏方

黄芪鸡汁粥：准备母鸡1只、黄芪15克、大米120克。先进行鸡汤部分的准备。将母鸡处理干净剖开，用水洗净。将全鸡放入装有2000毫升水的锅中，慢慢熬出鸡汤，可将鸡汤分袋装起来备用。再将黄芪用500毫升的水熬煮至150毫升的黄芪水备用。最后进行粥的料理，在锅中放入1000毫升的鸡汤、120克的大米、150毫升的黄芪水，慢慢熬成粥，即可食用。

tips 养血特效食品

1. 龙眼莲子饮：龙眼肉5克、莲子、芡实各10克。用400毫升的水，以小火炖煮30分钟即可。

2. 红枣龙眼汤：龙眼肉50克、红枣15颗。用1000毫升的水以大火煮沸。沸后转小火，待红枣软烂后，适量加入红糖即可饮用。

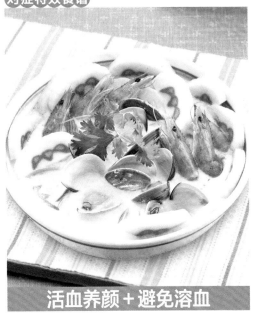

蛤蜊蒸蛋

材料：
蛤蜊4个，菠菜30克，鱼板2片，鸡蛋1个，芫荽1/2棵

调味料：
盐、米酒各1/4小匙

做法：
1. 将材料洗净。蛤蜊泡水吐沙。芫荽切段。菠菜放入调理机中，打成泥状。
2. 将鸡蛋打入碗中，搅拌成蛋汁，加盐和米酒打匀，再加鱼板片、菠菜泥和蛤蜊，移入电锅里。
3. 外锅加180毫升水，蒸至材料熟透，取出，撒上芫荽即可。

活血养颜＋避免溶血

热量：149.6千卡	糖类：5.9克
蛋白质：18.5克	脂肪：5.8克
膳食纤维：0.7克	

1人份

Food **保健功效**

　　蛤蜊和芫荽富含铁质，可协助缺铁性贫血患者合成血红蛋白，防止贫血。蛤蜊中的维生素E，可预防红细胞破裂，避免溶血现象；芫荽中的维生素C，能促进铁质吸收。两者搭配食用可强化改善贫血效果。

香芹炒牛肉

材料：
芹菜50克，牛肉50克，胡萝卜15克，大蒜1瓣

调味料：
色拉油、酱油、淀粉、米酒各1小匙，白糖、盐各1/4小匙

做法：
1. 材料洗净。芹菜切段。牛肉、胡萝卜切丝。大蒜切末。牛肉丝以酱油、糖和淀粉腌10分钟，过油，捞起。
2. 锅内放油，加热，爆香蒜末，放胡萝卜丝和芹菜，以大火翻炒。
3. 加米酒和盐，转小火煮熟，再加牛肉丝炒匀即可。

Food **保健功效**

　　牛肉富含维生素B_6、维生素B_{12}和铁质，有助于血红蛋白的合成，能有效预防贫血。芹菜的维生素C，可促进肠道吸收铁质。两者一起作用，能加强改善贫血现象。

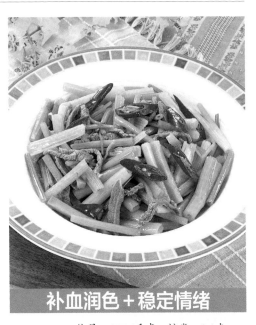

补血润色＋稳定情绪

1人份

热量：155.4千卡	糖类：8.1克
蛋白质：10.9克	脂肪：8.8克
膳食纤维：1.2克	

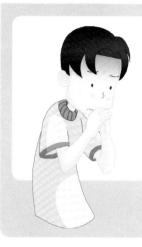

就诊科别 血液科、中医内科

Leukemia

白血病

健康警讯 发热、夜间盗汗、易疲倦、易受感染、牙龈易出血、颈部或腋下淋巴结肿大

Health 为什么会得白血病?

　　白血病又称为血癌,是一种造血组织的恶性疾病,主要特征是骨髓或淋巴腺内,有不正常的白细胞过度增生。4种最常见的白血病类型是急性淋巴细胞性白血病、急性粒细胞性白血病、慢性淋巴细胞性白血病、慢性粒细胞性白血病。小孩多属急性淋巴细胞性白血病,成人多属其他3类。

　　白血病的成因目前仍不清楚,根据研究可能与放射线照射、化学致癌物、染色体缺陷有关。

Health 白血病症状停看听

　　白血病造成的症状为发热、夜间盗汗、疲倦虚弱、时常感染、脸色苍白、皮肤淤青、牙龈易出血。急性白血病症状出现速度很快,通常伴有颈部或腋下淋巴结肿大现象。慢性白血病初期无症状,当症状出现时,开始表现轻微,但会随时间逐渐恶化。

✚ 医生小叮咛

① 依照医生指示用药,不可以自行停用药物。

② 避免出入公共场所,有事外出时记得戴口罩。

③ 避免和感冒、传染病患者接触。

④ 避免和长水痘患者接触,如发现周围有人长水痘,白血病患者一定要返回医院就诊检查。

⑤ 使用软毛牙刷较不会导致牙龈出血,养成餐后刷牙的好习惯。

⑥ 每天检查全身皮肤,看看有无淤青等现象。

⑦ 避免使用阿司匹林,以免加重出血的问题。

⑧ 远离烟酒、辣椒、咖啡等刺激性食物。

⑨ 定期修剪指甲,以免抓伤皮肤。

NOTE 白血病患者照护小叮咛

① 让皮肤血块自行掉落,不要用手或器具剥除。

② 不要光着脚在地上行走,以免受伤。

③ 不要穿着过紧的衣物、鞋子,以舒适为原则。

④ 居家环境避免过度干燥,以免鼻腔流鼻血。

⑤ 牙龈部位出血,可用无菌棉球直接加压于患部,直到血止。

白血病 VS
营养素需求

●维生素A	●维生素B$_1$	●维生素B$_2$	●维生素B$_3$	●维生素B$_5$
●维生素B$_6$	●维生素B$_9$	●维生素B$_{12}$	●维生素C	●维生素E
●铁	●钾	●硒	●锌	●铜

Food 白血病饮食宜忌公布栏

宜吃的食物

鱼类	金枪鱼 三文鱼
肉类	瘦肉 鸡肉
谷类	大米 燕麦 薏苡仁
蔬菜类	土豆 红薯 甜椒 西红柿 玉米 芋头
坚果类	花生 瓜子 腰果 核桃 芝麻 杏仁 松子 开心果 栗子
豆类	红豆 黄豆 豆浆 豆腐
奶蛋类	鸡蛋 牛奶

忌吃的食物

生肉 生菜沙拉 生鱼片 咖啡 酒 辛辣调味品 浓茶 汽水

食材配对 金枪鱼 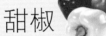 甜椒 强化细胞＋防癌保健

Food 营养加分

❶ 金枪鱼的蛋白质，可帮助人体制造抗体，维持免疫细胞的作战力；其中的ω-3脂肪酸，能降低人体发炎反应；其含有的维生素E，可增强吞噬细胞的吞噬力，清除细菌和癌细胞。

❷ 甜椒的花青素、β-胡萝卜素、B族维生素、维生素C和茄红素，可保护免疫系统的淋巴细胞，调节免疫力，降低癌症的发生概率。

❸ 金枪鱼和甜椒，含有多种具抗氧化作用的重要营养素，一起搭配食用，可强化身体的免疫功能，有效预防癌症。

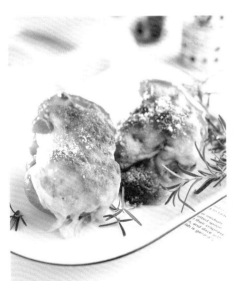

焗烤彩椒金枪鱼 （1 人份）

材料：
黄甜椒、红甜椒各30克，金枪鱼罐头50克，乳酪丝20克

做法：
❶ 甜椒洗净，去籽，放入烤盘。
❷ 将金枪鱼平均放在彩椒上，再均匀铺上起司丝。
❸ 烤盘放入预热200℃的烤箱里，烤到食材外表呈全黄色，取出，稍微放凉即可食用。

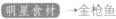 明星食材 →金枪鱼

■ 预防癌症　　■ 对抗老化
■ 增强体力　　■ 改善贫血
■ 预防动脉硬化

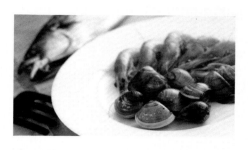

Food 白血病饮食调养重点

1. 均衡摄取6大类食物，补充足够营养，身体组织细胞的修复才会顺利。

2. 建议少量多餐。

3. 以适量高蛋白、高热量为饮食原则。尽量选择天然新鲜的食材，鱼类、豆类是摄取蛋白质的良好来源。

4. 少吃动物性脂肪，尽量低脂饮食。建议挑选不饱和脂肪酸含量较高的食物，如深海鱼、全谷类、豆类。

5. 勿吃生食以避免细菌感染，如生鱼片、生肉、生菜沙拉。特别注意，汉堡、三明治中的美奶滋，是用生蛋打的，也应避免食用。

6. 多吃新鲜水果，并且所有水果应先洗净、去皮后再食用。

7. 补充维生素A、类胡萝素。这两种营养素能调节免疫力，富含此二者的食物有南瓜、胡萝卜、红薯、鸡蛋、牛奶等。

8. 避免刺激性食物，如辣椒、咖啡。

9. 烹调时，注意炊具、餐具的卫生，以免引发感染。

Food 宜食忌食Q&A解答

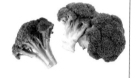

Q 西蓝花很营养，白血病患者可以多吃?

A **可适量摄取。据研究，西蓝花含可杀死白血病细胞的成分。**

西蓝花属于十字花科，研究发现，十字花科蔬菜中，所含的异硫氰酸酯衍生物具有杀死白血病细胞的作用，白血病患者的确可以适量摄取西蓝花。十字花科蔬菜种类众多，如大白菜、小白菜、圆白菜、萝卜、上海青、芥菜等，它们的营养价值都很丰富。只要注意清洁，把握熟食原则，白血病患者可适量摄取，一天总量0.5～1碗。

---

 tips 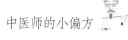 中医师的小偏方

1. 生地玉竹粥：准备生地、沙参、玉竹、百合各20克，大米50克。用800毫升的水熬煮上述材料，直到米粒软烂即可食用。此粥品可以减轻白血病的出血症状。

2. 青黛芦荟粉：准备青黛40克、天花粉30克、牛黄10克、芦荟20克。将上述材料研磨成细末，即可服用。建议每日2次，每次1.5克。

tips 抗白血病特效食材

姬松茸：姬松茸含有多种具抗癌作用的成分，如多糖体在调节免疫力、促进健康上，具有不错的效果。姬松茸适合各种烹饪方式，可以把姬松茸当作食材，加入菜肴、汤中作为配料。

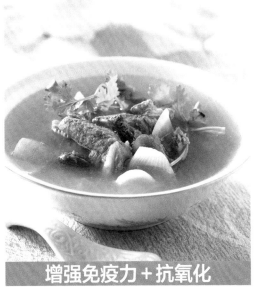

增强免疫力 + 抗氧化

热量：279.6千卡	糖类：7.4克
蛋白质：19.1克	脂肪：19.3克
膳食纤维：1.4克	

1 人份

清炖西红柿排骨汤

材料：
排骨100克，西红柿1个，洋葱10克 水350毫升

调味料：
盐1/4小匙

做法：
1. 排骨用煮沸的水余烫去血水，再用冷水冲净、沥干。洋葱、西红柿切小块。
2. 水、排骨、西红柿、洋葱放入锅中，小火煮30分钟。
3. 加盐调匀，最后撒上芫荽即完成。

Food 保健功效

　　西红柿中的茄红素、维生素C和β-胡萝卜素，具优秀的抗氧化作用，可阻止自由基对人体的破坏，让免疫系统维持正常运作，降低癌症发生的概率。排骨富含蛋白质、B族维生素，可调节新陈代谢，活化细胞，提高免疫系统功能。排骨的油脂能协助肠道吸收茄红素，这道汤品有助于预防癌症。

松子炒饭

材料：
大米100克，枸杞子10克，黄豆、松子、芋头、干香菇各15克

调味料：
色拉油1小匙，酱油1小匙

做法：
1. 黄豆浸泡于热水中2小时至软，捞起沥干，与大米拌匀，放入电锅蒸熟。芋头切丁。干香菇泡软，去蒂、切丁。
2. 锅内放油，加热，放松子、芋头、香菇炒香，加入酱油拌匀，再加煮好的黄豆饭，拌炒入味。
3. 熄火，加枸杞子拌匀即可。

Food 保健功效

　　松子中的蛋白质、脂肪酸、锌、B族维生素和维生素E，可帮助免疫系统合成抗体，防止癌细胞对身体的伤害。黄豆的皂苷、异黄酮素和维生素E，能保护细胞不受自由基侵害。

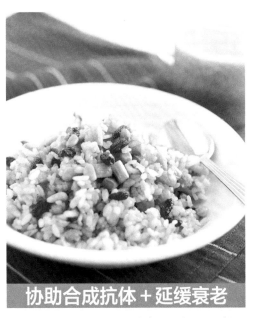

协助合成抗体 + 延缓衰老

1 人份

热量：384.8千卡	糖类：44.0克
蛋白质：12.2克	脂肪：17.8克
膳食纤维：6.4克	

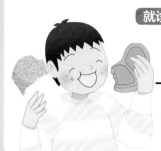

就诊科别 普通内科、心血管内科、中医内科

Hyperlipidemia

高脂血症

健康警讯 初期无明显症状，中后期会出现头晕、胸闷、手脚麻木等现象

Health 为什么会有高脂血症？

高脂血症是指血液中的脂肪含量过高，包括胆固醇及甘油三酯。当总胆固醇大于200毫克/升，低密度胆固醇大于130毫克/升，甘油三酯大于150毫克/升时，即为高脂血症。

造成高脂血症的因素有先天性与后天性，先天性为家族性遗传；后天性因素，如甲状腺功能低下、糖尿病、肾病并发症等疾病、缺乏运动、摄取过多含脂肪或胆固醇的食物等。

Health 高脂血症症状停看听

高脂血症前期没有明显症状，多数人是在体检中，发现自己血中脂肪含量过高。随着血脂含量渐高，中后期可能会出现头痛、头晕、心悸、心绞痛、胸闷、肢体无力麻木等症状。

轻度的高脂血症只要通过饮食、运动，即可获得良好控制。建议养成定时体检的习惯，及早发现，及早治疗。

✚ 医生小叮咛

① 注意保持适当体重。

② 维持规律的生活作息与充足的睡眠。

③ 养成固定运动的好习惯。每天做30分钟中等强度的运动，能减少血管中脂肪的堆积，同时能提升身体在饭后消除血脂的能力。

④ 减少摄取咖啡与酒精，最好能戒烟戒酒。

⑤ 均衡摄取营养，多摄取高纤维食物。

⑥ 养成定时定量的饮食习惯，暴饮暴食会使血脂升高。过度饥饿会使体内脂肪快速分解，反而会增加血中甘油三酯的含量。

⑦ 严格控制高脂肪、高胆固醇食物的摄取。

NOTE 降血脂、胆固醇的妙招

❶ 脂肪必须靠氧气才能有效分解。想要预防或者改善高脂血症，应该选择如快走、爬楼梯、做体操、骑自行车等有氧运动。每天持续进行30分钟，有助于降低血脂。

❷ **可降低胆固醇的食物：**大蒜、洋葱、苦瓜、牛蒡、螺旋藻、大麦、米糠、燕麦。

高脂血症 **VS**

营养素需求

- 维生素A
- B族维生素
- 维生素C
- 维生素E
- 茄红素
- 膳食纤维
- 胆碱
- 肌醇
- 卵磷脂
- 铬
- 甲壳素
- 生物类黄酮
- 类胡萝卜素
- 不饱和脂肪酸

Food 高脂血症饮食宜忌公布栏

宜吃的食物	蔬果、菇、藻类	大蒜 芹菜 洋葱 牛蒡 西红柿 西蓝花 茄子 甜椒 青椒 苦瓜 冬瓜 胡萝卜 白萝卜 竹笋 芦笋 叶菜类 姜 桑葚 猕猴桃 黑木耳 蘑菇 香菇 紫菜 海带
	海鲜类	秋刀鱼 三文鱼 鳗鱼 鲳鱼 金枪鱼
	谷类坚果类	黄豆 绿豆 黑芝麻 燕麦 全麦面包 薏苡仁 糙米
忌吃的食物	肉类	动物内脏 肥肉 猪皮 鸡皮 鸭皮 红肉 蹄髈
	奶类	全脂牛奶 炼乳
	其他类	色拉酱 蟹黄 虾子 鱼子 乌鱼子 蟹膏 热狗 炸薯条 油条 锅贴 煎包 蛋糕 饼干 甜点 葱油饼 蛋黄 椰子油 猪油 棕榈油 鲜奶油 人造奶油 香肠 咖啡

食材配对 洋葱 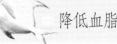 鲳鱼 降低血脂＋预防心血管疾病

Food 营养加分

❶ 洋葱含有环蒜氨酸和硫氨酸等成分，具有降血脂、预防血液不正常凝结的作用，可加快血液凝块溶解速度。

❷ 洋葱中的维生素C与类黄酮，具有抗氧化作用，有助于净化血液，预防心血管疾病。

❸ 鲳鱼含有不饱和脂肪酸，可降低胆固醇、甘油三酯，预防血栓形成、动脉硬化、中风、心肌梗死等心血管疾病。

❹ 鲳鱼中的硒，具维护心血管功能与延缓老化的作用，有助于改善高脂血症、减少心肌梗死的发生概率。

五味鲳鱼 ①人份

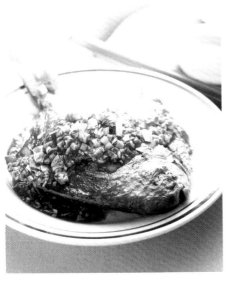

材料：
鲳鱼150克，洋葱末50克，葱末5克，大蒜末、姜末各10克，色拉油1匙，白糖、陈醋、番茄酱各1小匙，酱油、麻油各1/2小匙

做法：
❶ 鲳鱼洗净，锅内放油，加热，放入鲳鱼，用小火煎至呈金黄色，盛盘。
❷ 将鲳鱼、色拉油外的材料拌匀，作为酱汁。
❸ 酱汁淋在鲳鱼上，即可食用。

明星食材 →洋葱

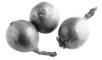

■ 调节免疫力　■ 改善高脂血症
■ 促进肠胃蠕动　■ 降胆固醇

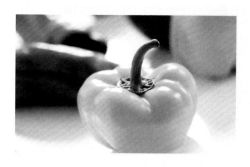

Food 高脂血症饮食调养重点

1. 多吃天然新鲜的蔬果。蔬果中多半含有丰富的维生素C、维生素E、类胡萝卜素，能阻止血脂氧化，降低血管硬化的速度，维持血管健康。

2. 尽量选用瘦肉，少吃肥肉。白肉如鱼、去皮鸡肉，又比红肉如牛肉、猪肉等适合。

3. 均衡摄取6大类营养素，获得适当热量与充分营养。高脂血症患者，在严格限制脂肪摄取的同时，可增加五谷根茎类、水果类、脱脂奶粉等摄取量，以补充因脂肪受限而减少的热量。

4. 减少饱和脂肪酸的摄取，如肥肉、猪油、牛油、奶油、椰子油。

5. 烹调时宜采用清淡的料理方式。可多利用天然低脂的调味料，如咖喱、醋、花椒、八角、五香、葱、大蒜等，来增添菜肴的美味。

6. 多摄取水溶性膳食纤维食物，如豆类、叶菜类、魔芋、全谷类食物，以减少胆固醇的吸收，降低血液中胆固醇的含量，达到降血脂的目的。

Food 宜食忌食Q&A解答

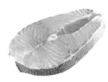

Q | 不摄取脂肪，是降低血脂的最好方法？

A | 错。有些脂肪对健康有益，反而能改善血脂。

饱和脂肪酸对控制血脂，的确是有害无益，但有些种类的多元不饱和脂肪酸，如ω-3，反而对血脂控制有正面帮助，应该要适量摄取。一般说来，深海鱼如三文鱼、金枪鱼、鲱鱼、鲳鱼、秋刀鱼、青花鱼、沙丁鱼等，以及坚果类食物，都富含ω-3。当血脂过高时，可以适量食用这类食物，以降低血液中的脂肪含量。不过，坚果类食物勿食用过量，以免引起肥胖。

 tips 中医师的小偏方

1. 中医认为高脂血症患者可将蛤、牡蛎、海参、香菇、黑木耳、葱、大蒜、橄榄、洋葱等作为日常食补的食材。

2. 枸杞子、当归、何首乌、灵芝、杜仲、冬虫夏草、丹参、银杏、山楂等，有助于健脾保肝，促进血液循环。高脂血症患者可灵活运用。

3. 可食用洋葱，改善高脂血症状况。洋葱含二烯丙基硫化物，具改善高血脂，预防血管硬化的作用。

tips 降血脂特效食品

1. 燕麦、绿茶、豆浆、大蒜、西红柿具有降血脂功效。

2. 西红柿菠萝汁：将1个大西红柿洗净去蒂，用沸水氽烫，剥皮切块后放入果汁机中，加冷开水、菠萝2片打成汁，再加白糖调味。

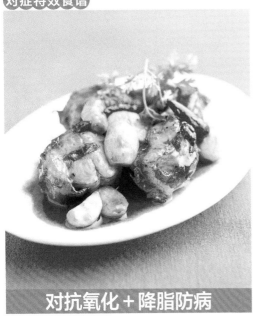

对抗氧化 + 降脂防病

热量：301.8千卡	糖类：4.8克
蛋白质：21.6克	脂肪：21.8克
膳食纤维：0.6克	

1 人份

蒜烧鳗鱼

材料：

鳗鱼块150克，辣椒1/2根，大蒜10瓣，姜1片

调味料：

高汤120毫升，色拉油2小匙，米酒1小匙，酱油1小匙，白糖1/2小匙，麻油1/3小匙

做法：

1 材料洗净。大蒜去皮。姜切末。辣椒切段。

2 锅内放油，加热，爆香姜末、辣椒和大蒜，加高汤、米酒、酱油、白糖和麻油煮滚，再放入鳗鱼，煮至鳗鱼熟且汤汁收干即可。

 保健功效

鳗鱼富含不饱和脂肪酸和维生素E。不饱和脂肪酸可降低胆固醇，改善动脉硬化状况；维生素E有助于防止胆固醇氧化，使低密度胆固醇不易堆积于血管壁。大蒜中的甲基烯三硫和二烯丙基二硫，可阻止血小板不正常凝集。鳗鱼与大蒜一起搭配，可发挥强大的降血脂功效，保护心血管系统。

代谢与内分泌系统疾病　高脂血症饮食宜忌

凉拌紫茄

材料：

茄子200克，葱2段，姜1片，大蒜1瓣，香菜1根

调味料：

橄榄油1大匙，黄酒、白糖、番茄酱、陈醋、水各2小匙，麻油1/2小匙

做法：

1 把各种食材洗净。葱、姜、大蒜，均切末。

2 茄子切成条状，放入沸腾的水中汆烫至熟，捞出，泡冰水至凉，盛盘。

3 油锅加热，爆香葱、姜、大蒜末，加其他调味料炒匀，捞出，淋在茄子上放1根香菜即可。

 保健功效

茄子特有的类黄酮，与橄榄油中的维生素E、不饱和脂肪酸，可降低胆固醇。茄子中丰富的膳食纤维，能抑制肠道吸收胆固醇，有助于降低低密度胆固醇和血脂含量。

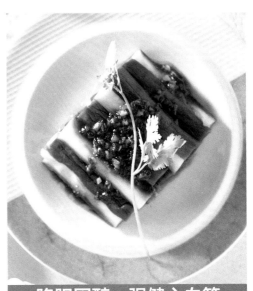

降胆固醇 + 强健心血管

1 人份

热量：271.3千卡	糖类：25.0克
蛋白质：2.8克	脂肪：17.8克
膳食纤维：4.9克	

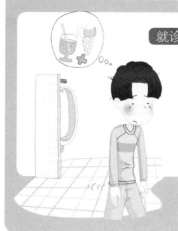

就诊科别 普通内科、中医内科

Diabetes Mellitus

糖尿病

健康警讯 吃多、喝多、尿多、体重减轻、四肢发麻、视觉模糊、皮肤伤口不易愈合

Health 为什么会得糖尿病?

糖尿病指的是,血液中葡萄糖浓度(血糖)偏高。造成血糖值偏高两个主要原因,一为胰岛素分泌不足,一为胰岛素作用不良。

据研究统计,约有90%的糖尿病致病原因,为胰岛素作用不良。家族遗传、肥胖、年长、高血压、高血脂、高尿酸、患有胰脏疾病、生活作息不正常、压力过大、饮酒过度、缺乏运动、睡眠不足等,皆为罹患糖尿病的好发因素。

Health 糖尿病症状停看听

糖尿病可分为1型、2型、妊娠期、继发性4大类。典型的糖尿病症状为吃多、喝多、尿多及体重减轻。还有手脚发麻、视觉模糊、黏膜发炎、皮肤伤口不易愈合等现象。血糖值长期偏高,容易引发并发症,如血管硬化、神经病变。

✚ 医生小叮咛

① 维持理想体重,因体重降低可促进胰岛素的作用效果,有助于葡萄糖进入细胞后被利用。

② 禁止暴饮暴食,避免饮酒。

③ 适量摄取各类食物,均衡饮食。

④ 饮食宜清淡,不宜吃太咸。

⑤ 远离高胆固醇、腌制食物,维持血管健康。

⑥ 三餐定时定量,以免发生低血糖。

⑦ 遵照医生指示用药,勿自行换药或停用药物。

⑧ 糖尿病会降低疼痛感觉,患者可能有脚部受伤而不自觉的状况,若不及时处理,易导致严重后果,应随时注意足部健康。

NOTE 改善血糖值的妙招

① 运动有助于肌肉对糖的利用,且能促进血液循环,使胰岛素维持良好作用。糖尿病患者适合选择运用主肌肉如手臂及腿进行运动,有规律且缓和地挥动双手或者散步都是理想运动。

② 定时定量、少量多餐,是糖尿病患者饮食原则。若不控制饮食,血糖值会忽高忽低。

糖尿病 VS 营养素需求

- ●维生素A
- ●维生素B_1
- ●维生素B_2
- ●维生素B_3
- ●维生素B_5
- ●维生素B_6
- ●维生素B_9
- ●维生素B_{12}
- ●维生素C
- ●维生素E
- ●膳食纤维
- ●γ一次亚麻油酸
- ●EPA
- ●DHA
- ●铬
- ●锌
- ●硒

糖尿病饮食宜忌公布栏

宜吃的食物	肉奶类	鱼肉 鸡肉 猪肉 牛肉 牛奶
	蔬果类	牛蒡 百合 胡萝卜 发菜 红凤菜 白凤菜 西红柿 蒜苗 苜蓿芽 番石榴 柚子 木瓜 火龙果 苹果 水梨
	谷类	小麦 胚芽米 糙米 燕麦
	坚果、豆类	芝麻 杏仁 核桃 腰果 绿豆 红豆 黄豆
忌吃的食物	饮品类	果汁 汽水 运动饮料
	其他类	肥肉 动物内脏 香肠 皮蛋 腊肠 贡丸 肉松 肉酱 虾卵 鱼卵 乌鱼子 炸鸡腿 豆腐乳 面筋罐头 炸豆腐 蜜饯 巧克力 水果罐头 蜂蜜 炼乳 冰淇淋 甜点 糕饼 薯条 薯片 番茄酱 沙茶酱 色拉酱 龙眼 荔枝 佛头果

食材配对　牛蒡 + 猪肉 = 稳定血糖 + 调节血脂

Food 营养加分

❶ 牛蒡中丰富的类胡萝卜素，具抗氧化作用，可对抗破坏分泌胰岛素的胰岛B细胞的自由基，有助于控制糖尿病。

❷ 牛蒡中的菊糖进入肠胃道后，不会转化成葡萄糖，能延缓血糖上升的速度，稳定血糖。牛蒡所含的镁，可帮助血糖正常代谢，有助于降低血糖。

❸ 猪肉中丰富的B族维生素，有助于调节血糖值、强化糖类和脂肪的新陈代谢，降低身体内部的血糖。

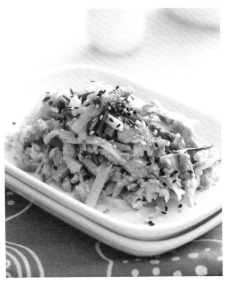

牛蒡炒肉丝　①人份

■材料：
牛蒡丝75克，猪肉丝50克，辣椒丝10克，芝麻2克，色拉油1小匙，盐1/4小匙，米酒、白醋各1/2小匙

做法：
❶ 将白醋倒入一锅沸腾的水中，加牛蒡丝汆烫，捞出沥干。猪肉丝用沸水汆烫。
❷ 锅内放油，加热，炒香辣椒丝，再加牛蒡丝和猪肉丝拌炒。
❸ 加盐和米酒拌匀，撒上芝麻即完成。

明星食材 → 牛蒡

■预防动脉硬化　■稳定血糖
■降低胆固醇　　■改善便秘

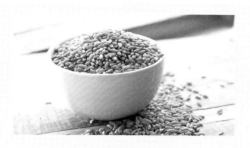

Food 糖尿病饮食调养重点

❶ 均衡摄取各种营养素。

❷ 多选用富含膳食纤维质的食物，如全谷类、未加工的豆类、蔬菜。膳食纤维可延缓血糖升高，有效控制血糖。

❸ 以少油、少盐、少糖、高纤为饮食原则。口味不适合太重、太咸，尽量使用植物油，如橄榄油、菜籽油、玉米油、大豆油、花生油等。

❹ 少吃胆固醇含量高的食物，如动物内脏、蟹黄、虾卵、鱼卵等。

❺ 补充足够的B族维生素，以维持身体代谢的正常。通过食用肉类、豆类、全谷类、蔬菜，可摄取到B族维生素。

❻ 矿物质镁、硒、钙、铬、锌、锰，都是可控制血糖的营养素，缺乏矿物质会影响血糖的控制，患者可适量补充。镁含量高的食物，如发菜、秋葵；硒含量高的食物，如动物肝脏、全谷类；钙含量高的食物，如小鱼干；铬含量高的食物，如牛肉、鸡肉、牡蛎；锌含量高食物，如牡蛎；锰含量高的食物，如全谷类。

Food 宜食忌食Q&A解答

Q | 糖尿病不能吃糖，可以用蜂蜜取代糖？

A | 错。糖尿病患者什么糖都可以吃，但一定要控制摄取量。

一般人对糖尿病有着错误的迷思，以为糖尿病是因为糖吃太多所致，其实糖吃太多，只是诱发糖尿病的众多因素之一。不过，含糖食品的确是血糖主要来源之一，糖尿病患者要控制摄取量，才不会有血糖突然升高的情况出现。蜂蜜也是糖类的一种，且当中单糖含量高，吸收快，也易影响血糖值。糖尿病患者如果要食用蜂蜜，一样需要控制摄取量。

 tips 中医师的小偏方

❶ 薏苡仁百合饮：准备薏苡仁90克、百合60克，两者混合后研磨成细粉。每次用餐前取1大匙，用沸腾的水冲泡饮用。

❷ 番石榴茶：先用温水将番石榴嫩叶洗净，放在锅中，加入盐炒干备用。取适量番石榴叶，用热开水冲泡，闷1~2分钟，即可饮用。

 tips 降血糖特效茶饮

❶ 玉丝降糖茶：准备玉米须、女贞子各20克，菊花、鲜桑叶各4克。将鲜桑叶撕碎后放入炖锅中，加入其他材料和500毫升的水，先以中火加热至沸腾后再转小火，续煮25分钟即可。

❷ 葛根茶：准备葛根片30克，用250毫升的水煮沸即可。

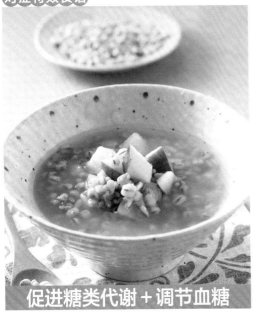

果香麦粥

材料：
苹果、水梨各1/4个，小麦胚芽60克，薏苡仁15克，水600毫升

做法：

① 材料洗净。苹果、水梨去皮去核切丁。水倒入锅中，加小麦胚芽和薏苡仁，以大火煮沸。

② 转小火续煮，待小麦胚芽和薏苡仁快熟时，加苹果丁和水梨丁，煮至熟即可。

Food 保健功效

小麦胚芽含有维生素B₁、维生素B₂、维生素B₆、镁、类胡萝卜素等多种营养素。类胡萝卜素，可对抗破坏胰岛细胞的自由基；维生素B₁、维生素B₂和镁，有助于糖类代谢；维生素B₆可保护胰岛B细胞。苹果含B族维生素，可增强胰岛素作用，帮助糖类与脂肪代谢。

促进糖类代谢 + 调节血糖

热量：305.3千卡	糖类：62.8克
蛋白质：9.7克	脂肪：1.7克
膳食纤维：8.7克	

1人份

核桃苹果牛奶

材料：
核桃5克，腰果5克，苹果1/2个，低脂鲜奶300毫升

做法：

① 将苹果洗净、去核、切成丁。

② 将核桃、腰果、苹果丁放入果汁机中，再加入50毫升低脂鲜奶，稍微打碎。

③ 加入剩余的250毫升鲜奶，搅打均匀。

Food 保健功效

核桃含有丰富的ω-3不饱和脂肪酸，可调节胰岛素的分泌与作用，改善高血糖。核桃和苹果中的B族维生素，能强化胰岛素作用，帮助糖类和脂肪代谢。核桃与苹果一起作用，可增强调节血糖功效，减轻糖尿病症状。

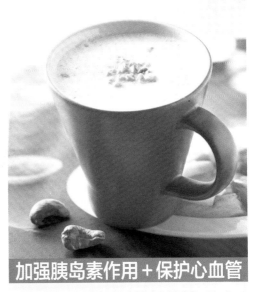

加强胰岛素作用 + 保护心血管

热量：214.7千卡	糖类：24.9克
蛋白质：10.9克	脂肪：11.9克
膳食纤维：1.7克	

1人份

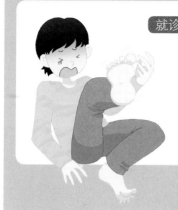

就诊科别 普通内科、骨科、中医伤科

Gout

痛风

健康警讯 身体各关节红肿、发炎、发热、胀痛

Health 为什么会痛风？

痛风是因体内尿酸生成过多或排泄受阻，导致过多尿酸盐沉积在关节组织处引起。尿酸主要由嘌呤代谢分解而来，嘌呤主要来源是食物，也可在体内自行合成。

尿酸大部分由肾脏排出，一小部分随粪便排出体外。体内尿酸过多即为高尿酸血症，但并非每个尿酸过高的患者，都会有痛风，只有关节出现炎症肿痛现象时，才称痛风。

Health 痛风症状停看听

痛风的症状为关节发炎、红肿、发热、胀痛。一开始发作，以足部大拇趾关节最常见，其次为脚踝关节、脚跟、脚背、膝关节。其他如腕关节、指关节、肘关节，也可能受到侵犯。

痛风发作速度快，好发于夜间，患者常在半夜因剧痛惊醒，通常要数小时，甚至数日症状才能缓解。

✚ 医生小叮咛

❶ 痛风发作时，可选择具消炎性的止痛药，如布洛芬。避免使用阿司匹林或对乙酰氨基酚等药物，以免痛风恶化或治疗无效。

❷ 补充足量水分，多喝白开水，建议每天饮水2000～3000毫升。

❸ 痛风属于慢性病，初期发作只影响单个关节，反复发作则会使受侵犯关节越多，且关节易变形，应好好控制，才不会使得病情恶化。

❹ 禁酒，酒有加速尿酸形成的作用。

❺ 保护关节，避免长途行走，下楼时搭手扶梯。

❻ 控制体重，但应循序渐进，以免因禁食造成细胞分解，将尿酸释出。

NOTE 舒缓痛风不适的妙招

❶ 服用医生处方中的秋水仙碱，能有效降低关节发炎的情形，轻微腹泻为其副作用。服用方式为每4小时1粒，直到症状消退为止。患者须依医生指示服药。

❷ 冰敷正在红肿疼痛的关节部位。

❸ 将患部抬高，让患部休息，有助于减缓疼痛。

痛风 vs
营养素需求

- 维生素A
- B族维生素
- 维生素C
- 维生素E
- 水
- 硒
- 花青素
- 原花青素
- 生物类黄酮
- 锌
- 镁
- 铜
- 硒
- 钾

Food 痛风饮食宜忌公布栏

宜吃的食物 ○	蔬菜类	白萝卜 洋葱 苦瓜 白菜 苋菜 芥蓝 雪里蕻 韭菜 圆白菜 芹菜 芥菜 莴苣 黄瓜 冬瓜 丝瓜 茄子 土豆 红薯 胡萝卜 青椒 西红柿
	水果类	杨桃 苹果 葡萄 樱桃 柿子 柑橘 柳橙 柠檬 莲雾 水梨 芒果 木瓜 枇杷 菠萝 番石榴 桃子 李子 西瓜 哈密瓜 香蕉
	其他类	蛋白 牛奶 薏苡仁 小麦 酸梅
忌吃的食物 ✕	海鲜类	沙丁鱼 鲭鱼 竹荚鱼 柴鱼 鲣鱼 金枪鱼 秋刀鱼 鲈鱼 三文鱼 鲤鱼 乌贼 草虾 牡蛎 文蛤 干贝 龙虾 海鳗 鲨鱼 吴郭鱼 虱目鱼 小鱼干
	肉类	鸡胸肉 鸡腿肉 动物内脏
	其他类	优酪乳 肉汁 鸡精 酵母粉 味噌 酒 牛肉汤 浓汤 健素糖

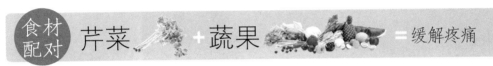

食材配对　芹菜 ✕ 蔬果 ＝ 缓解疼痛

Food 营养加分

有风湿关节炎或痛风的人，只要症状发作，真是苦不堪言，甚至一阵风吹过都觉得毛发竖立、疼痛难忍，所以叫痛风。芹菜蔬果汁能改善关节红肿痛、协助排除尿酸结晶，对改善痛风疼痛大有帮助。

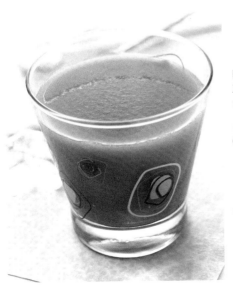

芹菜蔬果汁

（1人份）

■ 材料：
芹菜100克、番石榴1个、西红柿1个、胡萝卜少许、白萝卜少许、白开水30毫升。

■ 做法：

❶ 芹菜含叶洗净；番石榴和西红柿洗净、切小块；胡萝卜、白萝卜洗净、去皮、切块备用。

❷ 所有材料全部放入榨汁机中，打成汁，倒入杯中即可。

明星食材 →芹菜

■ 甘凉清胃　　■ 涤热祛风
■ 养精益气　　■ 补血健脾
■ 止咳利尿　　■ 降压镇静

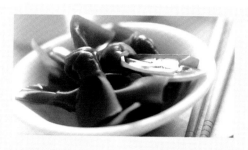

Food 痛风饮食调养重点

1. 摄取足够水分，让尿酸正常代谢。建议一天要喝2 000～3 000毫升的水。正确方式为分成数次、小口喝下。

2. 多吃碱性食物，如海带、白菜、茄子、西红柿、莴苣等。少吃酸性食物，如肥肉等高脂肪食物。

3. 尽量少吃内脏、小鱼干、酵母粉。痛风发作时，完全禁止食用高嘌呤的食物，如内脏类、小鱼干、鱼皮、酵母粉、肉汁。各种鱼、肉类、海鲜、豆芽、芦笋、菇类、紫菜等也尽量不吃。

4. 补充钾，因其可减少尿酸沉淀，有助于将尿酸排出体外。富含钾的食物，如香蕉、杏仁等。

5. 多吃新鲜蔬果，其所含B族维生素、维生素C、柠檬酸，可调节尿酸的代谢。

6. 肉类的摄取要控制。建议少吃虾、贝类、章鱼、动物内脏，适量摄取蛋白质。

7. 摄取适量维生素E，因其能保护发炎的关节，舒缓关节疼痛。富含维生素E的食物有坚果类、燕麦、西红柿、土豆、南瓜等。

Food 宜食忌食Q&A解答

Q | 痛风患者可以吃豆类制品吗?

A | 可以，黄豆制作成豆类制品后，嘌呤大为降低，可适量摄取。

干燥的黄豆含有较高的嘌呤，很多患者误以为，黄豆制品嘌呤含量也一样高，因此把黄豆制品也列入黑名单。其实，黄豆制品如豆干、豆腐、豆浆，嘌呤含量并没有像干燥黄豆般这么高，痛风患者可以适量摄取，不需完全禁止。在非急性发作期，一天1杯豆浆或1块豆腐是可以的。

tips 中医师的小偏方

1. 中医认为固肾的食物，能帮助尿酸排泄。痛风患者可将熟地、山茱萸、山药、泽泻、丹皮、茯苓等药材，熬煮成茶饮，适量饮用。

2. 玉丝川芎饮：怀牛膝、羌活、桃仁各12克，川芎8克，甘草4克、鲜玉米须40克。用2000毫升的水，将上述材料以大火煮至沸腾，之后转小火熬煮30分钟，去渣，再依个人喜好加入蜂蜜调味，即可饮用。

tips 舒缓关节疼痛特效茶饮

1. 薏苡仁防风茶：准备薏苡仁30克、防风10克。用500毫升水将两者熬煮，去渣即可饮用。此茶饮可祛风除湿、促进血液循环。

2. 山楂荷叶茶：准备山楂、荷叶各12克。将所有材料与500毫升的水一同放入锅中熬煮，去渣后即可饮用。

圆白菜胡萝卜汁

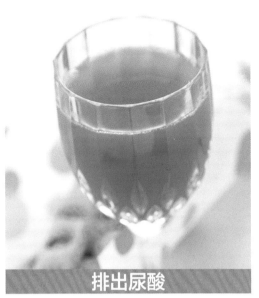

排出尿酸

材料:

圆白菜200克、胡萝卜200克、苹果200克、冷开水30毫升。

做法:

 鸡圆白菜洗净、切碎,胡萝卜和苹果洗净、切块。

② 所有材料全部放入榨汁机榨成汁,倒入杯中即可。

Food 保健功效

这道饮品是蔬果汁的代表,含有丰富的矿物质钾,具有维持盐分平衡的功能,每天早晚各喝1杯,可以通肠、帮助消化,预防风湿关节痛,当然在喝蔬果汁的同时,要配合运动、多喝水,可以帮助尿酸结晶早日排出。

热量:12.0千卡	糖类:4.0克
蛋白质:0.9克	脂肪:0.2克
膳食纤维:2.3克	

1 人份

清炒丝瓜

材料:

丝瓜150克,嫩姜1片

调味料:

色拉油1/2小匙,盐1/4小匙

做法:

① 材料洗净。丝瓜切成块状。嫩姜切丝。

② 油锅加热,爆香姜丝,加丝瓜翻炒,焖2分钟左右至熟软。

③ 加盐调匀即可食用。

Food 保健功效

嘌呤含量低又具利尿效果的丝瓜,含有丰富的钾,有助于抑制尿酸形成,可加速尿酸排泄,预防痛风。丝瓜中的维生素C,具抗氧化作用,能保护关节组织,预防痛风恶化或并发症的发生。

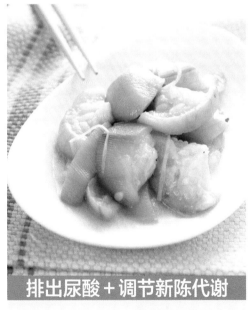

排出尿酸 + 调节新陈代谢

1 人份

热量:56.1千卡	糖类:5.1克
蛋白质:1.5克	脂肪:3.3克
膳食纤维:0.9克	

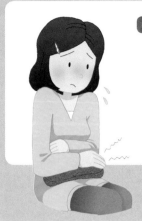

就诊科别 妇科、中医妇产科

Dysmenorrhea

痛经

健康警讯　月经期或月经期前腹痛、腰酸、下腹下坠感、乳房肿胀、头痛、腹泻

Health 为什么会痛经？

痛经可分为原发性痛经以及继发性痛经。原发性痛经是指患者生殖系统无病变，通常是从有月经开始，每个月就发生的腹痛。继发性痛经指生殖器官病变所引起的经期腹痛，原因可能为子宫内膜异位、子宫腔内粘连、子宫腺肌病、慢性骨盆腔炎、子宫后倾等，一般是行经数年后，才出现的经期腹痛。

Health 痛经症状停看听

痛经以下腹部疼痛为主要症状，通常发生在月经来之前1~2天，或者月经来潮的第1天，不适感会随着月经来潮，而逐渐减缓。

痛经常伴随其他现象，如乳房肿胀、恶心、呕吐、腰酸、头痛、便秘、腹泻、疲倦、尿频、尿急等。严重时，腹部甚至会绞痛到令女性朋友腰部无法挺直。

✚ 医生小叮咛

1. 均衡摄取各类食物，有助于改善痛经状况。
2. 补充矿物质，可帮助舒解痛经。
3. 咖啡因会加重不适，月经期间远离咖啡、茶、可乐等含咖啡因的食物，平日也勿过量。
4. 痛经时勿使用利尿剂，以免使重要的矿物质连同水分排出体外，加剧不适。
5. 和缓运动能舒缓痛经的不适。
6. 注意保暖，保持温暖畅通血液循环、松弛肌肉，减缓痛经不适。
7. 避免生冷及刺激性食物，以免加重症状。
8. 放松心情，舒解压力。

NOTE 舒缓痛经不适的妙招

1. 痛经时，可以在腹部放置温敷垫、温水袋或温水瓶。一次维持数分钟，可以减轻疼痛。
2. 痛经时，用拇指按压中极穴10~20分钟。位置为肚脐下方6指横宽之处，能舒解疼痛感。
3. 平日进行温水盆浴，每次约10~20分钟，盆浴时以肚脐为重心，轻轻按摩腹部。

痛经 VS
营养素需求

- 维生素A
- B族维生素
- 维生素C
- 维生素D
- 维生素E
- 钙
- 镁
- γ-次亚麻油酸
- 钾
- 异黄酮
- 纤维质
- 茄红素
- 胡萝卜素

Food 痛经饮食宜忌公布栏

宜吃的食物	蔬果、菇、藻类	菜豆 豇豆 甜豆 芥菜 芥蓝 菠菜 西红柿 土豆 海藻 红薯叶 上海青 空心菜 韭菜 小白菜 圆白菜 洋葱 香菇 芦笋 竹笋 山药 西蓝花 草莓 香瓜 香蕉 葡萄 苹果 猕猴桃 樱桃 木瓜 佛头果 番石榴 葡萄柚
	谷类及其制品	糙米 燕麦 小麦 米麸 黑麦 荞麦 黑米 杂粮面包
	豆类及豆制品	黑豆 黄豆 豆腐 豆浆 红豆 绿豆
	坚果及果仁类	花生 瓜子 腰果 核桃 芝麻 杏仁 开心果
	其他类	绿茶 红糖 牛奶 鸡蛋 动物内脏 三文鱼 金枪鱼 醋 牛瘦肉
忌吃的食物		生菜沙拉 生鱼片 辣椒 蛋糕 咖啡 浓茶 可乐 香肠 火腿 蜜饯 酱瓜 酱菜 葱 大蒜 胡椒 烈酒 冰品 西瓜 水梨

食材配对 山药 + 红豆 = 安神活血 + 改善痛经

Food 营养加分

1. 红豆中丰富的维生素B_1与维生素B_6，能改善雌激素分泌失调问题；钾与镁有助于抑制疼痛、安定情绪；维生素E具维持生殖器官正常功能、促进血液循环、安定情绪等多种作用，能改善生理疼痛，舒缓经期焦虑的情绪。

2. 山药中的多巴胺，有助于扩张血管，促进血液循环，改善痛经问题。

3. 红豆和山药含维生素B_1、铁。维生素B_1可舒缓腹部痉挛痛、腰部酸痛、乳房胀痛等痛经症状；铁能舒缓缺铁性贫血所引起的痛经问题。

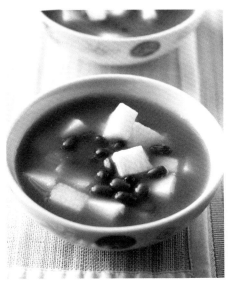

山药红豆汤

(1 人份)

■ **材料：**
山药100克，红豆15克，水500毫升，红糖1大匙

■ **做法：**
1. 山药切块；红豆泡水4小时，捞起。
2. 红豆与水倒入锅中，大火煮沸后转小火续煮5分钟，熄火焖30分钟。
3. 转大火加山药煮沸，小火煮5分，熄火焖10分。
4. 加红糖调味即可。

明星食材 → 红豆

■ 促进血液循环 ■ 舒缓痛经
■ 改善高血压 ■ 消除水肿
■ 改善缺铁性贫血

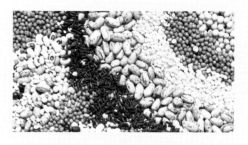

Food 痛经饮食调养重点

1. 均衡摄取6大类食物，勿偏食。

2. 补充维生素B_1、维生素B_2。富含维生素B_1的食物有五谷杂粮、瘦肉等；富含维生素B_2的食物有动物肝脏、牛奶、豆类、杏仁。维生素B_1、维生素B_2可舒缓肌肉疼痛，解除痛经时腰酸背痛的现象。

3. 多吃新鲜蔬果，因蔬果富含维生素C、多酚，能对抗氧化自由基，舒缓疼痛感。

4. 摄取足够的维生素E，因能调节肌肉的新陈代谢、稳定情绪。富含维生素E的食物，如深绿色蔬菜、全谷类、坚果、豆类等。

5. 适量补充铁，因其能有效缓解耳鸣、头晕等不适。富含铁质的食物，有动物肝脏、黑木耳、牛肉、海藻等。

6. 摄取足够矿物质。镁、钙、钾等矿物质，能抚平情绪、抑制疼痛感，是天然的镇定剂。

7. 勿食生冷食物及饮品，以免造成腹腔血管收缩，使疼痛加剧。

Food 宜食忌食Q&A解答

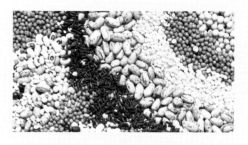

Q 吃巧克力，真的能对付痛经吗？

A 对部分女性来说，月经期时吃巧克力能舒缓疼痛，让心情更好。

对部分女性来说，生理期时吃巧克力，会比较舒服。巧克力会诱发脑内释出内啡肽，这种物质能让人心情愉快，舒缓疼痛的感觉。此外，巧克力中含高量的镁，镁能调节新陈代谢、稳定情绪。痛经时吃些巧克力，的确有助于舒缓不适。建议女性朋友选择纯度较高的巧克力，摄取量应控制，以免过量的巧克力含过量的咖啡因，反而导致疼痛加剧。

 tips 中医师的小偏方

1. 四物猪肝汤：准备当归15克，川芎6克，熟地、白芍各12克，新鲜猪肝100克。将猪肝切片，氽烫备用。所有药材洗净，用600毫升的水煮沸，转小火再煮15分钟，去渣留药汁。猪肝放入四物汤中煮沸，加点盐即可。

2. 川红花茶饮：准备川红花12克，用300毫升的热开水冲泡，闷一会儿即可服用。此茶饮可以加速血液循环，消除痛经的不适。

 tips 解除痛经的特效饮品

1. 红糖水：用热开水冲泡红糖块或红糖粉，即可服用。

2. 玫瑰花茶：准备干燥玫瑰花10克、红茶5克，放入杯中用热开水冲泡，闷10分钟左右，加入适量蜂蜜即可饮用。玫瑰花茶能降低自主神经紧张，舒缓痛经的不适。

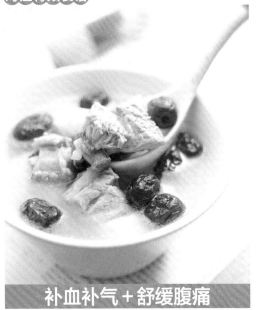

补血补气 + 舒缓腹痛

热量：249.0千卡	糖类：13.6克
蛋白质：14.7克	脂肪：15.1克
膳食纤维：1.5克	

1 人份

红枣山药排骨汤

材料：

山药35克，红枣8颗，排骨75克，姜2片，水350毫升

调味料：

盐1/2小匙

做法：

❶ 材料洗净。山药切块。排骨用沸腾的水余烫，捞起冲冷水。

❷ 红枣、排骨、姜片和水放入锅中，大火煮至沸腾，转小火续煮20分钟。

❸ 加山药和盐，再煮10分钟即完成。

Food 保健功效

红枣含有丰富的铁质、钾、维生素E，具补血补气、促进血液循环、安定情绪作用，能改善生理疼痛，缓和焦虑情绪。山药含有多巴胺、维生素B_1和钾三种有助于改善生理痛的营养成分。多巴胺可促进血液循环；维生素B_1能舒缓腰酸、腹部疼痛等状况；钾可放松肌肉、舒缓疼痛。

芦笋西红柿牛奶

材料：

芦笋300克，西红柿1/2个，脱脂牛奶200毫升，水50毫升

做法：

❶ 西红柿洗净，去皮，切小块。芦笋洗净，放入果汁机中，打成汁。

❷ 芦笋汁、西红柿块、脱脂牛奶和水，放入果汁机中，搅打均匀。

Food 保健功效

芦笋和西红柿中的B族维生素，可以舒缓乳房胀痛、腹部痉挛痛等各种痛经症状。芦笋和牛奶中的钙质，能舒缓情绪、改善生理痛。芦笋中的钾、镁成分，有助于放松肌肉、稳定情绪。

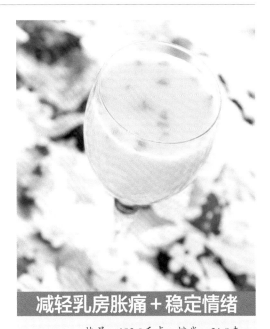

减轻乳房胀痛 + 稳定情绪

热量：182.0千卡	糖类：21.8克
蛋白质：10.4克	脂肪：5.9克
膳食纤维：1.5克	

1 人份

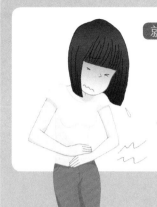

就诊科别 肿瘤妇科、妇科

Endometriosis

子宫内膜异位症

健康警讯 行经时剧烈生理痛、不孕、性行为疼痛、月经来前点状出血、经血量过多

Health 为什么会得子宫内膜异位症?

子宫内膜异位症即子宫内膜生长、散布在子宫腔以外的地方。若长在卵巢内，则形成巧克力囊肿，长在子宫肌层的，则称做子宫肌腺病。

子宫内膜异位症可能的原因有月经逆流至腹腔内和血液淋巴系统，将内膜细胞传送至其他部位，免疫功能缺损，以致于白细胞与淋巴细胞，无法处理过多的内膜组织，造成内膜组织附存在人体的其他组织上。

Health 子宫内膜异位症症状停看听

子宫内膜异位症典型症状为行经时剧烈生理痛。不孕、性行为疼痛、月经来之前点状出血、经血量过多、血尿或排尿疼痛、排便疼痛等，也是可能的症状。不是所有子宫内膜异位症患者，都会出现典型症状，至医院进行检查，才是最准确的诊断方式。

✚ 医生小叮咛

1. 子宫内膜异位症有明显的遗传倾向，若妈妈或姐妹为患者，应主动检查，定期追踪。
2. 均衡摄取各类食物，吸收充足营养，这样能调节新陈代谢，改善子宫内膜异位的状况。
3. 远离吸烟、油炸食物，以免子宫内膜异位状况加重。
4. 适度运动能促进血液循环，调节免疫力，可预防或改善子宫内膜异位情况。建议每天用30分钟做中等强度的运动。
5. 怀孕与生育，是舒缓子宫内膜异位症状最佳的方式。有怀孕打算者，应把握时机，改善子宫内膜异位。

NOTE 改善子宫内膜异位症的妙招

1. 多温敷下腹，促进血液流通，增强子宫功能。
2. 平日进行坐浴，促使下腹盆腔的血流顺畅，抑制子宫内膜异位的生长。
3. 痛经时跪坐脚张开，膝盖分开超过身体宽度，平举双手，上半身向前直到双手触地，自然吸吐，停留一下再挺直上半身。重复3次。

子宫内膜异位症 VS 营养素需求

- 维生素B$_1$
- 维生素B$_2$
- 维生素B$_3$
- 维生素B$_5$
- 维生素B$_6$
- 维生素B$_9$
- 维生素B$_{12}$
- 维生素C
- 维生素E
- ω-3脂肪酸

Food 子宫内膜异位症饮食宜忌公布栏

宜吃的食物	肉类	鸡肉
	鱼类	鲭鱼 三文鱼 金枪鱼 白鲳鱼 秋刀鱼
	谷类	糙米 小麦 胚芽米 燕麦 荞麦
	蔬菜、菇蕈类	芥蓝 油菜 西蓝花 圆白菜 莴苣 白菜 白萝卜 山药 芹菜 香菇
	水果类	菠萝 番石榴 苹果 柳橙 草莓 木瓜 杨桃 猕猴桃 鳄梨 葡萄柚 柠檬 柑橘 樱桃 西瓜 香蕉 葡萄 水梨 桑葚
	其他类	栗子 黄豆 豆浆 豆腐 月见草油
忌吃的食物		冰淇淋 咖啡 辣椒 胡椒 炸鸡 薯条 肥肉 腊肉

食材配对 西蓝花 ＋ 鲳鱼 ＝ 清除自由基＋减缓疼痛

Food 营养加分

❶ 西蓝花含有具抗氧化作用的营养素——胡萝卜素、类胡萝卜素、维生素C、槲皮素、类黄酮，可清除体内的自由基，调节身体免疫力，预防或减轻内膜异位增生的状况。

❷ 鲳鱼含有丰富的不饱和脂肪酸，经人体吸收后，具抗炎作用，可减轻子宫内膜异位所引起的疼痛。

❸ 鲳鱼中的维生素A含量丰富，和西蓝花中多种具抗氧化作用的营养素一起作用，能让抗氧化效果加倍，减少不正常组织的增生。

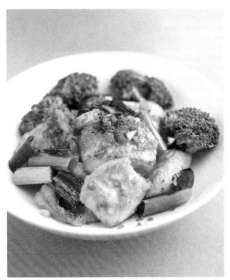

西蓝花炒鱼片 ①人份

■**材料：**
鲳鱼片75克，西蓝花40克，葱1根，大蒜1瓣，色拉油、淀粉各1小匙，米酒、麻油各1/2小匙

做法：

❶ 材料洗净。西蓝花切小朵。鲳鱼片切块，用米酒、淀粉和麻油腌，过油，捞起。葱切段，大蒜切末。

❷ 锅内放油，加热，爆香葱段和蒜末，加鲳鱼块和西蓝花炒匀。

明星食材 →西蓝花

■调节免疫力　■抗衰防老
■预防癌症　　■保护黏膜

Food 子宫内膜异位症饮食调养重点

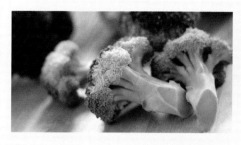

① 均衡摄取6大类食物。全面摄取营养素，能调节免疫力，减少不正常组织的增生。

② 月经期之前及月经期间，避免食用含咖啡因、酒精的食品及油炸食品。

③ 增加 $\omega-3$ 的摄取量。$\omega-3$ 不饱和脂肪酸经人体吸收，会调节体内的前列腺素，具有抗炎的效果，能减缓因子宫内膜异位而引起的疼痛。富含 $\omega-3$ 的食物有三文鱼、金枪鱼、鲭鱼等深海鱼。

④ 摄取足够的B族维生素，因其能维持顺畅的新陈代谢，保护子宫组织，减轻痛经等不适。

⑤ 月经量大是子宫内膜异位症的症状之一。月经量大较易引起缺铁性贫血，女性朋友可以适量补充铁质，改善不适。

⑥ 多吃新鲜的蔬菜，补充维生素C、多酚、类黄酮，清除体内自由基，减少内膜异位增生的状况。尤其可以多吃十字花科蔬菜，如西蓝花、圆白菜、油菜等。

Food 宜食忌食Q&A解答

Q | 有子宫内膜异位症的人，最好不要喝鸡精？

A | 对。鸡精可能含有刺激激素的成分，会引发内膜增生。

说到强健身体、补充营养，有人习惯一天喝一瓶鸡精，对有子宫内膜异位问题的女性朋友来说，这种习惯最好要避免。现代鸡在饲养过程中，可能会注射激素，造成鸡精内可能含有刺激激素分泌的成分存在。鸡精经人体吸收后，会刺激子宫内膜异位增生，反而加重病情。

tips 中医师的小偏方

① 中医师认为，患有子宫内膜异位症的女性，大多数具有肾虚的体质，建议可以使用补肾药例如济生肾气丸、六味地黄丸来调整体质，达到治本的功效。

② 芎归益母草饮：准备当归、川芎、香附各8克，益母草4克。将药材用过滤袋包好，放入锅中，加入800毫升的水，煮沸后转小火再熬煮15分钟。滤出药渣即可饮用。

tips 改善子宫内膜异位特效汤饮

① 肉桂姜汤：丁香5克、肉桂10克、姜2块，和1000毫升水放入锅中，煮沸后转小火，续煮3分钟即可。

② 玫瑰艾叶饮：白芍12克，玫瑰花8克，甘草、艾叶各4克，加800毫升水煮沸，转小火煮10分钟，取药汤。

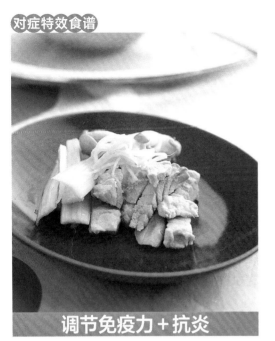

三文鱼炒西芹

材料：

三文鱼75克，西芹50克，松茸菇35克，姜1片

调味料：

色拉油1小匙，盐1/8小匙，白糖1/4小匙

做法：

1. 材料洗净。三文鱼切成条状。松茸菇用水汆烫。西芹切斜段，姜切丝。
2. 锅内放油，加热，爆香姜丝，加西芹拌炒。
3. 加三文鱼条、松茸菇、盐和白糖炒熟。

调节免疫力 + 抗炎

Food **保健功效**

西芹含B族维生素和维生素C。B族维生素有助于新陈代谢，可减轻痛经的不适。维生素C能阻止身体受到自由基的侵害，调节免疫力，促使白细胞与淋巴细胞吞噬逆流的子宫内膜组织碎片。三文鱼中的$\omega-3$不饱和脂肪酸进入人体，能调节体内前列腺素，具抗炎作用，可减缓子宫内膜异位引起的疼痛。

热量：242.8千卡	糖类：6.0克
蛋白质：15.8克	脂肪：17.3克
膳食纤维：1.4克	

 1人份

栗子烧白菜

材料：

大白菜150克，栗子25克，虾米5克，黑木耳15克

调味料：

盐1/8小匙，酱油1小匙

做法：

1. 虾米泡水。黑木耳、大白菜切丝。栗子、黑木耳用沸腾的水汆烫。
2. 色拉油倒入锅中加热，爆香虾米，加大白菜、黑木耳、栗子、盐和酱油，烧煮至熟。

Food **保健功效**

大白菜中的维生素C，和栗子中的$\beta-$胡萝卜素与维生素E，都具抗氧化作用。两者一同搭配，更能强化抗氧化效果、调节身体免疫力，减少不正常组织的增生。

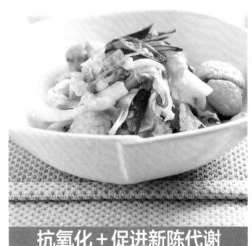

抗氧化 + 促进新陈代谢

 1人份

热量：84.4千卡	糖类：14.2克
蛋白质：5.5克	脂肪：0.6克
膳食纤维：3.9克	

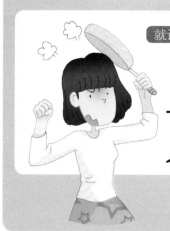

就诊科别 妇科、普通内科

Menopause Syndrome

女性更年期综合征

健康警讯 潮红、潮热、盗汗、心悸、失眠、情绪不稳定、骨质疏松症、心血管疾病

Health 为什么会有更年期综合征？

更年期，是指女性卵巢功能逐渐退化，从具有生育能力，进入到不能生育的过渡时期，为期2～5年。这段时间，由于雌激素分泌日渐减少，引起内分泌失调等各种不适症状，医学上称为更年期综合征。

每位女性进入更年期的时间不定，依照卵巢功能退化情形而定，从30岁到60岁都有可能。据统计，女性更年期多发生在48～52岁。

Health 更年期综合征症状停看听

更年期综合征症状，可分为早期症状以及晚期症状。早期典型症状有潮红、潮热、盗汗、心悸、失眠、情绪不稳定等，晚期症状包括骨质疏松症、心血管疾病、泌尿生殖系统发炎、皮肤老化等。

上述症状，不见得会出现在每位女性身上，而且发生的频率、轻重程度也因人而异。

✚ 医生小叮咛

① 用愉快的心情迎接人生另一个阶段。

② 养成适度运动的习惯，维持骨骼健康。

③ 学会保护自己的膝盖。

④ 采取清淡、少油、少盐、少糖、多膳食纤维的饮食方式，有助于预防心血管疾病的发生。

⑤ 均衡摄取各种营养，补充足够的维生素与矿物质。

⑥ 每天喝足量白开水，降低泌尿道发炎的概率。

⑦ 注意安全问题，预防滑倒、跌倒。

⑧ 进入更年期后，建议养成定期接受身体健康检查的习惯。

NOTE 舒缓更年期综合征不适的妙招

① 黄豆中的大豆异黄酮，为植物性激素成分。建议女性朋友，平日养成摄取适量豆类制品的习惯，有助于缓解更年期不适症状。

② 运动能增强免疫力、促进身体新陈代谢，还能稳定情绪，改善更年期综合征的不适。走路、做体操或是练习倒着走，可训练神经的自律性，同时还能舒缓生理、心理不适。

更年期综合征 vs 营养素需求

- 维生素A
- 维生素B$_1$
- 维生素B$_2$
- 维生素B$_3$
- 维生素B$_5$
- 维生素B$_6$
- 维生素B$_9$
- 维生素B$_{12}$
- 维生素C
- 维生素E
- 钙
- 镁
- 大豆异黄酮
- 木酚素
- 不饱和脂肪酸

Food 更年期综合征饮食宜忌公布栏

宜吃的食物	豆类及豆制品	黄豆 豆浆 豆腐 扁豆 绿豆 黑豆
	谷类	糙米 黑米 小麦 燕麦 大麦 胚芽米 荞麦 黑麦
	蔬菜及海藻类	茴香 洋葱 胡萝卜 西蓝花 红薯叶 上海青 空心菜 莴苣 菠菜 芥菜 韭菜 青椒 西红柿 南瓜 豌豆 牛蒡 山药 海藻
	水果类	苹果 柳橙 葡萄柚 番石榴 木瓜 葡萄 草莓 柿子 菠萝 柠檬 香蕉
	果仁及坚果类	葵花子 腰果 核桃 芝麻 杏仁 开心果 栗子 南瓜子 花生
	其他类	低脂牛奶 小鱼干 亚麻籽油 月见草油 当归
忌吃的食物		咖啡 浓茶 可乐 辣椒

食材配对 豆浆 + 燕麦 = 稳定情绪 + 维持骨骼健康

Food 营养加分

❶ 豆浆中含有大豆异黄酮，这是一种类似人体内雌激素的天然物质，能改善骨质疏松，也具有预防血管硬化、抗癌的作用，对停经后的女性有益。

❷ 豆浆中的卵磷脂，有助于调节体内脂肪新陈代谢，降低血液中脂肪含量；豆浆中的大豆蛋白可加速坏胆固醇的分解，维持血管健康。

❸ 豆浆和燕麦，含B族维生素、镁和钙，可调节新陈代谢，抑制忧郁情绪，舒缓压力，改善焦躁不安的现象。

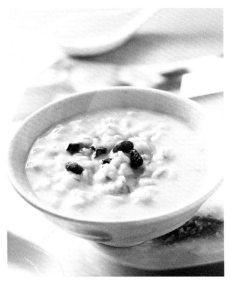

豆浆燕麦粥 ①人份

材料：
豆浆250毫升，燕麦片25克，葡萄干10克，蜂蜜1小匙

做法：
❶ 豆浆倒入锅中，加燕麦片，大火煮至沸腾，转小火，续煮至燕麦片烂熟。
❷ 加入洗净的葡萄干，煮至葡萄干膨胀，熄火。
❸ 最后，加蜂蜜调匀，即可食用。

明星食材 →豆浆

■ 预防骨质疏松　　■ 降低血脂
■ 预防血管硬化　　■ 稳定情绪
■ 舒缓压力　　　　■ 防衰抗老

Food 更年期综合征饮食调养重点

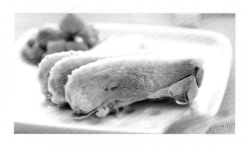

❶ 均衡饮食，6大类食物都应适量摄取，食物种类越多样越好。更年期女性需要多种矿物质如镁、钙、铁等，来维持代谢的正常和情绪的稳定。

❷ 摄取糖类时以复合型淀粉为佳，建议以全谷类食物为主食。全谷类食物具高膳食纤维、富含维生素、低热量、易有饱腹感等特性，能补充更年期女性所需营养，又能帮助控制体重。

❸ 适量摄取脂肪，建议以不饱和脂肪酸为主。食材来源可选择深海鱼。深海鱼富含EPA、DHA，能降低胆固醇、保护心血管、调节内分泌，舒缓更年期的不适症状。

❹ 适量摄取富含维生素A、类胡萝卜素的食物，如肝脏、蛋黄、南瓜，能保护眼睛、维持肌肤的弹性。

❺ 摄取B族维生素，以调节新陈代谢。可从全谷类、奶蛋豆类中摄取。

❻ 多吃新鲜的蔬果，因其富含维生素C能调节免疫力，延缓衰老。

❼ 适量摄取坚果类食物，预防老化、保护心血管、减缓更年期不适。

Food 宜食忌食Q&A解答

Q 多喝豆浆，就能治疗更年期问题吗?

A 黄豆及其制品能舒缓更年期不适，但不能取代激素疗法的治疗。

黄豆向来是更年期女性的明星商品。黄豆中含有大豆异黄酮，作用类似身体所制造的雌激素，能调节更年期女性激素的作用，减缓更年期症状的不适。但植物雌激素比人工合成的雌激素弱很多，女性若是期盼通过吃黄豆、豆类制品，来取代激素的治疗，恐怕要失望了。植物雌激素对健康有所益处，也能稍稍减低更年期不适，但无法取代激素治疗。

tips 中医师的小偏方

❶ 黏滑、富胶质的食物：如银耳、秋葵、三七、龟苓膏、爱玉子等，能改善更年期潮热、潮红、盗汗、关节疼痛等不适。

❷ 温性、热性的食物：能改善更年期女性手脚冰冷、情绪不佳的状况。适当食用麻油鸡、十全排骨、炖羊肉等方式进补，能舒缓不适。

❸ 薰衣草茶、玫瑰花茶：建议女性可用薰衣草、玫瑰花泡茶来喝，能舒缓情绪，提振精神。

tips 安神特效汤饮

❶ 甘麦红枣汤：浮小麦30克、甘草10克、去核的红枣6颗，用1000毫升水煮沸，转小火煮30分钟即可。

❷ 鸡蛋百合饮：百合10克放于杯中，用沸水冲泡，再加1颗蛋黄，快速搅散后闷10分钟，最后加适量蜂蜜调味即可。

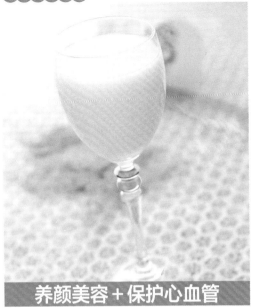

养颜美容＋保护心血管

热量：212.2千卡	糖类：45.3克
蛋白质：6.3克	脂肪：0.7克
膳食纤维：2.0克	

1 人份

菠萝苹果优酪乳

材料：
菠萝75克，苹果75克，无糖优酪乳180毫升

调味料：
柠檬汁、蜂蜜各1小匙

做法：
① 菠萝洗净去皮，切成小块。苹果洗净，切成小块。
② 菠萝块和苹果块放入果汁机中，加无糖优酪乳、柠檬汁和蜂蜜，搅打均匀成汁。
③ 果汁倒入杯中，即可饮用。

Food **保健功效**

菠萝中的维生素C，具美白淡斑效果；苹果的天然果酸，和菠萝的菠萝酵素与粗纤维，可促进消化、调节肠胃道蠕动，减少宿便和毒素的累积，让皮肤更明亮光滑。苹果中丰富的果胶，可抑制肠道吸收过多胆固醇，搭配菠萝中的钾，更可增强降低血脂、保护心血管系统健康的功效。

山药桂香荞麦面

材料：
荞麦凉面50克，紫山药40克，冷开水60毫升

调味料：
桂花酱1/4大匙，盐1/8小匙，白醋1/4小匙

做法：
① 煮半锅水至沸腾，放入紫山药，煮10分钟，取出放凉。
② 紫山药切小块，放入食物调理机中，加冷开水，搅打成糊状。
③ 山药泥、桂花酱、盐和白醋拌匀，食用前淋在荞麦凉面上。

Food **保健功效**

山药中的薯蓣皂苷，具天然激素功效，可延缓衰老，改善身体因退化而产生的各种不适症状；多巴胺能促进血液循环，调节神经功能，维持好心情。

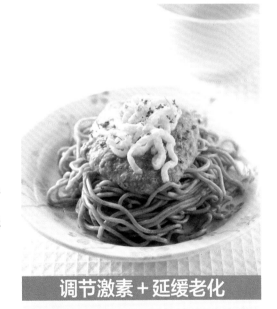

调节激素＋延缓老化

热量：176.3千卡	糖类：35.2克
蛋白质：5.8克	脂肪：1.4克
膳食纤维：2.7克	

1 人份

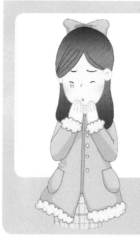

就诊科别 妇科

Leukorrhea

白带异常

健康警讯 分泌物或有恶臭，或呈现乳白色渣状，或呈黄色或带血、阴部瘙痒

Health 为什么会有白带异常？

白带是从女性生殖器官各部位如阴道、子宫颈口、子宫内膜、前庭大腺等所分泌出来的黏液及渗出物混合而成的。

这些分泌物的颜色与成分各有不同，正常的白带量不大、无异味、不会引起局部瘙痒，可保持阴道健康。造成白带异常的原因有感染、使用口服避孕药、抗生素、怀孕、糖尿病等。

Health 白带异常症状停看听

最常见的异常白带有4种。无色透明有恶臭的白带通常量大，主要是因激素不平衡所致。乳白色渣状白带为念珠菌感染，常有外阴瘙痒或灼痛感。黄色脓性白带的分泌物呈黄色，由化脓性细菌、阴道滴虫等感染所引起。含血性白带常发生在性接触时出血，可能是子宫颈出现问题所引起的。

✚ 医生小叮咛

❶ 勿穿紧身裤子，以免阴部湿热，引发感染。

❷ 宜选择通气性良好、吸汗的棉质贴身衣裤。

❸ 贴身衣裤最好单独清洗，并晒太阳来进行消毒。

❹ 白带严重时，穿着宽松裤子睡觉。

❺ 尽可能使用淋浴，避免盆浴。

❻ 充分休息，不要太过劳累，以免降低免疫力，增加感染机会。

❼ 有异常白带时要尽速就医，不可乱吃抗生素，以免造成阴道细菌种类的改变，加重病情。

❽ 避免自行作阴道冲洗，或随意使用清洁用品。

NOTE 舒缓白带异常不适的妙招

❶ 一天用温水局部清洁阴部3次，最少早晚各1次，建议持续半年，以防复发。

❷ 白带量大时，可使用卫生护垫或卫生纸，记得一定要勤换。

❸ 随身携带免洗内裤，经常更换。

❹ 如厕后，由前往后擦，以避免粪便污染阴道。

白带异常 VS 营养素需求

- 维生素A
- 维生素B₁
- 维生素B₂
- 维生素B₃
- 维生素B₅
- 维生素B₆
- 维生素B₉
- 维生素B₁₂
- 维生素C
- 维生素E
- 硒
- 锌
- 益生菌

Food 白带异常饮食宜忌公布栏

宜吃的食物	海鲜及肉类	金枪鱼 三文鱼 鳗鱼 鲭鱼 沙丁鱼 猪瘦肉 鸡肉
	奶豆类	牛奶 优酪乳 乳酪 黄豆 黑豆 纳豆
	蔬菜、菇蕈类	西红柿 韭菜 胡萝卜 南瓜 茄子 上海青 西蓝花 红薯叶 菠菜 莴苣 牛蒡 土豆 山药 红薯 莲藕 金针菇 黑木耳 银耳 香菇 大蒜 藤三七
	五谷、坚果类	稻米 小麦 燕麦 糙米 薏苡仁 杏仁 芝麻 花生 核桃 腰果
	水果类	香蕉 龙眼 菠萝 葡萄 苹果 草莓 桑葚 樱桃 柠檬 芒果 番石榴 柳橙 葡萄柚 荔枝 猕猴桃 枸杞子 红枣
	其他类	绿茶 杂粮面包 鱼油
忌吃的食物	饮料及冷品类	汽水 啤酒 糖果 蛋糕 冰淇淋 刨冰 冰棒
	其他类	肥肉 动物油 辣椒 芥末 咖喱 花椒 薯条 薯片 咸酥鸡 炸鸡 咸鱼 咸菜 笋干 生肉 生鱼片

食材配对 红薯  + 糙米 = 对抗炎症＋改善白带异常

Food 营养加分

❶ 红薯含维生素C、类胡萝卜素，具抗氧化效果，能提升免疫力；维生素C具抗炎作用，可改善女性生殖器官炎症，缓和白带异常现象。

❷ 糙米中丰富的蛋白质，有助于提升免疫力；维生素E具有抗氧化功能，可防止身体受到自由基的伤害，增强抵抗力，改善白带困扰。

❸ 红薯中的维生素C、类胡萝卜素和糙米中的维生素E，是抗氧化"铁三角"，同时作用可强化抗氧化效果，能有效改善白带。

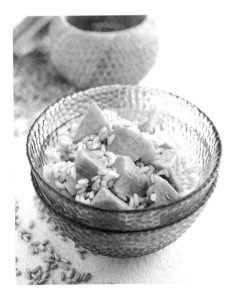

高纤红薯糙米饭 2人份

■ **材料：**
红薯40克，糙米100克，水240毫升

做法：
❶ 红薯洗净、去皮，切小块。

❷ 糙米洗净，加水，浸泡20分钟。

❸ 将红薯块放入糙米中，移至电锅，按下开关，煮至开关跳起，再焖5～10分钟即可。

明星食材 →红薯

■ 调节免疫力　■ 促进排便
■ 预防动脉硬化　■ 预防癌症
■ 促进肝脏细胞代谢

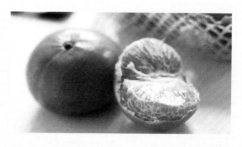

Food 白带异常饮食调养重点

1. 白带通常是因为免疫功能不良所致，均衡饮食，全面摄取6大类营养物质，能维持免疫功能的健康。

2. 摄取足够的维生素C。维生素C有抗炎的作用，若白带为发炎所引起，摄取维生素C即能改善白带异常。新鲜的蔬果大多含丰富的维生素C，如西蓝花、青椒、圆白菜、油菜、木瓜、柑橘、柳橙、番石榴、猕猴桃、草莓等。

3. 补充足够的维生素E。维生素E是强力且优秀的抗氧化剂，能调节免疫力，减缓女性生殖器官发炎的状况，有效改善白带异常。

4. 蛋白质能协助修复组织、缓和白带异常的现象，建议可从鱼肉、鸡肉、豆类等食物里摄取蛋白质。

5. 饮食最好清淡，刺激性食物如辣椒、胡椒、芥末、咖喱等容易让炎症更严重。

6. 建议用炖、水煮、清蒸、氽烫等烹调方式料理食物。减少用油煎、油炸、熏烤等方式，以免使白带异常的状况恶化。

Food 宜食忌食Q&A解答

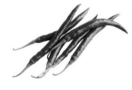

Q | 女性有白带问题，不能吃麻辣锅？

A | 所有刺激性食物，最好都避免。

白带问题是很多女性倍感困扰却又不好意思就诊的疾病之一。白带是一种分泌物，分泌物是正常的现象，但若出现颜色异常、有臭味时就要注意了。当身体免疫力下降时，容易遭受到细菌的侵袭，女性如想要避免白带问题，首先就是要增强免疫力。在这段时间，要少吃会影响免疫力的刺激性食物，如麻辣锅、辛辣热炒、烧烤等很受欢迎的食物，以免病情加重。

  tips 中医师的小偏方

1. 山药、莲子、薏苡仁、芡实、白果、荔枝、龙眼、核桃、韭菜等具有改善白带异常的效果，烹饪的时候可以适量使用。

2. 芡实茯苓饮：中医认为芡实与茯苓具有固肾、补脾、利湿的效果。白带异常期间可以取芡实粉、白茯苓粉各20克，以沸水冲泡，当作茶饮。

3. 鸡冠花茶：准备鸡冠花37.5克，切碎后放入杯中，用沸水冲泡，闷约3分钟即可饮用。

 tips 减少白带特效饮品

1. 优酪乳：根据调查报告显示，有白带困扰的女性，对优酪乳有不错的反应，在白带期间可适量饮用优酪乳。

2. 车前草茶：准备新鲜的车前草75克，放入锅中，加水盖过车前草20厘米，用小火熬煮大约30分钟，就可以熄火饮用。

对症特效食谱

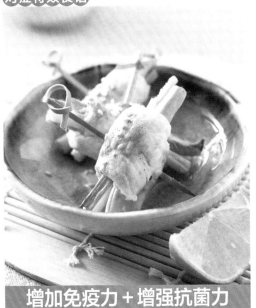

增加免疫力 + 增强抗菌力

热量：119.8千卡	糖类：6.4克
蛋白质：10.2克	脂肪：5.9克
膳食纤维：1.3克	

橙香鸡肉鲜蔬卷

材料：
鸡肉薄片40克，牛蒡10克，四季豆20克，葱2根

调味料：
色拉油1小匙，橙汁1小匙

做法：
1. 材料洗净。葱、四季豆、牛蒡，均切小段。四季豆、牛蒡用沸腾的水稍微汆烫。
2. 鸡肉摊开，摆入葱段、牛蒡和四季豆，卷成筒状。
3. 油锅加热，放入鸡肉卷煎熟，淋上橙汁即可食用。

Food 保健功效

鸡肉中的优良蛋白质，有助于改善白带异常；维生素A、维生素E，能防止身体受到自由基的伤害，增强对病毒和细菌的抵抗力，减轻女性生殖器官发炎的状况，改善不正常白带的困扰。四季豆的类胡萝卜素、维生素C、维生素E与鸡肉中的蛋白质结合，能有效改善发炎所引起的白带异常。

黑木耳炒蛋

材料：
新鲜黑木耳30克，鸡蛋1个

调味料：
麻油、米酒各1小匙，酱油、白糖各1/2小匙

做法：
1. 材料洗净。黑木耳和葱切丝。姜切末。鸡蛋打成蛋汁。
2. 麻油倒入锅中加热，放黑木耳、米酒、酱油和白糖翻炒。
3. 最后倒入蛋汁，快速拌炒至熟即可。

Food 保健功效

鸡蛋中的维生素A、维生素E，和黑木耳中丰富的胶质、多糖体，能增强身体对细菌和病毒的抵抗力，减缓女性生殖器官发炎的状况，改善白带问题。

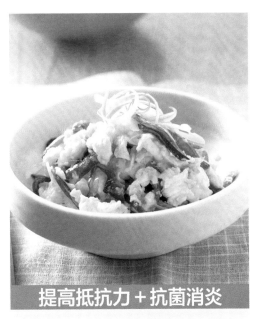

提高抵抗力 + 抗菌消炎

热量：152.2千卡	糖类：9.0克
蛋白质：6.4克	脂肪：01.1克
膳食纤维：2.2克	

妇科疾病

白带异常饮食宜忌

185

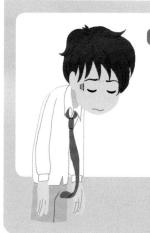

就诊科别 泌尿外科、中医内科、针灸科

Impotence

阳痿

健康警讯 勃起时硬度不够、勃起持续时间不够久、男性生殖器无法充血勃起

Health 为什么会阳痿？

阳痿又称为阴茎勃起功能障碍，可分为心理性阳痿与器官性阳痿。心理性阳痿指的是精神上、观念上出问题，导致短暂、突发的阳痿，如疲劳、情绪紧张等。

器官性阳痿是指身体其他器官、男性生殖器出现问题所导致的阳痿，如睾丸功能低下、雄性激素缺少、年纪大平滑肌细胞老化、神经末梢有病变、糖尿病、血管硬化。动脉硬化是造成勃起障碍最常见的原因。

Health 阳痿症状停看听

阳痿的症状就是男性性冲动时，生殖器无法勃起，或勃起状态不良、不够坚硬、时间不够久，以致无法成功进入女性阴道。阳痿患者还会出现，如失眠、忧郁、食欲不佳、早泄等状况。心理因素造成的阳痿多短暂性，患者本身多半知道问题所在。

✛ 医生小叮咛

❶ 排除心理障碍，心理性阳痿就能不药而愈。

❷ 药物可能引起阳痿，若怀疑阳痿现象与某些高血压之类的药物有关，可更换成其他的药物。

❸ 多花些时间做前戏，提供充分刺激帮助勃起。

❹ 远离酒精。酗酒会加重勃起障碍问题。

❺ 戒烟，避免因尼古丁造成血管收缩导致勃起组织难以充血，阻碍勃起反应。

❻ 运动能促进血管的健康，改善勃起状态。

❼ 避免长期剧烈运动。过量运动可能会导致性功能降低，每天运动勿超过60分钟。

NOTE 按摩穴位，改善阳痿

按摩下列穴位，有助于调节生殖器官神经功能。

关元穴： 肚脐下方4指横宽处。

命门穴： 当后正中线上第2腰椎棘突下凹处，与肚脐相对。

肾俞穴： 第2腰椎棘突下凹，左右2指横宽处。

足三里穴： 位于膝盖下方，外侧凹陷处，往下4指横宽处。

阳痿 VS 营养素需求

- 维生素A
- 维生素B₁
- 维生素B₃
- 维生素B₆
- 维生素C
- 维生素E
- 锌
- 钙
- 镁
- β−胡萝卜素

Food 阳痿饮食宜忌公布栏

宜吃的食物	肉类	牛、羊、猪的瘦肉 鸡肉
	海鲜类	海参 鳝鱼 泥鳅 章鱼 乌贼 虾 牡蛎 蟹 文蛤 蚬 干贝
	奶蛋类	鸡蛋 牛奶 乳酪
	蔬菜类	韭菜 海带 姜 小白菜 西蓝花 甜椒 菠菜 青椒 山药 大蒜 圆白菜
	谷类	小麦 胚芽米 糙米 燕麦 米糠
	水果类	番石榴 苹果 柳橙 草莓 木瓜 猕猴桃 柑橘 荔枝 樱桃 西瓜 香蕉 葡萄 龙眼 芒果
	坚果类	核桃 花生 南瓜子 腰果 芝麻 杏仁 葵花子 栗子
	其他类	肉桂 黑豆
忌吃的食物	肉类	动物内脏 肥肉 猪油 牛油 奶油 鸡皮 猪皮
	其他类	浓茶 咖啡 汽水 油炸及高糖食品 甜食

食材配对 韭菜 + 干贝 = 增强生殖功能+调节激素

Food 营养加分

❶ 韭菜富含维生素C，具抗氧化作用，能保护身体不受自由基的伤害，降低因慢性疾病所导致的阳痿。韭菜花和韭菜籽含丰富的锌，可增强生殖能力，维护勃起功能健康正常。

❷ 干贝中的锌，可预防雄性激素异常，增强生殖系统的功能与健康；镁和优质蛋白质能使生殖系统更强壮，并可提高精子的活力与品质。

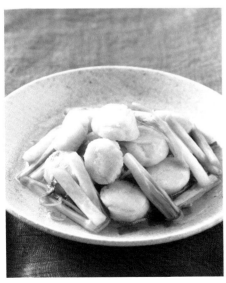

韭菜炒干贝 ①人份

■材料:
新鲜干贝30克，韭菜段100克，姜末、芫荽段各5克，色拉油、水淀粉各1小匙，盐、蚝油、白糖各1/4小匙，白醋、麻油各1/2小匙

做法:
❶ 干贝用沸水汆烫。
❷ 锅内放油，加热，爆香姜末，加干贝、韭菜段、蚝油、盐和白糖，大火炒至熟。
❸ 加入芫荽、白醋略炒；以水淀粉勾芡，再淋上麻油。

明星食材 →韭菜

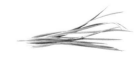

■提升阳气 ■增进食欲
■祛脂排毒 ■保护生殖器官

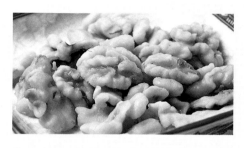

Food 阳痿饮食调养重点

1. 均衡摄取6大类营养物质。

2. 血液流通不够顺畅，会让勃起速度变慢，想要改善，就得要好好照顾血管健康。建议饮食上少油、少盐、少糖、高纤维。

3. 摄取足量的锌，能促进生殖器官的健康。富含锌的食物有五谷杂粮、坚果、牡蛎、香菇、动物内脏等。

4. 补充足够的镁。镁能维持血管的健康、增强生殖能力，改善勃起功能。

5. 多吃新鲜的蔬菜，各种颜色蔬菜都要吃。蔬菜富含膳食纤维、维生素C、抗氧化物质，能降低血液中的胆固醇，维持血管的健康与弹性。

6. 摄取足够的维生素A，因其能有效调节自主神经，压力也是导致阳痿的元素之一，男性朋友可适量补充维生素A，舒缓压力。富含维生素A的食物有西红柿、南瓜、杏仁、胡萝卜。

7. 补充维生素E，因其能调节雄性激素的分泌，对性能力的提升有不错的效果。富含维生素E的食物有坚果类、蛋、全麦制品。

Food 宜食忌食Q&A解答

Q 吃鸡睾丸、鹿鞭、虎鞭，真的可以加强性功能？

A 不行。这些食材与吃一般蛋白质食物，并无差别。

民间有传闻，鸡睾丸、鹿鞭、虎鞭具有壮阳的效果，男性朋友多吃真的可以重振雄风吗？鸡睾丸里的确含有激素，但当食材进到肚子里，经过胃肠一分解代谢，剩下的就是油脂，无法加强性能力。鹿鞭、虎鞭其组织成分不外乎是肌肉、血管、皮腱，与肉类差异不大，多吃这类食物，对加强性功能并无实质帮助。

 tips 中医师的小偏方

1. 全麦面包、坚果类、豆类、山药、韭菜、虾、牡蛎、糙米、核桃、肉桂、鱼鳔、鳗鱼、甲鱼等食材，具有加强性能力的功效，想要改善性能力的男性朋友可以适量食用。

2. 紫河车、淫羊藿、天仙茅、巴戟天、肉苁蓉、海马、人参、鹿茸等药材，具有加强性功能的效果，能补中益气，强化肝肾功能，改善阳痿现象。

tips 加强性功能特效食品

1. 牡蛎：牡蛎含丰富的锌，能提升性功能及性欲，改善阳痿症状。

2. 淫羊藿茶：准备淫羊藿20克。用500毫升的热水冲泡，闷约20分钟后去渣饮用。此茶饮可调节激素，适合成年男性，不适合老年人饮用。不宜过量使用，以免上火。

苋菜炒羊肉

材料:

苋菜75克,羊肉40克,大蒜1瓣,辣椒1/2根,鸡蛋1个

调味料:

色拉油、盐、米酒、淀粉、酱油、胡椒粉各1小匙,白糖2小匙

做法:

1. 苋菜切段。大蒜、辣椒切片。鸡蛋取蛋白。羊肉用盐、1小匙糖、米酒、蛋白和淀粉腌10分钟。
2. 锅内放油,加热,爆香大蒜和辣椒,放羊肉炒至变色,加苋菜炒熟。
3. 加酱油、1小匙糖和胡椒粉炒匀。

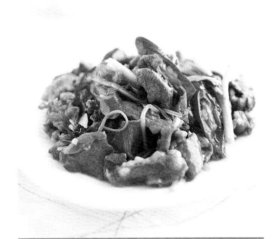

温补强身 + 益肾壮阳

热量:247.6千卡	糖类:11.6克
蛋白质:15.2克	脂肪:15.6克
膳食纤维:1.7克	

 1 人份

Food 保健功效

苋菜含丰富的维生素C、类胡萝卜素,能消除氧化自由基,降低慢性病所引发的阳痿。羊肉富含B族维生素和锌,可强化生殖系统,维持正常健康的性功能。苋菜和羊肉中有助于生殖系统的营养素一起作用,可大大提高补肾壮阳的功效。

葡萄优酪乳

材料:

葡萄150克,水蜜桃1/4个,优酪乳200毫升

做法:

1. 葡萄洗净,去籽留皮。水蜜桃洗净,去皮,切小丁。
2. 全部材料放入果汁机中打匀,略微去渣。
3. 做法②中材料倒入杯中,饮用前可加入适量冰块,提高美味度。

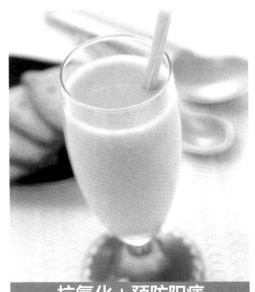

抗氧化 + 预防阳痿

 1 人份

热量:268.8千卡	糖类:53.4克
蛋白质:7.1克	脂肪:3.0克
膳食纤维:1.7克	

Food 保健功效

葡萄含有花青素成分,抗氧化效果极佳,可预防罹患慢性病。葡萄和水蜜桃中的维生素C,具抗氧化作用,能保护身体不受自由基侵害。两者搭配食用,可降低慢性病导致阳痿发生的概率。

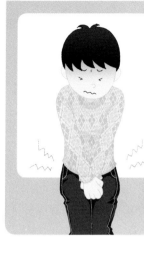

就诊科别 泌尿外科、中医内科

Prostatitis

前列腺炎

健康
警讯

排尿疼痛、频尿、腹股沟疼痛、发热、
畏寒、反复泌尿系感染、排尿困难

Health 为什么会得前列腺炎?

前列腺炎可分为急性细菌性前列腺炎、慢性细菌性前列腺炎、慢性前列腺炎、非细菌性前列腺炎。

细菌性前列腺炎由细菌感染引起，主因是尿液逆流至前列腺内。慢性前列腺炎病因较多，如泌尿系感染、自身免疫疾病、激素因素、间质性膀胱炎。非细菌性前列腺炎通常和膀胱颈的异常收缩有关。

Health 前列腺炎症状停看听

前列腺炎的症状依种类有所不同，急性细菌性前列腺炎症状为排尿疼痛、尿频、发热、尿液滞留等。

慢性细菌前列腺炎和慢性前列腺炎症状类似，有反复泌尿系感染、腹股沟疼痛、射精疼痛、排尿不适、急尿等症状。非细菌性前列腺炎则是下腹部与尿道疼痛、排尿疼痛、尿急。

➕ 医生小叮咛

① 前列腺炎必须接受长期治疗，患者要有耐心。

② 接受医生指示用药，勿自行停药。

③ 远离烟、酒、咖啡等刺激性食物。

④ 摄取足量的水分，减少泌尿道中的细菌浓度。

⑤ 维持正常的性生活，能适时排空精液，促进血液循环。记得使用保险套，以免感染伴侣。

⑥ 禁止憋尿。憋尿容易造成尿液逆流至前列腺。

⑦ 每天做中等强度的运动30分钟，放松情绪，以免骨盆腔内肌肉过度收缩，造成尿液回流。

⑧ 维持正常的生活作息，避免熬夜。

NOTE 改善前列腺炎不适症状的妙招

① 每天泡热水澡，可以减缓前列腺充血的不适现象，对前列腺炎的症状具有改善作用。建议水温控制在38~39℃，泡澡时间约15分钟。泡澡的过程中，可以轻轻按摩位于前列腺。

② 适度按摩。按摩前先排空膀胱，用双手轻轻按摩下腹部、会阴部，使血液流通更顺畅。

前列腺炎 VS
营养素需求

● 维生素A ● 维生素C ● 维生素D ● 维生素E ● 锌
● 硒 ● 异黄酮 ● 水 ● 不饱和脂肪酸
● 类胡萝卜素

Food 前列腺炎饮食宜忌公布栏

	海鲜类	章鱼 乌贼 沙丁鱼 虾 牡蛎
宜吃的食物	蔬果海藻类	油菜 菠菜 芹菜 豆芽菜 西蓝花 圆白菜 小白菜 韭菜 南瓜 白萝卜 海带 菠萝 葡萄柚 柑橘 草莓 苹果 西红柿 猕猴桃 番石榴
	谷类	胚芽米 糙米 大麦 大米 小麦 腰果 花生 黄豆 芝麻 杏仁 南瓜子
	其他类	蛋黄 胚芽油 葵花子油 麻油 橄榄油 啤酒酵母 牛瘦肉
忌吃的食物		咖啡 辣椒 胡椒 冰淇淋 浓茶 蛋糕 酒

食材配对 **牡蛎** + **小白菜** = 预防前列腺炎+抗氧化

Food 营养加分

① 牡蛎含有丰富的维生素A和锌。维生素A具抗氧化作用，可提高身体的免疫力，达到预防或减缓前列腺炎的功效。锌有预防雄性激素异常的作用，能维护前列腺的健康，减少前列腺炎的发生。

② 小白菜富含维生素C、类胡萝卜素，抗氧化和抗炎效果十分理想，能降低罹患前列腺炎的概率。

③ 小白菜的维生素C，和牡蛎的维生素A一起作用，更能提升抗氧化效果，有效预防前列腺炎。

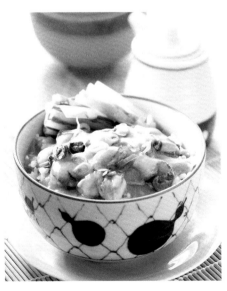

牡蛎盖饭

1 人份

材料：
米饭1碗，牡蛎50克，小白菜30克，葱1/2根，姜1片，肉燥酱汁30毫升，味噌酱、色拉油各1小匙

做法：
① 牡蛎汆烫后捞起。小白菜切段。葱切末。姜切丝。
② 锅内放油，加热，爆香葱和姜，加牡蛎、肉燥酱汁和味噌酱，以大火煮开，再加小白菜煮熟。
③ 盛起，淋在饭上。

明星食材 →**牡蛎**

■ 降低血压　　■ 强健骨骼
■ 维护生殖功能
■ 调节免疫力

Food 前列腺炎饮食调养重点

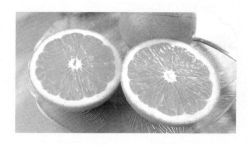

① 多补充维生素C，能够消除体内的自由基，抵抗发炎。新鲜水果多富含维生素C。

② 摄取足够的锌。当男性体内缺乏锌时，容易引发前列腺的相关疾病，建议可从全谷类、坚果、海鲜、洋葱、西蓝花、大蒜等食物中补充锌。

③ 少吃牛、猪、羊肉等含较多饱和脂肪酸的食物，适量摄取不饱和脂肪酸，如鱼类、坚果，能减少前列腺问题。

④ 补充足够的维生素A与类胡萝卜素。这两种营养素能提高免疫力，改善前列腺炎状况。富含维生素A与类胡萝卜素的食物有肝脏、蛋黄、胡萝卜、南瓜、菠菜等。

⑤ 适量食用坚果类食物，特别是南瓜子，对防治前列腺疾病有相当效果。

⑥ 补充足够的水分，使有足量的尿液，减少孳生细菌。建议一天饮水量2000～3000毫升。

⑦ 摄取足够的维生素E。维生素E能抗氧化、抗炎，对防治前列腺有一定作用。深绿色蔬菜、豆类、谷类、坚果、植物油都含有丰富的维生素E。

Food 宜食忌食Q&A解答

Q 咖啡能利尿，前列腺炎患者可以多喝？

A 不行。咖啡含有刺激物质，前列腺炎患者应该避免饮用。

前列腺炎患者的前列腺正处于发炎的状态，喝刺激性饮料，如酒精、咖啡、汽水等，会让尿液中刺激性代谢物质增加，反而易加重炎症程度，对病情的控制不利，患者应避免饮用。前列腺炎患者想要增加排尿量，建议还是多喝白开水比较理想。

 中医师的小偏方

① 中医认为，大白菜、洋葱、鸭肉、海带、南瓜子、黄豆对于维护前列腺健康有效果，男性朋友平日不妨适量摄取，以预防前列腺问题。

② 山珍海鲜汤：准备牛膝20克，车前子、王不留行各25克，蛤蜊600克，盐、姜适量。蛤蜊吐沙洗净。药材装进过滤袋，与蛤蜊、姜放入锅中，加750毫升的水，用小火煮约30分钟，拿出过滤袋，加适量盐，即可食用。

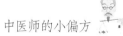 减缓发炎特效食品

① 南瓜子：根据研究显示，南瓜子能维护前列腺健康，改善前列腺发炎状况，并减少尿频、排尿困难等症状。

② 蔓越莓汁：在前列腺发炎的期间，可以喝蔓越莓汁，每次250毫升，一天2次，可以有效改善症状。

儿科疾病

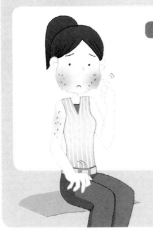

就诊科别 儿科、皮肤科

麻疹

健康警讯 全身各部位出疹子、发高热、流鼻涕、咳嗽、眼睛红、口腔内出现白点

Health 为什么会得麻疹?

麻疹是普遍的儿童传染病,由麻疹病毒所引起,飞沫或接触传染为其传染途径。麻疹病毒致病力高,患者从染病起至出疹后4日内,都可能把病传染给别人,没有免疫力的人接触到病毒,绝大部分都会发病,一般说来麻疹患者须被隔离。

感染麻疹可能并发肺炎、脑炎,尤其易发生在幼儿身上,严重时会致死。接种疫苗是预防麻疹最有效方法。

Health 麻疹症状停看听

麻疹初期的症状有发高热、流鼻涕、咳嗽、眼睛红及口腔内出现白点,接着开始出疹子。疹子大多从脸部、颈部开始出现,经3~5天后,蔓延至躯干及四肢,包括手掌与脚掌。

出疹时间为5~7日,也可能长达2个星期。疹子会留下褐色斑痕或出现脱皮,疹子消失后病程迈入尾端。

✚ 医生小叮咛

❶ 接种麻疹疫苗,可使95%的接种者产生抵抗力,为预防麻疹最好的方法。在国内幼儿时期必须接种此种疫苗,成人可至医院接受麻疹抗体检验,如果没有抗体,可自费接种。

❷ 如果没有抗体且与患者接触,在72小时内接种麻疹减毒活性疫苗,仍可预防麻疹的发生。

❸ 麻疹患者应自行采取隔离措施。发疹4天后才能回复正常作息。

❹ 麻疹患者应该多休息,以帮助身体的康复。

❺ 5~6月是麻疹最容易流行的时期,家中有小朋友的父母要多留意。若出现疑似麻疹的症状,请尽快就医。

NOTE 麻疹的防治与禁忌

❶ 1岁以下婴儿、怀孕妇女、正使用类固醇或抗癌药物患者,以及免疫功能不全的人,可在感染麻疹6天内接受免疫球蛋白治疗。

❷ 发热、重病、怀孕女性、正使用类固醇或抗癌药物者、近3个月内注射过免疫球蛋白或血液制品者,与免疫功能不全的患者均不宜接种麻疹疫苗。

麻疹 VS 营养素需求

维生素A	维生素B₁	维生素B₂	维生素B₃	维生素B₅
维生素B₆	维生素B₉	维生素B₁₂	维生素C	维生素D
维生素E	维生素K	硒	锌	β-胡萝卜素

	肉类	鸡肉 鱼肉 猪肉 牛肉 羊肉
宜吃的食物	奶蛋类	牛奶 优酪乳 乳酪 鸡蛋
	豆类及其制品	黑豆 绿豆 黄豆 豆腐 豆浆
	蔬菜类	西蓝花 菠菜 红薯叶 上海青 圆白菜 茼蒿 莴苣 豆芽菜 牛蒡 茄子 香菇 土豆 胡萝卜 白萝卜 四季豆
	水果类	苹果 猕猴桃 香蕉 柿子 草莓 葡萄 樱桃 水蜜桃 柑橘 柳橙 柠檬 杨桃 菠萝 木瓜 水梨 枣 桃
忌吃的食物		肥肉 蹄髈 鸡脚 薯条 油炸食品 生鱼片 冰淇淋 咖喱 辣椒 胡椒 花椒 麻辣锅

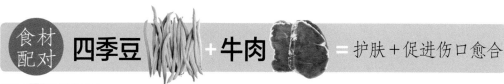

食材配对 四季豆 + 牛肉 = 护肤 + 促进伤口愈合

Food 营养加分

❶ 四季豆含有类胡萝卜素，经人体吸收转换成维生素A后，可促进表皮细胞的新陈代谢，减少色素沉淀，对于出疹之后皮肤的复原有帮助。

❷ 牛肉含有丰富的锌和蛋白质，有助于身体内外部伤口的愈合，可加速出疹后皮肤伤口的康复速度。

❸ 四季豆中的维生素C和牛肉中的锌，可强化牛肉中蛋白质的利用，合成胶原蛋白，帮助维持皮肤的弹性与健康，减轻出疹后留疤或脱皮的现象。

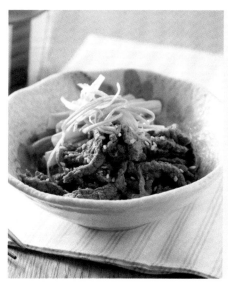

牛肉香拌四季豆 ①人份

■材料：
牛肉75克，四季豆50克，葱1/2根，醋、酱油各1小匙

■做法：

❶ 葱切丝。四季豆去头尾，切段，烫熟后捞出。

❷ 牛肉切丝，放入沸水中汆烫，捞出，用冷水冲凉。

❸ 牛肉、四季豆和葱丝盛入盘中，加醋和酱油，搅拌均匀即可食用。

明星食材 →四季豆

■维持皮肤健康　■美白淡斑
■保护眼睛　■预防贫血
■预防骨质疏松

就诊科别 儿科、皮肤科、中医儿科

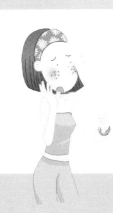

水痘

发热、头痛、喉咙痛、咳嗽、皮肤起疹、腹痛、肌肉或关节酸痛

Health 为什么会长水痘？

水痘是一种由水痘带状疱疹病毒感染所引起的疾病，传染途径是经由接触或飞沫传染。水痘的潜伏期约2个星期，在出疹前4天至出疹后5天为传染期。水痘带状疱疹病毒在水痘复原之后，常潜伏于寄主的神经节中，免疫力降低时可能会出现带状疱疹。

水痘好发于冬天及早春，具有高度的传染性，一般出疹后即痊愈，有时会出现皮肤感染、肺炎等并发症。

Health 水痘症状停看听

水痘在发疹前2～3天，会出现发热、头痛、喉咙痛、咳嗽、腹痛、肌肉或关节酸痛等症状。随即皮肤出疹子，疹子多由脸、头皮先出，然后往躯干及四肢延伸，会分好几波出现。

疹子最早为红丘疹，很快变成小水疱，水疱周围并有红晕，12小时内会变成脓疱并结痂，约2星期后痊愈。

医生小叮咛

1. 接受水痘疫苗的接种。
2. 依照医生指示用药。
3. 养成用肥皂洗手的好习惯，预防被病毒传染。
4. 维持正常作息，不要熬夜。
5. 若出现疑似水痘症状，应尽速就医。
6. 出水痘时，退热药不可使用含阿司匹林的退热药，以免并发脑部病变。
7. 患者宜多卧床休息，若发热要多补充水分。
8. 长水痘期间宜避免过度活动，以免出汗，刺激皮肤产生瘙痒，增加不适感。
9. 若家中有人长水痘，其食器应分开清洗。

NOTE 舒缓水痘不适的妙招

1. 洗澡水不要太热，以免刺激，增加瘙痒感。
2. 当水痘不小心被抓破，附近周围出现红疹及疼痛时，可使用含薄荷的止痒药来止痒。
3. 不要搔抓皮肤以免破皮，可隔着衣物轻拍痒处，或用湿毛巾轻敷。
4. 每天淋浴，浴后拭干身体，并换上宽松衣服。

水痘 VS 营养素需求

- 维生素A
- 维生素B₁₂
- 维生素C
- 类胡萝卜素
- 锌
- 蛋白质

	肉类	猪肉 鸡肉 鹅肉 鸭肉
宜吃的食物	蔬菜、海藻类	南瓜 洋葱 胡萝卜 西红柿 红甜椒 黄甜椒 青椒 西蓝花 圆白菜 红薯叶 小白菜 上海青 芦笋 芥菜 芹菜 豆芽菜 菠菜 海带
	水果类	苹果 番石榴 樱桃 葡萄 草莓
	奶蛋类	牛奶 乳酪 鸡蛋
	其他类	酵母
忌吃的食物	海鲜类	蟹 虾
	水果类	柠檬 柳橙 柑橘
	香料类	芫荽 茴香 咖喱 辣椒 胡椒 姜 大蒜
	其他类	炸鸡 薯条 汉堡 汽水

食材配对 **豆芽菜** + **鸡肉** = 美肌护肤＋提升免疫力

Food 营养加分

❶ 豆芽菜含有丰富的类胡萝卜素、维生素C，类胡萝卜素进入人体转换为维生素A后，有助于表皮细胞的新陈代谢，能改善皮肤粗糙的问题；维生素C具美白淡斑和抗氧化作用，可加速皮肤的康复，并提高免疫力，预防并发症的发生。

❷ 鸡肉富含B族维生素、锌和蛋白质。B族维生素能帮助新陈代谢，改善长水痘期间精神不佳、食欲不振的现象；锌和蛋白质能帮助伤口的愈合，加速皮肤伤口的康复速度。

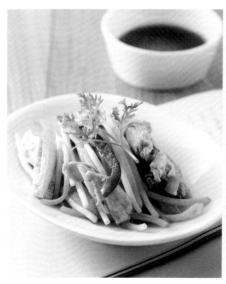

鸡柳炒银芽
（1人份）

■材料:
豆芽菜、鸡肉各60克，红甜椒、黄甜椒共25克，奶油1小匙，盐、陈醋各1/4小匙

■做法:
❶ 材料洗净。豆芽菜去头尾。鸡肉、甜椒切丝。
❷ 热锅，放入奶油，融化后加盐、陈醋炒香，再加鸡肉拌炒至熟。
❸ 加豆芽菜和甜椒，翻炒至熟即可。

明星食材 →**豆芽菜**
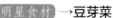

■促进皮肤康复 ■消除疲劳
■淡化色素斑 ■促进消化
■预防心血管疾病

眼科疾病

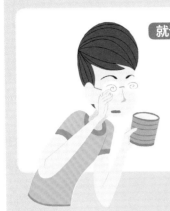

就诊科别 眼科、小儿眼科、中医内科

近视

健康警讯 看不清楚远距离的物体，只能看清楚近的物体

Health 为什么会近视？

近视即眼睛只能看清楚近物。当眼睛的聚焦能力和眼轴长度无法配合，导致影像不能准确聚焦于视网膜上，若影像聚焦于网膜前，则会造成近视。

造成近视的原因很多，先天因素如遗传，后天因素如生活环境和用眼习惯。现代人生活环境狭小，接触电脑、电视时间长，导致近视人口比例明显增多。

Health 近视症状停看听

近视的症状就是看不清楚远距离的物体，必须戴上眼镜、隐形眼镜。近视可分为假性近视与真性近视两种。

假性近视指过度使用眼力，造成眼睛肌肉过度紧张，使水晶体调节影像的功能失常，这时只要适度休息或使用睫状肌松弛剂，就可回复视力。真性近视指眼轴距离变得太长，物体无法清晰地在视网膜上聚焦成像。

✚ 医生小叮咛

① 避免长时间近距离用眼的工作。
② 阅读时光线要充足，台灯要稳定不会闪烁。
③ 维持良好阅读姿势，眼睛距书本30～40厘米。
④ 使用眼睛每30分钟，要休息5～10分钟。
⑤ 电视机画面应稍稍低于眼睛视线。眼睛与电视机的距离为电视机画面对角线的5～7倍。
⑥ 电脑荧幕画面应该在眼睛视线稍下方。
⑦ 利用假日到户外走走，多看远方是保护眼睛的理想方式。
⑧ 维持均衡的饮食、正常的作息与充分的睡眠。

NOTE 舒缓眼睛不适的妙招

① 眼睛疲劳时，先稍微用力闭上眼睛，再把眼睛睁开。重复几次，能有效舒缓疲劳。
② 上下左右转动眼球。
③ 将双手洗干净，快速摩擦生热，闭上眼睛，手掌微微盖住眼球，3～5秒后放开。重复上面动作，直到眼睛肌肉感到放松。

近视 VS
营养素需求

● 维生素A	● 维生素B_1	● 维生素B_2	● 维生素B_6	● 维生素B_{12}
● 维生素C	● 维生素E	● β-胡萝卜素	● DHA	● EPA
● 蛋白质	● 叶黄素			

	海鲜、肉类	肝脏 猪瘦肉 牛肉 牡蛎 金枪鱼 三文鱼 鲭鱼
宜吃的食物 ○	蔬菜、海藻类	玉米 南瓜 红薯 胡萝卜 菠菜 芥蓝 西蓝花 空心菜 小白菜 豆芽菜 油菜 芫荽 芦笋 青椒 香椿 西红柿 蚕豆 紫菜 海带
	坚果类	杏仁 核桃 花生 黑芝麻 白芝麻 松子 腰果 葵花子
	豆类及其制品	绿豆 黄豆 豆干 豆腐 豆皮 豆包
	谷类	麦麸 糙米 胚芽米 小麦胚芽 麦片
	水果类	西瓜 樱桃 蔓越莓 龙眼 番石榴 猕猴桃 佛头果 柳橙 木瓜 芒果 草莓 葡萄柚 橄榄 红枣 枸杞子
	其他类	牛奶 优酪乳 蛋黄
忌吃的食物 ✕	饮料类	浓茶 咖啡 酒 含糖饮料
	其他类	胡椒 辣椒 芥末 韭菜 甜食

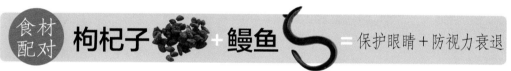

食材配对 **枸杞子** + **鳗鱼** = 保护眼睛 + 防视力衰退

Food **营养加分**

❶ 枸杞中的叶黄素、类胡萝卜素可强化眼睛功能；维生素B₁能舒缓眼睛疲劳；维生素C能防止眼睛干涩、视力受损；维生素E可保护眼睛细胞组织。

❷ 鳗鱼富含维生素A和DHA，维生素A是保护视力的重要营养素，DHA则能改善视网膜健康状况。

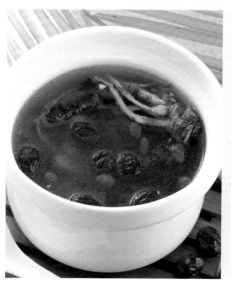

枸杞子鳗鱼汤 ②人份

■材料:
鳗鱼块200克，枸杞子8克，红枣8颗，当归1/2片，水350毫升，盐1小匙

■做法:
❶ 材料洗净。鳗鱼肉放入煮沸的水中汆烫，捞出备用。
❷ 鳗鱼、红枣、枸杞子和当归放入炖盅，加水和盐，放进蒸锅，以小火炖煮至鳗鱼熟烂。

明星食材 →**枸杞子**

■维护视力　■保护肝脏
■调节免疫功能　■延缓衰老
■增强代谢功能　■改善疲劳

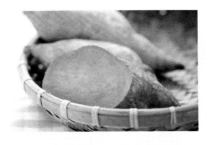

Food 近视饮食调养重点

① 均衡饮食，不要偏食。

② 摄取足够的维生素A与类胡萝卜素。维生素A是维持眼睛整体健康重要的营养素，可以从黄绿色蔬菜中摄取，或从蛋、动物肝脏中取得。

③ 补充足够的B族维生素，可以协助肌肉的新陈代谢，缺少B族维生素容易加重眼睛肌肉的疲劳，导致用眼更吃力。可以从全谷类、豆类、瘦肉、牛奶、绿色蔬菜、海藻中获得B族维生素。

④ 摄取足够的维生素E，因其具有理想的抗氧化效果，能帮助眼睛组织的修补与维护。平日可以从坚果类、植物油中摄取到丰富的维生素E。

⑤ 每天吃新鲜的蔬果，蔬果富含维生素C，能维持晶状体的健康。

⑥ 蛋白质是组成细胞的主要成分，足够的蛋白质能帮助细胞组织修补。除了适量食用猪肉、鸡肉等，也可以从黄豆制品中摄取优质的植物性蛋白。此外，适量摄取深海鱼，除了补充蛋白质外，还能同时获得维持视网膜健康重要的营养素DHA。

Food 宜食忌食Q&A解答

Q 多吃胡萝卜、补充鱼肝油，可以预防近视?

A 不行。养成良好的用眼、阅读习惯，才是预防近视的不二法门。

不少人对于预防近视有着错误观念，以为只要多吃胡萝卜、鱼肝油就能不近视，或者减缓度数的增加速度。胡萝卜跟鱼肝油，含有丰富的类胡萝卜素和维生素A，它是维持视网膜功能正常的要素，但光靠补充营养素，是无法预防近视的。养成良好的阅读习惯、维持理想的用眼习惯、勿长期看太近的物品或书籍，才能维护视力、预防近视，或让近视不再加深。

tips 中医师的小偏方

① 中医认为，桑葚、决明子、菊花、当归、山药等具有保护眼睛的效用，平日可以适量摄取。

② 水梨盅：准备水梨一个，把顶尖削平，成盖子状。用汤匙将梨的核仁挖除，放入川贝母4克。加入一点蜂蜜后，把梨盖盖回。将整个梨隔水加热，直到炖熟为止。

③ 中医认为，水梨与黑豆一同搭配，能发挥不错的护眼效果。在料理水梨盅时，不妨加入黑豆。

tips 维护视力特效茶饮

① 菊桂茶：准备龙眼肉15克，枸杞子、山茱萸各10克。用400毫升的水熬煮1个小时后，即可饮用。用眼频繁的人，平日可以冲泡此茶饮，保护眼睛视力。

② 枸杞茶：准备枸杞子12克，放入杯中，用热水冲泡，闷1~2分钟，即可饮用。

虾米炒空心菜

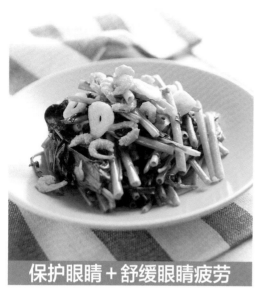

材料：
空心菜100克，虾米5克，大蒜2瓣，水40毫升

调味料：
色拉油1/2小匙，盐1/4小匙

做法：
① 材料洗净。空心菜切段。大蒜切片。虾米泡水。
② 色拉油倒入锅中加热，爆香蒜片、虾米，放入空心菜略炒，加水，拌炒至空心菜熟。
③ 加盐调味。

Food 保健功效

空心菜的类胡萝卜素和叶绿素，具抗紫外线的作用，能保护眼睛细胞不受到自由基的伤害，有助于保护视力；维生素C能清除自由基，预防视觉模糊。虾米富含维生素A，可维持眼睛的感光能力，增强眼睛健康。空心菜和虾米搭配食用，对于视力的保护具显著功效。

保护眼睛＋舒缓眼睛疲劳

热量：65.8千卡	糖类：4.3克
蛋白质：4.3克	脂肪：3.5克
膳食纤维：2.1克	

1 人份

乌贼鲜果沙拉

材料：
乌贼75克，芒果1/2个，草莓2个，哈密瓜1/4个，乳酪粉1大匙

调味料：
色拉油4大匙，色拉酱30克

做法：
① 材料洗净。芒果、草莓、哈密瓜取果肉，切丁。乌贼切块。
② 色拉油倒入锅中加热，乌贼裹乳酪粉，放入油锅中炸至金黄色，捞出，放凉。
③ 炸墨鱼放入盘中，加哈密瓜、芒果和草莓，最后淋色拉酱拌匀即可食用。

Food 保健功效

乌贼墨鱼含有DHA、维生素E和牛磺酸，可对抗氧化自由基对眼球的伤害，强化眼睛组织的健康。芒果富含类胡萝卜素和维生素C，具有抵抗紫外线、保护眼睛的作用。两者搭配食用，对眼睛视力的保健有益。

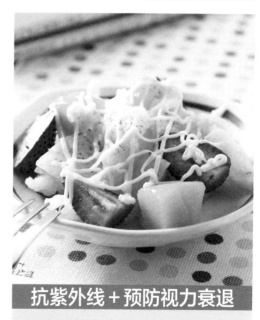

抗紫外线＋预防视力衰退

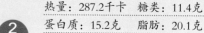

2 人份

热量：287.2千卡	糖类：11.4克
蛋白质：15.2克	脂肪：20.1克
膳食纤维：0.7克	

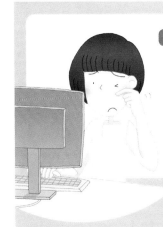

眼科疾病

就诊科别 眼科、小儿眼科、中医内科

结膜炎

健康警讯　眼睛发痒红肿、淡黄色分泌物、畏光、有异物感、眼皮水肿

Health 为什么会得结膜炎?

结膜炎是指结膜因为感染、过敏、外伤等原因,出现充血、渗出物、乳头状突起或小泡等病变。结膜炎是眼科常见疾病,其中流行性结膜炎与过敏性结膜炎最常见。

流行性结膜炎大多是由病毒所造成,传染力非常强,经常造成大规模流行。过敏性结膜炎常发生在具过敏性体质的人身上,当环境中出现特定过敏原时,患者就易发生过敏反应。

Health 结膜炎症状停看听

流行性结膜炎主要的症状为眼睛红肿、发痒、有异物感、怕光,常伴随淡黄色分泌物增加,有时会出现轻度发热、耳前淋巴肿痛等。

过敏性结膜炎主要的症状为眼皮浮肿、眼睛发痒,也会有分泌物增加、结膜轻度充血的情况出现。

➕ 医生小叮咛

1. 过敏患者应找出致敏原,并加以防治。
2. 药物也会引发过敏性结膜炎,患者需多注意。
3. 注意个人卫生,养成洗手的好习惯。
4. 若家中有人罹患流行性结膜炎,盥洗的毛巾要分开放置,并保持干燥。
5. 流行性结膜炎高峰期避免到公共场所。
6. 避免使用公用清洁物品,如毛巾、脸盆等。
7. 勿用手揉眼睛,必要时应先把手洗干净或用卫生纸擦拭。
8. 在感染期间请勿游泳,并充分休息。
9. 远离刺激性食物,如香烟、酒、咖啡等。

NOTE 舒缓结膜炎不适的妙招

1. 不要冲洗眼睛。结膜周围有分泌的抗体,可增加抵抗力,抗体若被冲刷掉,易加重病情。
2. 点药或摸到眼睛后,记得要用肥皂洗手。
3. 如果双眼都有感染,点药时先点一眼,洗手后再点另一眼。若是单眼感染,点眼药水时,头应侧向患侧,避免眼药水流到没感染的眼睛。

结膜炎 VS 营养素需求

- 维生素A
- 维生素B₂
- 维生素B₃
- 维生素B₆
- 维生素C
- 维生素D
- 维生素E
- 钙
- 镁
- 磷
- 水
- 类胡萝卜素

	鱼、肉类	沙丁鱼 鲱鱼 三文鱼 金枪鱼 猪肉 鸡肉
	奶蛋豆类	牛奶 乳酪 优酪乳 蛋黄 豆腐 黑豆 红豆 绿豆
○	五谷、坚果类	薏苡仁 小麦胚芽 糙米 胚芽米 花生 芝麻 杏仁
宜吃的食物	蔬菜、菇、藻类	丝瓜 冬瓜 胡萝卜 红薯 土豆 芥蓝 苋菜 菠菜 白菜 空心菜 西蓝花 荸荠 西红柿 紫菜 香菇
	水果类	西瓜 柑橘 柠檬 草莓 樱桃 猕猴桃 番石榴 香蕉
	其他类	决明子 酵母 鱼肝油
✕ 忌吃的食物		羊肉 蟹 虾 带鱼 鳝鱼 韭菜 洋葱 辣椒 葱 大蒜 姜 小茴香 芥末 咖喱 胡椒 浓茶 咖啡 酒

食材配对 **牛奶** **+鸡蛋** = 护目明睛+消除红肿

Food 营养加分

❶ 牛奶含丰富B族维生素。维生素B_1可促进细胞代谢，预防眼睛干燥、疼痛。维生素B_2具辅助细胞新生作用，能改善眼睛充血、发痒、怕光、流泪症状。

❷ 鸡蛋含多种有益眼睛健康的营养素，包含维生素A、维生素B_2、维生素E，可促进眼睛健康，预防眼睛干燥、红肿、发痒、视力下降。

❸ 牛奶和鸡蛋均富含维生素B_2，能协助防治结膜炎。牛奶的维生素D，和鸡蛋中的维生素E可协同作用，加强保护眼睛的效果。

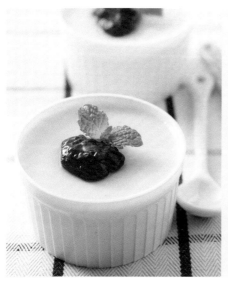

鸡蛋奶冻

(2人份)

■**材料:**
蛋黄2个，蛋白1/2个，牛奶240毫升，琼脂、水各1/2大匙，鲜奶油、白糖各2小匙

■**做法:**
❶ 琼脂与水拌匀。蛋白和鲜奶油打至起泡成膏状。

❷ 蛋黄、白糖、牛奶小火加热，倒琼脂水，煮溶待冷却，加发泡蛋白。

❸ 倒入模型，放冰箱冷藏至凝固。

明星食材 →**牛奶**

■保护神经细胞　■帮助睡眠
■改善眼睛不适　■强健骨骼
■促进细胞功能

Food 结膜炎饮食调养重点

① 均衡摄取6大类营养素，从多方面摄取足够的营养素，提升免疫力。

② 摄取足够的维生素A及类胡萝卜素，以维持眼部的健康。动物肝脏是维生素A最丰富的食物之一。类胡萝卜素则存在于橙色、黄色、绿色蔬果中，如南瓜、胡萝卜、红薯、菠菜等。

③ 补充维生素D。人体会自行制造维生素D，只要每天清晨或黄昏时晒太阳15~20分钟就行。若希望透过食物补充，则可以从鱼肉、蛋黄、与奶制品中摄取。

④ 避免辛辣的食物，以免刺激眼睛，加重结膜发炎的现象。

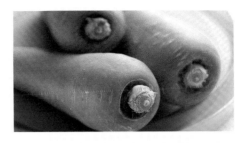

⑤ 多吃新鲜的蔬菜。蔬菜中含有丰富的维生素C，具有不错的抗氧化效果，还能抵抗细菌、病毒的侵袭，可以减缓眼睛发炎充血的现象。

⑥ 饮食宜清淡，烹饪时尽量避免油炸的方式，以免加重充血、发炎等状况。

⑦ 补充足够的水分。

Food 宜食忌食Q&A解答

Q 多吃维生素补充剂，能有效治疗结膜炎吗？

A 补充维生素或许能减缓一些不适，但不具治疗效果。

造成结膜炎的原因有很多，除了细菌、病毒感染外，过敏、隐形眼镜都可能是造成结膜炎的原因。要治疗结膜炎，就必须先找出原因对症下药。补充营养素，可以帮助炎症加速复原，但光靠食物、维生素补充剂，是没办法治疗结膜炎的。再者，除非有严重偏食或肠道吸收能力不良的状况，否则通过一般饮食就可以摄取到维护眼睛健康的相关营养素，不需要特别额外补充。

 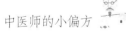 中医师的小偏方

① 中医建议，结膜炎患者可以补充绿豆、黄瓜、香蕉、冬瓜等凉性蔬果。

② 结膜炎发作时，准备金银花、连翘、野菊花、夏枯草各19克，竹叶、薄荷、桔梗各11克，芦根22克，甘草4克。将上述材料放入锅中，用1000毫升的水以大火煮至沸腾后，转小火熬煮1个小时，熄火待降温即可服用。能够缓解眼睛红、发痒、畏光、流泪、分泌物等不适。

 舒缓结膜炎不适特效茶饮

菊花夏枯茶饮：准备桑叶、淡竹叶、金菊花、板蓝根、夏枯草、黄芩、栀子、金银花、甘草各11克。将材料放入锅中，用800毫升的水以大火煮至沸腾后，转小火继续熬煮，大约1个小时后即可熄火。这道茶饮能增加对结膜炎的抵抗力，对已感染结膜炎也具缓解效果。

土豆炒鸡肉

材料:

鸡肉40克,土豆100克,胡萝卜20克

调味料:

色拉油、酱油各1小匙,盐、白糖各1/4小匙,麻油1/2小匙

做法:

❶ 材料洗净。鸡肉、土豆、胡萝卜切块,放入煮沸的水中汆烫,捞起备用。

❷ 锅内放油,加热,放入鸡肉炒熟,再加土豆、胡萝卜、盐、酱油、白糖和麻油,拌炒均匀。

Food 保健功效

　　土豆含维生素B₁和维生素C,具有预防眼睛干涩、增强抵抗力、减少疼痛作用。鸡肉富含维护眼睛健康的维生素A、维生素B₂,可强化眼睛功能,减少结膜炎的发生。两者一起作用,能提升保护眼睛健康的效果,减轻红肿、发痒等不适症状。

预防结膜炎 + 缓解眼睛发炎

热量:190.2千卡	糖类:21.1克
蛋白质:12.4克	脂肪:6.2克
膳食纤维:2.0克	

1人份

百合拌金枪鱼

材料:

油渍罐头金枪鱼100克,新鲜百合30克

调味料:

盐1/4小匙

做法:

❶ 材料洗净。

❷ 新鲜百合剥成片,放入盐水中洗净,再用沸腾的水汆烫,捞出。

❸ 沥干油渍罐头金枪鱼的油,取鱼肉,倒入盘中,加新鲜百合,搅拌均匀即可。

Food 保健功效

　　金枪鱼含有维生素A、B族维生素、维生素D、DHA,可预防或减缓眼睛干涩、疼痛、发痒等不适症状。百合富含类黄酮与维生素C,可减少发炎对细胞和组织的伤害。两者一起作用,能滋润、保护眼睛。

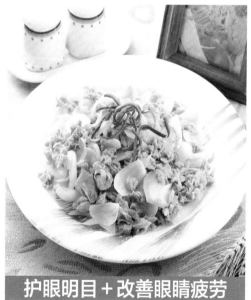

护眼明目 + 改善眼睛疲劳

1人份

热量:173.4千卡	糖类:6.0克
蛋白质:24.6克	脂肪:5.7克
膳食纤维:1.3克	

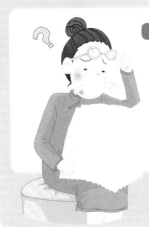

眼科疾病

就诊科别 眼科、中医内科

白内障

健康警讯 视觉模糊、看物品变成两个影像、畏光、视野内有固定的模糊点

Health 为什么会得白内障?

白内障是瞳孔后方的晶状体变混浊，光线无法完全透过，造成视觉模糊，是老年人常见的疾病，发生的原因众多，男女患白内障的比率差不多。

年龄是最重要的因素，其他如先天性白内障、眼睛损伤、糖尿病、家族遗传、长时间使用激素类的眼部药物、酒精过量、眼睛发炎、过度阳光暴晒、吸烟、辐射线等，也是诱发白内障危险因素。

Health 白内障症状停看听

白内障的主要症状是眼睛视力在无痛、无痒的状态下减退，大部分患者透过眼睛望出去，会觉得像是有一层雾玻璃在眼前。

白内障患者即使用单眼看物品也可能变成两个影像，或在视野内有固定的模糊点。光线强时，视力反而更差，且会畏光。白内障在外观上不太明显，需通过仪器检查才能诊断。

✚ 医生小叮咛

❶ 患有白内障不一定要接受手术治疗，但当白内障所造成的视力模糊现象已经妨碍生活与工作时，则必须接受手术治疗。

❷ 白内障进展的时间短至几个月，长至好几年，定期接受检查，才能采取正确的应对方式。

❸ 禁烟，因吸烟产生的自由基会使白内障恶化。

❹ 勿过量饮酒。

❺ 在太阳底下活动时，建议戴上太阳眼镜。

❻ 均衡饮食，摄取足够的营养素。

❼ 有糖尿病等疾病的患者，要妥善治疗，以免引发白内障。

NOTE 减缓白内障症状的妙招

❶ 戴上度数正确的眼镜，解决视力模糊的问题。

❷ 阅读时使用放大镜，能减少眼睛肌肉的负担。

❸ 改善室内的照明条件，让视线较清楚。

❹ 外出时戴上太阳眼镜，减少过强的光线造成影像模糊。

❺ 减少夜间驾驶的频率。

白内障 VS 营养素需求

维生素A	维生素B₂	维生素B₃	维生素B₅	维生素B₆
维生素B₉	维生素B₁₂	生物素	维生素C	维生素E
维生素K	叶黄素	玉米黄素	花青素	铜
硒	锰	锌	类黄酮	类胡萝卜素

宜吃的食物 ○	蔬菜、菇、藻类	香椿 豆芽 芦笋 油菜 芥蓝 西蓝花 菠菜 南瓜 圆白菜 胡萝卜 西红柿 红薯 海带 紫菜 黑木耳
	谷类	糙米 小麦胚芽 麦片
	坚果类	杏仁 核桃 腰果 松子 花生 黑芝麻 白芝麻 葵花子
	水果类	龙眼 番石榴 猕猴桃 佛头果 木瓜 葡萄 柑橘 柳橙 葡萄柚 柠檬 香蕉 枸杞子
	其他类	菊花茶 豆腐 豆干
忌吃的食物 ✕	肉类	肥肉 动物内脏
	蔬菜类	辣椒 芥末
	其他类	冰淇淋 奶油 奶酪 蛋糕 饼干 甜点 烤肉 炸鸡 薯条 酒 咖啡 猪油 蛋黄

食材配对

圆白菜 + 枸杞子 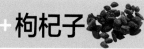 = 护眼 + 预防视力减退

Food **营养加分**

❶ 圆白菜含丰富的B族维生素、维生素C、类黄酮。B族维生素能维持眼睛新陈代谢，维持晶状体的健康；维生素C与类黄酮，可减少晶状体出现混浊现象，降低罹患白内障的概率。

❷ 枸杞子中的类胡萝卜素，能减少晶状体被紫外线伤害；维生素E可防止眼球内的晶状体老化，降低白内障发生的概率。

❸ 圆白菜的维生素C，和枸杞子的维生素E一起作用，有强化晶状体，避免出现混浊的功效。

枸杞子炒圆白菜 1人份

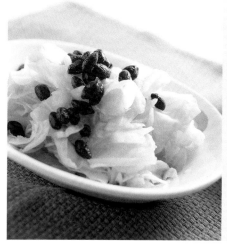

■**材料：**
圆白菜150克，枸杞子5克，色拉油1小匙，盐1/4小匙，水40毫升

■**做法：**
❶ 圆白菜剥开叶片，洗净，撕成小片。枸杞子先浸泡于水中5分钟。
❷ 色拉油倒入锅中加热，放入圆白菜、盐和水，翻炒至圆白菜熟软。
❸ 加入枸杞子，炒匀。

明星食材 →**圆白菜**

■保护眼睛　■美化肌肤
■预防骨质疏松　■消除疲劳
■改善贫血

Food 白内障饮食调养重点

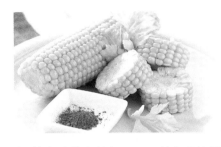

1. 充分摄取维生素A、类胡萝卜素，以维持眼睛与晶状体的健康。富含维生素A、类胡萝卜素的食物如动物肝脏、南瓜、芒果、木瓜、芥蓝、茼蒿、菠菜、油菜、胡萝卜等。

2. 多补充玉米黄素，因其属于类胡萝卜素，具有抗氧化的效果，能抵抗紫外线对眼睛的伤害。富含玉米黄素的食物如柳橙、西红柿、玉米、南瓜、木瓜、红薯、西蓝花等。

3. 平时应多喝水，当身体缺乏水分时，容易产生异常的化学物质，伤害晶状体，提高白内障发生的概率。建议每天摄取2 000～3 000毫升的水分。

4. 补充叶黄素的摄取，因其能保护晶状体，降低白内障发生的概率。人体无法自行合成叶黄素，需要从食物中摄取。平日可以透过玉米、黄瓜、南瓜、上海青、芥菜、芒果、柳橙、葡萄、猕猴桃等蔬果来取得。

5. 多吃新鲜的蔬果。新鲜蔬果富含维生素C、维生素E，可以减少晶状体氧化受伤的程度。

Food 宜食忌食Q&A解答

Q 吃鱼眼睛，可以补眼睛？

A 鱼眼睛富含胶质与DHA，对眼睛的确有益。

民间流传"吃鱼眼睛可以补眼睛"的说法，就营养层面来分析，有几分道理。鱼眼睛富含胶原蛋白、DHA，是眼睛所需要的营养素，多吃鱼眼睛确实有保健眼睛的效果。不过，鱼眼睛周遭所含的脂肪较高，加上海洋重金属污染多存在于鱼头与脂肪部分，建议摄取量应有所节制。对眼睛有保健效用的营养素很多，不需要为了"补眼睛"猛吃鱼眼睛。

 tips 中医师的小偏方

1. 香蕉：吃香蕉能改善老年性白内障。若年纪大、眼睛老化为白内障致病原因，则建议可以每日食用1～2根香蕉，以改善白内障问题。

2. 什锦豆饮：准备豌豆、红豆、黄豆各15克，将三者放入锅中，加水，水量盖过豆子2～3厘米，用小火将豆子煮熟。将煮熟的豆子放入果汁机中，依个人喜好加入适量的水，将豆子打碎，加入蜂蜜即可食用。

 tips 保健眼睛特效食品

1. 枸杞菊花茶：准备枸杞子20颗、菊花10朵、水1000毫升。将三者放入锅中，煮沸后熄火闷3～5分钟即可。

2. 紫米粥：150克紫米泡水4～6小时。1500毫升水煮沸，加紫米，再次沸腾后转小火续煮30分钟，最后加1碗牛奶及适量白糖。

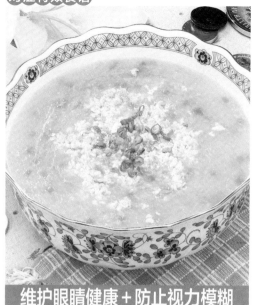

维护眼睛健康＋防止视力模糊

热量：198.8千卡	糖类：20.4克
蛋白质：13.5克	脂肪：7.0克
膳食纤维：1.5克	

1人份

鸡蓉玉米浓汤

材料：
鸡胸肉50克，玉米酱罐头1/3罐，胡萝卜10克，葱1/2根

调味料：
色拉油1小匙，高汤350毫升，水淀粉2小匙

做法：
1 材料洗净。鸡胸肉、胡萝卜、葱切细末。
2 油锅加热，放入鸡蓉炒散，加高汤、玉米酱和胡萝卜煮滚。
3 加水淀粉勾芡，最后撒上葱末。

Food **保健功效**

　　玉米中的维生素B_1、维生素B_2、维生素C和类胡萝卜素，是保护眼睛、维持眼球晶状体健康的重要营养素，能预防视力模糊，降低罹患白内障的概率。鸡肉富含B族维生素，能维护视网膜的健康。玉米中的维生素C，能促进鸡肉中B族维生素的功效，两者一起搭配食用，可有效改善白内障。

彩椒拌芦笋

材料：
芦笋、洋葱15克

调味料：
盐、黑胡椒各1/4小匙，麻油1小匙

做法：
1 材料洗净。洋葱切丝。芦笋去老皮，切段。
2 锅中放入半锅水煮至沸腾，放入所有材料，大火烫煮至熟，捞出，沥干。
3 芦笋和洋葱放入盘中，加调味料搅拌均匀。

Food **保健功效**

　　甜椒中的胡萝卜素和芦笋中的类黄酮，能保护眼睛不受自由基的伤害，避免视力减退。维生素C可防止眼球的水晶体出现浑浊现象。两者一起搭配，可有效预防白内障。

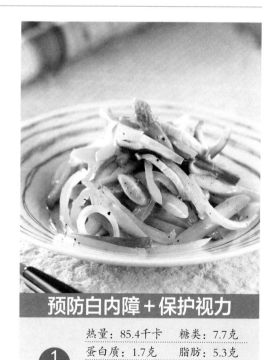

预防白内障＋保护视力

1人份

热量：85.4千卡	糖类：7.7克
蛋白质：1.7克	脂肪：5.3克
膳食纤维：2.8克	

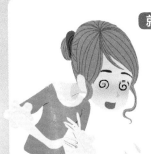

就诊科别 眼科、中医内科

青光眼

健康警讯 头痛、晚上看灯光可见虹彩样的光圈、视力模糊、视野缩小、呕吐、畏光

Health 为什么会得青光眼?

青光眼即绿内障,是由于眼球内压力过高所致。在眼球内,有一种透明清晰的液体称为房水,终日不间断流经眼内,当房水分泌增加或排出受阻时,眼压便会升高。眼压超过眼睛所能忍受的程度,会伤害到视神经,造成青光眼。

造成房水排出受阻的原因有排出管阻塞、排出管道的先天性缺陷、眼睛受伤、长期点激素类眼药水等。

Health 青光眼症状停看听

青光眼依类型有不同症状。多数成人罹患的慢性开角型青光眼,初期没有症状,病情逐渐恶化时,才会出现视力模糊、视野缩小的现象。

急性闭角型青光眼的症状明显,会出现视力模糊、头痛、呕吐,晚上看灯光可见虹彩样的光圈。先天性青光眼患者有眼角膜较大、畏光等症状。

✚ 医生小叮咛

1 遵照医生指示,按期接受追踪检查。
2 出现急性闭角型青光眼的症状时,应立即治疗,否则,在1~2天内有失明的危险。
3 不要长时间待在光线不足的室内。
4 避免进行任何倒立的运动。
5 年龄大于35岁者,建议每2~3年接受眼部检查。
6 不要乱点消炎类的眼药水。
7 维持正常的作息,勿熬夜。
8 避免乘坐高度落差大、速度太快的游乐设施。
9 青光眼患者至其他科别就诊时,务必让医生知道正在使用的青光眼用药。

NOTE 减缓青光眼症状的妙招

1 避免使用散瞳剂与睫状肌麻痹剂。
2 喝水时速度不宜过快,小口小口慢慢喝,以避免眼睛压力加大与房水量增多。
3 不要压迫到有青光眼的那一只眼睛,尤其睡觉时要特别注意。
4 不要用力咳嗽及排便,以免增加眼压。

青光眼 VS 营养素需求

- 维生素A
- B族维生素
- 花青素
- 维生素C
- 维生素E
- 叶黄素
- 玉米黄素
- 硒
- 锌
- 铜
- 类黄酮

宜吃的食物 ◯	肉类	瘦肉 鸡肉
	蔬菜、菇蕈类	苋菜 金针花 雪里蕻 红薯叶 空心菜 芥蓝 西蓝花 菠菜 罗勒 红薯 胡萝卜 南瓜 丝瓜 冬瓜 西红柿 玉米 黑木耳 银耳
	豆类	绿豆 红豆 黄豆
	五谷、坚果类	薏苡仁 糙米 胚芽米 荞麦 花生
	水果类	西瓜 木瓜 芒果 柳橙 猕猴桃 番石榴 龙眼 红枣 枸杞子
	其他类	绿茶 蜂蜜 菊花茶 牛奶 干燥酵母
忌吃的食物 ✕	蔬菜类	洋葱 大蒜 葱 姜 辣椒 芥末
	其他类	动物内脏 肥肉 咖喱 浓茶 咖啡 酒

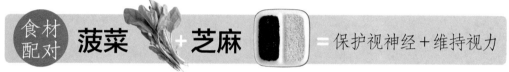

食材配对 菠菜 + 芝麻 = 保护视神经 + 维持视力

Food 营养加分

❶ 菠菜中的胡萝卜素可转化成维生素A，保护眼睛免于自由基的伤害。维生素B₁具维护视觉神经功能；维生素B₂有助于视网膜的健康；维生素C可减少自由基伤害眼睛。

❷ 芝麻含丰富的B族维生素、维生素E，可预防氧化自由基伤害眼睛组织，强化眼睛功能，减少各种眼疾的发生。

❸ 芝麻的维生素E，可和菠菜中的类胡萝卜素协同作用，加强抗氧化效果，有效维持视力和眼睛的健康。

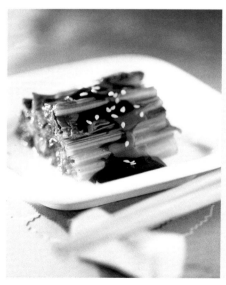

芝麻拌菠菜

（1人份）

■**材料：**
菠菜100克，白芝麻5克，蚝油1小匙

■**做法：**
❶ 菠菜洗净，去除根部，以煮沸的水氽烫，捞出，沥干。
❷ 菠菜切成长段，放入盘中，再均匀淋上蚝油。
❸ 最后撒上白芝麻。

明星食材 →菠菜

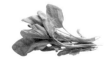

■ 保护视网膜　■ 抗氧化
■ 增强眼睛健康　■ 强化骨骼
■ 降低胆固醇　■ 润泽肌肤
■ 增加皮肤弹性

Food 青光眼饮食调养重点

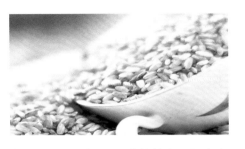

① 每次喝水不要超过300毫升，以免血液含水比例突然增加，使房水分泌增多，导致眼压升高。

② 多吃新鲜的蔬果，补充维生素C、维生素E。维生素C、维生素E具抗氧化效果，能保护眼睛构造。

③ 摄取足够的B族维生素，以帮助眼睛的新陈代谢。富含B族维生素的食物如糙米、酵母、全麦制品。

④ 叶黄素与玉米黄素可抗氧化，保护视网膜的视觉细胞。天然食物中，橙色或绿色蔬果所含叶黄素、玉米黄素较丰富，青光眼患者宜多补充。

⑤ 饮食宜清淡，避免高油脂、高糖。

⑥ DHA可以维护视网膜的健康，深海鱼如三文鱼、鲭鱼、沙丁鱼、秋刀鱼皆含有丰富的DHA。但是过量的DHA可能造成眼压上升，建议每天鱼肉摄取量勿超过30克。

⑦ 不喝酒、浓茶，酒精会造成眼睛充血加重，导致青光眼急性发作。浓茶容易引起过度兴奋，影响睡眠，导致眼压升高。

Food 宜食忌食Q&A解答

Q 多吃蜂蜜，能治疗青光眼？

A 蜂蜜中所含抗氧化成分，能保护眼睛组织，但无法治疗青光眼。

青光眼患者的房水多，眼压高，容易压迫眼球组织造成伤害。蜂蜜具有类黄酮、维生素C等抗氧化成分，的确能保护眼睛，减缓视网膜受损。但通过饮食，只能改善青光眼的症状，无法达到治疗目的，需搭配药物或其他手术，才能有效控制病情。建议患有青光眼的人，应该要定期检查视力。

---

 tips 中医师的小偏方

① 利水食物如蜂蜜、红豆、薏苡仁、西瓜、冬瓜、丝瓜等，具有利尿的作用，能使房水排出较为顺畅，有助于降低眼压。

② 青光眼患者应补充具润肠效果的食物，如植物油、蔬果。以免因为便秘，影响正常血液循环，使房水排出不顺畅而导致眼压升高。

③ 冬瓜红豆汤：准备冬瓜500克、红豆30克。冬瓜连皮洗净，一同与红豆熬煮成汤。

tips 降低眼压特效茶饮

① 蜂蜜绿茶：准备绿茶5克，放入杯中，用热水冲泡，闷泡2~3分钟之后，加入适量的蜂蜜，趁温热时饮用。

② 决明菊花茶：准备决明子20克、菊花5克，放入杯中，用大约600毫升的热水冲泡，闷泡5分钟后，即可饮用。

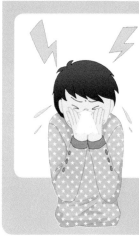

就诊科别 儿科、耳鼻喉科、普通内科、中医内科

Allergic Rhinitis（AR.）

过敏性鼻炎

健康警讯 眼睛痒、鼻子痒、喉咙痒、打喷嚏、流鼻水、鼻塞

Health 为什么会有过敏性鼻炎？

过敏性鼻炎俗称"鼻子过敏"，可分为季节性和常年性。季节性过敏性鼻炎引起过敏的因素多为花粉，又被称为"花粉症"，患者多半在花开的季节发病。

常年性过敏性鼻炎致病的过敏原比较广泛，例如灰尘、尘螨、动物的皮屑或毛屑及排泄物、霉菌、蟑螂等，多为全年性且反复发作。过敏性鼻炎会发生在各个年龄层，以10多岁的青少年最常见。

Health 过敏性鼻炎症状停看听

过敏性鼻炎的症状明显且有顺序，通常从眼睛、鼻子、喉咙发痒开始，接着打喷嚏、流鼻水，最后鼻塞，这些症状可能同时出现或交替出现。

过敏性鼻炎的症状与感冒类似，但感冒常伴有喉咙发炎，过敏性鼻炎则不会。过敏性鼻炎以鼻子的症状为主。

✚ 医生小叮咛

❶ 记录每次过敏性鼻炎发作的时间、地点，找出过敏原，避免暴露在过敏原中。

❷ 季节性过敏性鼻炎患者，在容易发病的季节里，应每天洗头、洗澡，以减少花粉藏匿于身体表面，引发过敏。

❸ 季节性过敏性鼻炎患者，在容易发病的季节里，最好多待在室内，避免进入花丛。

❹ 季节性过敏性鼻炎患者眼睛发痒时，可用清水洗脸，顺便洗眼睑，以去除花粉。

❺ 当鼻涕变黄且超过24小时，应尽快就医。

❻ 过敏性鼻炎患者家中应禁烟，且勿用芳香剂。

NOTE 控制过敏原的妙招

❶ 室内不要使用地毯、壁毯或厚重窗帘。

❷ 冷、暖气机要使用过滤网，并定期清洗。

❸ 寝具需用被套套起，每星期清洗被套，洗前先用60℃的热水消毒。

❹ 可使用除湿机，将湿度维持在40%～50%，可抑制霉菌繁殖。

过敏性鼻炎 VS 营养素需求

- 维生素A
- 维生素B₆
- 维生素C
- 维生素E
- 类胡萝卜素
- 锌
- 生物类黄酮
- 儿茶素

Food 过敏性鼻炎饮食宜忌公布栏

宜吃的食物	蔬菜类	西红柿 玉米 空心菜 红薯叶 圆白菜 西蓝花 菠菜 韭菜 胡萝卜
	水果类	水梨 枇杷 番石榴 草莓 荔枝 龙眼
	奶蛋类	优酪乳 牛奶 鸡蛋
	坚果类	核桃 杏仁 芝麻
	其他类	动物肝脏 鱼油
忌吃的食物	肉类	腊肉 腌肉 香肠
	海鲜类	蟹 虾
	蔬菜、菇蕈类	大蒜 芹菜 酸菜 大白菜 香菇
	饮品类	酒类 浓茶 冰饮
	其他类	辣椒酱 胡椒粉 咖喱 味精 冰品

食材配对 猪肝 + 菠菜   = 修护上皮细胞+抗过敏

Food 营养加分

❶ 菠菜中的胡萝卜素、维生素C含量充足，能修复呼吸道上皮组织，强化免疫系统功能，有效对抗细菌的入侵，减缓鼻腔发炎现象。

❷ 猪肝含有丰富的维生素A和维生素B$_2$，能使鼻腔黏膜细胞健康，减少过敏发作，舒缓不适感。

❸ 菠菜中的胡萝卜素，搭配猪肝中的维生素B$_2$，能强化上皮细胞与黏膜组织的健康；两者富含的维生素C，可加强身体对抗细菌和病毒的功能，预防鼻炎的发生。

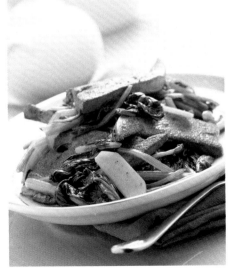

猪肝炒菠菜 (1人份)

材料：
猪肝、菠菜各75克，麻油1小匙，盐1/4小匙

做法：
❶ 猪肝切片。菠菜切除根部。
❷ 以麻油热锅，放入猪肝片炒至半熟，捞出备用。
❸ 放入菠菜，加盐，翻炒至菠菜熟透，再加猪肝拌炒均匀。

明星食材 →猪肝

- 对抗过敏
- 消除疲劳
- 提高身体免疫力
- 修复呼吸道上皮组织

过敏性鼻炎饮食调养重点

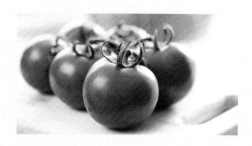

① 饮食要均衡，6大类食物都要摄取。体内营养素充足，能调节免疫力，降低过敏的发生率。

② 摄取足够的维生素A与类胡萝卜素，这两种营养素能修复呼吸道上皮组织、强化免疫系统，改善鼻子过敏发炎的现象。富含维生素A、类胡萝卜素的食物有橙色或黄色蔬菜，如南瓜、木瓜、西红柿、玉米。从动物肝脏、蛋黄、牛奶等食物里也能摄取到相关营养素。

③ 多吃新鲜的蔬果。新鲜蔬果中含有丰富的维生素C，能提升免疫的功能，有效改善过敏性鼻炎的不适。

④ 摄取足够的维生素B₆，因其能预防过敏、促进新陈代谢。富含维生素B₆的食物如坚果类、肉类、豆类、全谷类食物。

⑤ 摄取足够的维生素E，因其能抑制发炎物质的形成，减缓过敏性鼻炎的状况，预防并改善鼻子过敏现象。菠菜、黄豆、谷类、坚果类食物皆含有丰富的维生素E。

Food **宜食忌食Q&A解答**

Q | **过敏性鼻炎不能喝牛奶？**

A | **除非对牛奶过敏，否则不需要避免喝牛奶。**

民间常有"过敏体质的人、过敏性鼻炎患者不能喝牛奶"的说法。实际上，导致过敏性鼻炎的过敏原很多，只有大约10%是对食物过敏，最常见的是对尘螨过敏，其他还有可能对霉菌、宠物毛皮屑、蟑螂、棉絮等过敏。如果确定牛奶是过敏原，则当然应该避免饮用，以免引发过敏。但是如果过敏不是牛奶所致，则可正常饮用。

---

 tips 中医师的小偏方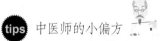

① 具健脾、养肾、补肺功效的药材，如冬虫夏草、当归、黄芪、枸杞子、花旗参、红枣、茴香等能改善过敏体质，平日可熬煮汤汁饮用。

② 红枣姜茶：准备红枣3颗、葱白2根、姜1片、麦芽糖10克。葱白洗净留根须。红枣泡软后拍裂，放入锅中用大火煮约20分钟。再放入葱白、姜片以小火煮10分钟，待沸，去渣后加入麦芽糖，搅拌至溶化即可。

 tips 改善过敏体质特效茶汤

① 参枣茶：准备花旗参5克、红枣2颗、生黄芪8克。红枣泡软拍裂，所有材料用300毫升的水，煮约30分钟，即可饮用。

② 黄芪枸杞红枣汤：黄芪15克、枸杞子、红枣各11克。红枣泡软拍裂，所有材料用300毫升的水熬煮约30分钟，即可饮用。

韭菜拌核桃

材料：

韭菜100克，核桃仁20克

调味料：

橄榄油、盐、白糖各1小匙

做法：

1. 韭菜洗净，去根部和老叶，切成长段。
2. 锅中倒半锅水煮至沸腾，放入韭菜煮至变色，捞出，沥干。
3. 韭菜放入碗中，加入压碎的核桃仁，和橄榄油、盐、白糖拌匀，即可食用。

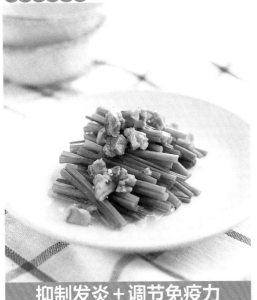

抑制发炎＋调节免疫力

热量：281.9千卡	糖类：17.2克
蛋白质：7.1克	脂肪：20.5克
膳食纤维：5.9克	

 1人份

Food **保健功效**

　　韭菜含丰富的类胡萝卜素，有助于鼻腔黏膜细胞的健康、减缓鼻炎的发生。核桃富含B族维生素和维生素E，能调节免疫力、抑制发炎物质的形成。两者一起作用，可降低身体受到病毒和细菌感染的概率，减少过敏反应，改善过敏性鼻炎。

罗勒玉米蛋饼

材料：

鸡蛋3个，玉米粒20克，罗勒末15克，枸杞子5克

调味料：

橄榄油2大匙，盐1/2小匙

做法：

1. 鸡蛋打入碗中，加盐打匀，再加罗勒末、玉米粒和枸杞子，拌匀。
2. 锅内放油，加热，倒入蛋汁，以小火煎至两面金黄，即可熄火盛出。

Food **保健功效**

　　玉米中的B族维生素，可降低过敏发作的次数与程度。玉米中的类胡萝卜素，和鸡蛋中的维生素E一起作用，能让修复上皮细胞与黏膜组织的效果更加显著，有效对抗过敏性鼻炎。

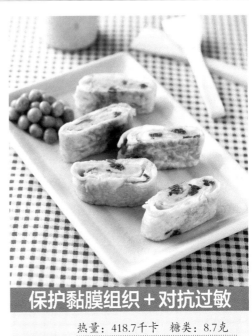

保护黏膜组织＋对抗过敏

2人份

热量：418.7千卡	糖类：8.7克
蛋白质：22.7克	脂肪：32.6克
膳食纤维：1.6克	

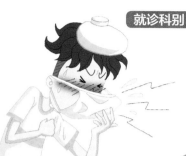

就诊科别 儿科、耳鼻喉科、内科、中医内科

Sinusitis

鼻窦炎

健康警讯 鼻塞、流黄鼻涕或脓绿鼻涕、头痛、鼻涕倒流、脸颊或前额疼痛

Health 为什么会得鼻窦炎?

鼻窦炎就是鼻窦黏膜肿胀、发炎。根据发生时间的长短,可分为急性与慢性。造成鼻窦炎的原因多种,感冒引起鼻黏膜肿胀,进而造成分泌物的聚积,也会引发鼻窦炎。

鼻子过敏、鼻中隔偏曲、过敏体质、鼻息肉、鼻内异物、吸烟、空气污染、干冷的空气、免疫功能下降、游泳或潜水时吸入脏水、情绪压力等都是造成鼻窦炎的可能因素。

Health 鼻窦炎症状停看听

急性鼻窦炎最常见的症状是发热、流黄或脓绿色鼻涕、鼻涕倒流、咳嗽、头痛、脸颊或前额疼痛,其症状持续时间通常小于4个星期,治疗后即能痊愈。

慢性鼻窦炎症状为颜面疼痛、鼻塞、流脓鼻涕、嗅觉降低、咳嗽。也有可能出现口臭、牙齿疼痛、疲倦等。慢性鼻窦炎症状的持续时间会超过4个星期。

✚ 医生小叮咛

1. 家中可使用加湿器,预防鼻腔及鼻窦干燥。
2. 多喝水,每天2000~3000毫升。补充水分可以稀释黏液以化痰,保持鼻腔的通畅。
3. 擤鼻涕时,一次擤一边,防止形成压力,使细菌跑到更深的地方。
4. 使用暖气时放一盆水,以维持室内适当湿度。
5. 远离烟、污浊的空气、尘螨、花粉。
6. 维持均衡的饮食习惯、正常作息、充分睡眠。
7. 避免油炸、含咖啡因等刺激性食物与饮料。
8. 适度运动,运动时分泌的肾上腺素,能收缩血管,消除鼻窦的肿胀。

NOTE 舒缓鼻窦炎不适的妙招

1. 洗澡时浴室充满热蒸汽,可疏通鼻腔。
2. 鼻窦疼痛时,可以用指腹按摩疼痛部位,促进新鲜血液流至此处,舒解不适。
3. 鼻窦炎发作时,可以将毛巾泡温水,拧干后覆盖在眼睛及颧骨上,能缓解鼻窦疼痛。
4. 喝杯温水,能舒缓鼻窦炎所带来的不适。

鼻窦炎 VS 营养素需求

- 维生素A
- B族维生素
- 维生素C
- 维生素E
- 类胡萝卜素
- 类黄酮
- 硒
- 锰
- 镁

Food 鼻窦炎饮食宜忌公布栏

宜吃的食物 ○	根茎类	洋葱 胡萝卜
	瓜果类	南瓜 西红柿
	青菜类	西蓝花 圆白菜 苋菜
	水果类	葡萄 樱桃 柳橙 柠檬 草莓 木瓜 菠萝
	其他类	豆类 坚果 鸡蛋
忌吃的食物 ✕	海鲜类	蟹 虾
	水果类	香蕉 芒果 荔枝 榴莲
	香料类	辣椒 胡椒 芥末
	肉类	炸鸡 腌肉 腊肉
	其他类	浓茶 薯条

食材配对　**西蓝花** + **洋葱** ＝ 保护黏膜＋抗炎

Food 营养加分

❶ 西蓝花里的胡萝卜素，进入体内经代谢转换成维生素A，可增进上皮细胞和黏膜组织的健康，避免发生发炎现象。维生素C与类黄酮，可增强鼻窦组织对疾病的抵抗力。

❷ 洋葱含有强而有力的抗菌成分——硫化合物，可抑制细菌的生长，对抗炎症。洋葱中丰富的维生素C，能增强身体的抵抗力。

❸ 西蓝花搭配洋葱，两者一起作用，能让鼻腔黏膜细胞更健康，有效预防或减缓发炎状况。

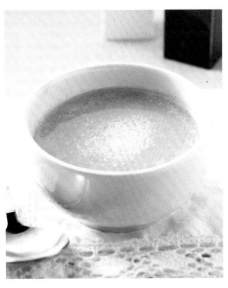

洋葱西蓝花浓汤 ②人份

■**材料:**
西蓝花75克，洋葱块25克，乳酪粉1小匙，高汤500毫升，橄榄油1小匙，盐1/4小匙

做法:
❶ 锅内放油，加热，加西蓝花和洋葱翻炒，倒入高汤，小火煮30分钟，加盐调匀，放凉，倒入果汁机中打成汁。

❷ 蔬菜汁倒入锅中煮至沸腾，食用前撒上乳酪粉。

明星食材 →**西蓝花**

■增强抵抗力　■保护黏膜
■抗氧化　　　■美化肌肤
■预防动脉硬化

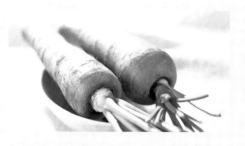

Food 鼻窦炎饮食调养重点

1. 摄取均衡的营养，不要偏食，6大类食物都要吃。营养足够，身体的免疫力、抵抗力才会提升。

2. 多吃新鲜的蔬菜。蔬菜含有丰富的维生素C，能对抗病毒和细菌的感染，减缓鼻窦炎不适症状。

3. 摄取足够的维生素A，因其能有效强化免疫系统的功能，同时修复呼吸道上皮组织。动物肝脏、鱼肝油等富含维生素A。

4. 可以适量选择温性的食物，例如韭菜、薄荷，这些食材可以减少鼻黏膜肿胀充血，改善流鼻涕的症状。

5. 补充足够的β-胡萝卜素。β-胡萝卜素在进入肠胃道，经消化分解后会转变成维生素A。β-胡萝卜素存在于许多天然的食物中，黄色、橙色、绿色蔬菜，如木瓜、胡萝卜、南瓜、西红柿、菠菜、红薯都是摄取来源。

6. 少吃辛辣刺激、肥腻、生冷、易过敏食物，如麻辣火锅、炸鸡、冰淇淋、虾、蟹等。

Food 宜食忌食Q&A解答

Q 鼻窦炎患者可以吃冰吗？

A 尽量少吃。若要吃，则应小口慢慢吃。

鼻窦炎患者的鼻腔黏膜比一般人敏感，且因为发炎，所以对温度的反应较大。当摄取冰品、冰淇淋时，会造成身体的自主神经反应，连带鼻腔黏膜也会产生刺激反应，因而引发一连串的不适症状。如果真的很想吃，那么建议小口小口进食，可减少寒冷的刺激反应。为了鼻腔健康着想，建议鼻窦炎患者尽量不吃冰淇淋、冰的饮料。

  tips 中医师的小偏方

1. 中医认为，草本植物辣根、大蒜、葱、葫芦巴、鱼腥草能帮助减少黏液分泌，缓解鼻窦炎，改善流鼻涕症状。

2. 玉屏风饮：准备黄芪30克，防风、白芷12克，苍耳子8克，甘草4克。将药材放入锅中，加入1000毫升的水，以中火熬煮，直到沸腾后，再煮15分钟。之后熄火，去渣取汁，即可饮用。

 tips 舒缓鼻窦炎不适特效茶饮

1. 川芎白芷茶：准备川芎、白芷各12克，用1000毫升水熬煮，取药汁。加适量绿茶和红糖，即成川芎白芷茶。

2. 菊花蔓荆子茶：菊花、蔓荆子各15克。用1000毫升的水熬煮10分钟，取汁并加适量糖，即可饮用。

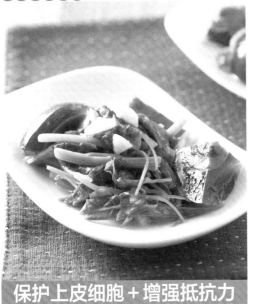

保护上皮细胞＋增强抵抗力

热量：154.9千卡	糖类：5.3克
蛋白质：9.0克	脂肪：10.9克
膳食纤维：2.2克	

 1人份

苋菜香炒皮蛋

材料：
苋菜100克，皮蛋1个，大蒜1瓣

调味料：
盐、白糖各1/4小匙，色拉油1小匙，酱油1/2小匙

做法：
1. 苋菜洗净，切段。皮蛋去壳，以冷水冲净，切成半月形小块。大蒜切碎。
2. 油锅加热，爆香大蒜，加苋菜炒至熟软，加皮蛋略炒。
3. 最后加酱油、盐和糖调匀。

Food 保健功效

苋菜和皮蛋的蛋黄，含有丰富的类胡萝卜素、维生素A，能维护上皮细胞与黏膜组织健康、有效对抗细菌的入侵。苋菜含有大量的维生素C，能强化身体对抗疾病的能力，并能和维生素A协同作用，发挥更大功效，预防或减轻鼻腔产生阻塞、发炎等不适现象。

清煮南瓜

材料：
南瓜120克

调味料：
酱油、水淀粉、白糖各1大匙

做法：
1. 南瓜洗净，切成大块。
2. 锅中倒入半锅水煮至温热，放入南瓜块，以大火煮至沸腾。
3. 加入酱油、白糖和水淀粉拌匀，转小火，续煮至南瓜熟软，捞出。

Food 保健功效

南瓜中胡萝卜素、维生素C的含量皆相当高，且所含的胡萝卜素经加热也不易被破坏，可保护鼻腔黏膜细胞健康，有助于改善鼻窦炎的症状。

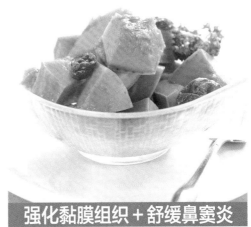

强化黏膜组织＋舒缓鼻窦炎

 1人份

热量：141.8千卡	糖类：32.0克
蛋白质：2.9克	脂肪：0.2克
膳食纤维：2.0克	

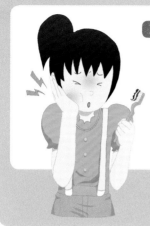

就诊科别 牙科、中医内科

Periodontal Disease

牙周病

健康
警讯　牙龈红肿发炎、刷牙时流血、牙龈出血、
牙龈萎缩、化脓、口臭、牙齿动摇

Health 为什么会有牙周病？

牙周病就是支持牙齿稳固的组织，包括牙龈、齿槽骨及牙周韧带发生病变，无法紧密包住牙齿，导致牙齿松动等现象发生的疾病。牙周病是一种慢性疾病，一般可分为牙龈炎和牙周炎。

牙菌斑是造成牙周病的主要元凶，口腔卫生习惯不良是导致牙菌斑滋生的原因。吸烟者、怀孕妇女、压力过大者、有磨牙习惯者、糖尿病、白血病、酗酒者等均为牙周病的高危险人群。

Health 牙周病症状停看听

牙周病早期没有明显症状，只会偶尔出现牙龈红肿、刷牙时流血等现象，常被认为是火热内盛而忽略。随着病情恶化，症状才会逐渐明显，如牙龈发炎、萎缩、出血、化脓，口臭，牙齿动摇，牙齿移位，牙齿显得较长，咀嚼时疼痛等症状。牙周病若不加以治疗，最后会导致牙齿掉落。

✚ 医 生 小 叮 咛

❶ 养成饭后立刻刷牙的好习惯。最少早晚各使用一次牙线，并用牙刷清洁口腔。也可使用电动牙刷，帮助去除牙垢。

❷ 刷完牙将牙刷放入杯中，刷头朝上，让牙刷可以风干，减少细菌孳生。

❸ 刷牙时应该连同牙龈一起轻刷，将牙刷倾斜45°接触牙龈和牙齿交界点，一次刷两颗牙，一次动作勿刷太多颗牙，以免损伤牙龈。

❹ 补充维生素C与钙质，以保护牙龈与牙齿。

❺ 漱口的药水不能取代刷牙。

❻ 学会舒解压力，过度紧张会造成牙龈负担。

NOTE　预防牙周病的妙招

❶ 每天使用两次牙线，可减少牙齿间的牙垢。

❷ 刷牙时记得刷舌头，以去除细菌毒素，减少口腔内的细菌。

❸ 把手洗干净用拇指及食指夹住牙龈，来回摩擦以按摩牙龈，可以促进牙龈内的血液循环。

牙周病 VS
营养素需求

- 维生素A
- 维生素B₉
- 维生素C
- 维生素D
- 钙
- 磷
- 氟
- 锌
- 类胡萝卜素

Food 牙周病饮食宜忌公布栏

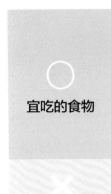

宜吃的食物	蔬菜菇蕈类	胡萝卜 牛蒡 西红柿 青椒 芹菜 魔芋 豆芽菜 上海青 菠菜 红薯叶 茼蒿 芥蓝 西蓝花 芦笋 香菇
	水果类	番石榴 葡萄 莲雾 火龙果 苹果 猕猴桃 香蕉
	海鲜类	沙丁鱼 银鱼 鳗鱼 虾 蟹 蚬 文蛤 牡蛎
	谷类	胚芽米 糙米 大麦 小麦 燕麦
	奶蛋类	牛奶 优酪乳 乳酪 鸡蛋
	其他类	无糖口香糖 瘦肉
忌吃的食物	饮品类	汽水
	其他类	巧克力 含糖口香糖 糖果 饼干 蛋糕 果酱 蜂蜜 棉花糖

食材配对 乳酪  + 西红柿 = 强健牙齿+保护牙龈

Food 营养加分

❶ 乳酪的钙含量非常丰富，又容易被人体吸收，具促进骨骼与牙齿健康的作用，能提高骨质密度，强化珐琅质，让牙齿更坚固。

❷ 西红柿的维生素C以及类胡萝卜素含量丰富，能减缓血管氧化、强化毛细血管、保持血管的弹性，也可以防止牙龈肿胀、流血或牙齿松动等症状。

❸ 乳酪的钙质和西红柿的维生素C、类胡萝卜素是维护牙齿与牙龈健康的重要营养素。两者一起作用，能预防并减缓牙周病等相关症状。

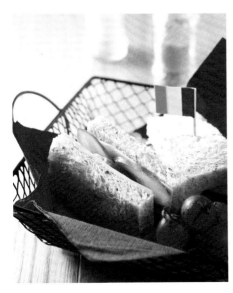

西红柿乳酪三明治 1人份

■ **材料：**
全麦吐司2片，西红柿1片，低脂乳酪1片，小黄瓜片10克

做法：

❶ 乳酪片置于吐司上，擦干西红柿的水分，和小黄瓜依序置于乳酪片上。

❷ 用另一片吐司将材料夹起来，再以锡箔纸将吐司包好。

❸ 放进预热的烤箱，烤8～10分钟。

明星食材 →乳酪

■ 强化珐琅质　■ 防止蛀牙
■ 平衡口中酸碱值
■ 促进骨骼与牙齿健康

Food 牙周病饮食调养重点

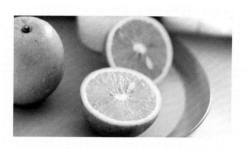

1. 多吃新鲜的蔬果，因其富含维生素C，能促进胶原蛋白生成、让牙床更结实，防止牙龈流血，降低牙周病发生的概率。

2. 补充足够的维生素B₉，因叶酸能减少牙龈发炎及肿大的情形。富含叶酸的食物有全谷类、豆类、绿色蔬菜、柑橘类水果。

3. 摄取足够的维生素A和类胡萝卜素，这两种营养素能维持牙齿，以及牙周组织的健康。平日可以从牛奶、动物肝脏、鱼肝油、南瓜、鸡蛋中获得维生素A；从橙色、黄色、绿色蔬果中获得类胡萝卜素。

4. 不偏食，均衡摄取6大类营养物质，吸收足够营养素，以维持牙周组织健康。

5. 补充足够的维生素D，缺乏维生素D时，会影响牙周韧带和齿槽骨的健康。阳光中的紫外线照射到皮肤，可促使维生素D合成，平日可以在清晨或黄昏时，晒15分钟的太阳，也可摄取含有维生素D的乳制品、蛋黄、小鱼干等食物。

Food 宜食忌食Q&A解答

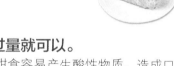

Q 有牙周病可以吃甜食吗？

A 可以。只要做好口腔卫生管理，不要过量就可以。

想要预防牙齿疾病，在进食上是有技巧的。甜食容易产生酸性物质，造成口腔问题，想要减少蛀牙、降低牙周病发生概率，就应该减少甜食在口腔中停留的时间。我们的口腔有自动清洁机制，进食20分钟内口水会自动增加分泌、洗刷残渣，建议在20分钟内吃完甜食，之后马上刷牙漱口，别让糖分滞留在口腔中。

 tips 中医师的小偏方

1. 中医认为，使用蒲公英、金银花、菊花、黄连、夏枯草、知母、玉竹、麦门冬、黄柏等药材所煮的药汁漱口，能预防牙周病的发生。

2. 中医认为，由生地、熟地、麦门冬、天门冬、枇杷叶、茵陈、枳壳、石斛、黄芩、甘草所组成的甘露饮，以及由熟地、山药、山萸肉、茯苓、泽泻、牡丹皮所组成的六味地黄丸，能对抗牙周病。

 tips 缓解牙龈出血、牙龈肿痛特效茶饮

1. 莲子茶：用600毫升的沸水，闷泡3克干燥的莲子心3~5分钟，茶水变黄色后沥掉莲子心，即可饮用。

2. 薄荷茶：准备薄荷3克、绿茶5克。将薄荷与绿茶放入杯中，倒入350毫升的热开水，闷泡约10分钟，即可饮用。

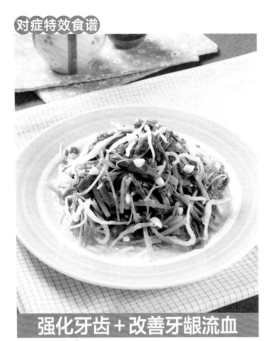

银鱼炒苋菜

材料：

苋菜100克，银鱼25克，大蒜1瓣，姜1片，水30毫升

调味料：

米酒、盐各1/4小匙，色拉油2小匙，麻油1/3小匙

做法：

① 苋菜切小段。大蒜切末。姜切丝。
② 锅内放油，加热，爆香蒜末、姜丝，放入苋菜、银鱼、米酒、盐和麻油大火快炒均匀。
③ 加水，煮至沸腾后转小火，炒至苋菜熟软即可。

 保健功效

　　银鱼钙质含量相当丰富，鱼骨又极为细软，可轻易被人体吸收，对骨骼与牙齿有益。苋菜钙含量和维生素C含量皆不低，具有保护牙齿与牙龈的功效，能预防或减缓牙龈发炎、牙齿动摇等现象。苋菜中的镁能帮助银鱼中钙质的保存，两者搭配食用，更能强化牙齿与牙龈的健康。

强化牙齿 + 改善牙龈流血

热量：134.0千卡	糖类：4.9克
蛋白质：4.4克	脂肪：10.8克
膳食纤维：2.2克	

1 人份

蜂蜜柠檬汁

材料：

柠檬1个，冷开水350毫升

调味料：

蜂蜜1小匙

做法：

① 柠檬洗净，榨成柠檬原汁。
② 将柠檬原汁倒入水杯中，加入蜂蜜和水，搅拌均匀。
③ 饮用前，可加入适量冰块，提升美味度。

 保健功效

　　柠檬富含维生素C，能减缓血管氧化，保持血管的弹性，保护牙龈的健康，防止牙龈肿胀、出血等牙周病相关症状的发生。

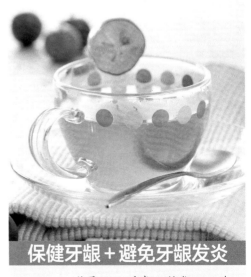

保健牙龈 + 避免牙龈发炎

热量：52.0千卡	糖类：11.5克
蛋白质：0.8克	脂肪：0.3克
膳食纤维：1.0克	

1 人份

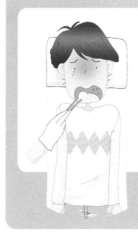

就诊科别 牙科、中医内科

Canker Sore

口腔溃疡

健康警讯 嘴破、口腔黏膜上出现小溃疡

Health 为什么会口腔溃疡?

常见的口腔溃疡有口疮性溃疡、外伤性口腔溃疡及感染性口腔溃疡。

口疮性溃疡在压力过大、熬夜、生理期前后等状况下容易发生。外伤性口腔溃疡多由外伤所引起，如咬伤、烫伤、配戴不适合的假牙等。感染性口腔溃疡可能由1型单纯疱疹病毒、艾滋病、肺结核、梅毒、淋病所引起，某些皮肤病也会引发口腔溃疡。

Health 口腔溃疡症状停看听

口腔溃疡明显的症状是嘴破疼痛，口腔黏膜会出现一到数个浅浅的小溃疡，周围有红色发炎的区域。

口腔溃疡依照不同类型有不同特征。口疮性溃疡多半只有一个溃疡部位。感染性口腔溃疡，在溃疡出现前，会先形成多个不痛的水疱，水疱破掉后溃疡便形成，疼痛感才会出现。

✚ 医生小叮咛

① 口腔溃疡期间多喝水。
② 刷牙要避免碰到伤口，以免加重病情。
③ 溃疡时宜吃软的食物，避免食用粗硬食物。
④ 维持稳定、轻松愉快的心情，学会舒解压力。
⑤ 生活作息要正常，避免熬夜、睡眠不足。
⑥ 少吃辛辣、油炸、高热量、口味重的食物。
⑦ 补充足够的B族维生素及铁质。
⑧ 做好口腔清洁，减少口腔溃疡发生的概率。
⑨ 涂抹药膏前，先询问医生，以免造成病情恶化。
⑩ 若假牙是引发溃疡的因素，宜请牙医治疗。

NOTE 舒缓口腔溃疡的妙招

① 将1/3小匙盐溶于250毫升的温开水中，进食前后各漱口1次，能促进伤口愈合。
② 在进食前15分钟，含干净的碎冰，有助于减缓进食时伤口的疼痛感。
③ 口疮性口腔溃疡一般来说，发病1～2星期后会自动痊愈，若想缩短病程，可请医生开药治疗。

口腔溃疡 VS 营养素需求

● 维生素A ● 维生素B₁ ● 维生素B₂ ● 维生素B₅ ● 维生素B₆
● 维生素B₉ ● 维生素B₁₂ ● 维生素C ● 铁 ● 锌
● 生物素 ● 类黄酮 ● 硫

Food 口腔溃疡饮食宜忌公布栏

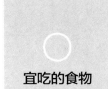

宜吃的食物	肉类	鸡肉 猪肉 牛肉
	海鲜类	鳗鱼 银鱼
	奶蛋类	牛奶 乳酪 优酪乳 鸡蛋
	谷类	糙米 胚芽米 燕麦 小麦
	蔬菜、菇、藻类	西蓝花 菠菜 圆白菜 胡萝卜 白萝卜 芦笋 南瓜 土豆 红薯 芹菜 西红柿 香菇 黑木耳 海藻 紫菜
	水果类	番石榴 苹果 葡萄 西瓜 芒果 荔枝 香蕉
	其他类	冰水 酵母 黄豆 豆腐
忌吃的食物		花生 核桃 杏仁 腰果 巧克力 柠檬 辣椒 花椒 胡椒 葱 姜 大蒜 韭菜 咖喱 芥末 羊肉

食材配对 燕麦 + 小麦  = 防口腔溃疡 + 强健黏膜

Food 营养加分

❶ 燕麦含有丰富的B族维生素和矿物质。B族维生素具有维护口腔黏膜健康的作用，能促进细胞再生，提高伤口的复原能力。矿物质则有助于伤口的愈合。

❷ 小麦皮中含有多量的B族维生素，可维护黏膜的健康，适当补充能避免口腔溃疡发生的频率。

❸ 燕麦与小麦都含有丰富的B族维生素，可强化细胞再生和复原的能力，加快口腔溃疡的愈合速度。

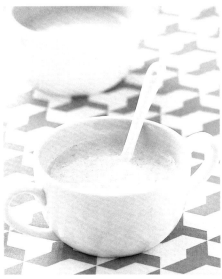

香甜燕麦浆 ①人份

■ 材料:
燕麦、小麦胚芽各25克，水350毫升，白糖1小匙

做法:
❶ 材料洗净。燕麦泡水3个小时。
❷ 燕麦与小麦胚芽放入食物调理机中，加110毫升的水，打成浆状。
❸ 将麦浆倒入锅中，加240毫升的水煮至沸腾，再加白糖调匀，即可食用。

明星食材 →燕麦

■ 修复黏膜细胞 ■ 降低血糖
■ 预防动脉硬化
■ 调节身体免疫力
■ 促进伤口愈合

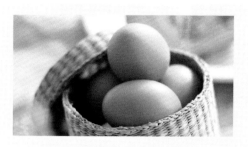

Food 口腔溃疡饮食调养重点

1. 均衡摄取6大类营养物质，调节身体的免疫力。当免疫功能失调时，容易造成黏膜血液循环不良，导致口腔发生大大小小的溃疡。

2. 补充足够的B族维生素，可以从全谷类、肉类、豆类、蛋奶类、深色蔬菜类中获得B族维生素。

3. 摄取新鲜的蔬果，因其富含维生素C，能促进伤口愈合。

4. 摄取足够的维生素A或类胡萝卜素，这两种营养素可以保护皮肤与黏膜。平日可以从黄色或橙色蔬菜，如南瓜、胡萝卜及深绿色蔬菜，如芦笋、西蓝花，及动物肝脏中取得。

5. 补充足够的叶酸，当叶酸不足时，容易引发口腔溃疡。富含叶酸的食物有绿色叶菜类蔬菜、柑橘类水果、土豆、胡萝卜、五谷杂粮、牛奶等。

6. 适量补充铁与锌，两者能加速伤口的愈合。富含铁的食物有肉类、深色蔬菜、全谷类、豆类等；富含锌的食物如海鲜、肉类、豆类、全谷类。

Food 宜食忌食Q&A解答

Q | 喝盐水，可以让口腔溃疡更快好？

A | 不行。口腔溃疡应该要多喝白开水。

有人认为，盐具有杀菌的效果，当口腔发生溃疡时，喜欢喝大量盐水，希望能借由盐水将嘴巴内的细菌杀死。当口腔溃疡时，维持唾液的分泌能让口腔黏膜组织血液循环良好，促进溃疡的康复。喝下大量盐水，反而会促使水分随着盐分流失，造成反效果。想要杀菌，可以用淡盐水漱口，但千万不要喝下大量的盐水，多喝白开水，维持唾液分泌才是正确的。

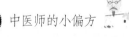 tips 中医师的小偏方

1. 枸杞黄芪茶饮：准备枸杞子8克、黄芪1克，用300毫升的热开水冲泡，待降温后，即可饮用。

2. 选择一些凉润但不冰的食物，如鲜甘蔗汁、鲜莲藕汁、鲜梨汁、木耳、百合、荸荠、麦门冬等，改善口腔溃疡的发炎与疼痛。

3. 凉拌西瓜皮：将西瓜皮洗净，削去外面青皮，切成细丝，加一点食盐，揉搓西瓜皮细丝去除水分。最后加一点白糖和醋，即可食用。

tips 舒缓嘴破疼痛的特效食品

1. 冰淇淋：冰淇淋可以补充因为减少饮食而不足的热量及营养，冰凉的温度同时能镇静伤口，舒缓疼痛感。

2. 冰鲜奶：冰鲜奶所含营养素能帮助修复伤口。饮用时，可以让鲜奶在口中停留久一点，以舒缓疼痛、加速伤口愈合。

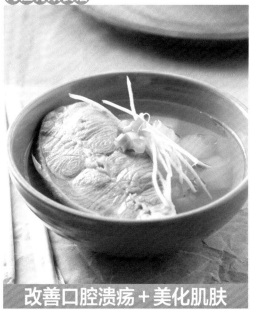

改善口腔溃疡 + 美化肌肤

热量：106.3千卡	糖类：2.6克
蛋白质：12.2克	脂肪：5.3克
膳食纤维：1.8克	

1人份

冬瓜三文鱼汤

材料：
三文鱼50克，冬瓜100克，水350毫升，

调味料：
色拉油1小匙，盐1/4小匙

做法：
1. 冬瓜去籽，切小块。三文鱼洗净。
2. 油锅加热，倒水，以大火煮至沸腾，转小火，放入冬瓜续煮15分钟。
3. 加入三文鱼，再煮15分钟，最后加盐调味。

Food 保健功效

冬瓜含有丰富的维生素C，可调节身体免疫力，帮助黏膜愈合。三文鱼富含B族维生素，能促进细胞的新生与新陈代谢。冬瓜的维生素C会促进鱼肉中B族维生素的作用，两者搭配，可加强伤口的复原能力，有效改善口腔溃疡的状况。

降火芦笋苦瓜汁

材料：
苦瓜50克，芦笋75克，冷开水300毫升

调味料：
蜂蜜2小匙

做法：
1. 芦笋洗净，去老皮。苦瓜洗净，去籽，切成小块。
2. 芦笋、苦瓜放入果汁机中，加冷开水和蜂蜜，搅打均匀，滤去粗渣，取汁。
3. 饮用前，可加入适量冰块，提升美味度。

Food 保健功效

苦瓜清热降火，所含维生素C与苦瓜蛋白，能帮助组织修复，使口腔黏膜愈合。芦笋含丰富维生素C与类胡萝卜素，能促进黏膜健康。两者一起作用，可加速缓解口腔溃烂的疼痛。

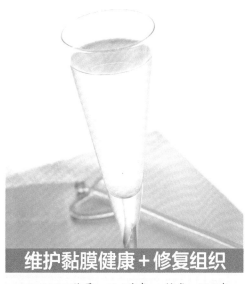

维护黏膜健康 + 修复组织

1人份

热量：65.0千卡	糖类：13.5克
蛋白质：2.1克	脂肪：0.3克
膳食纤维：2.4克	

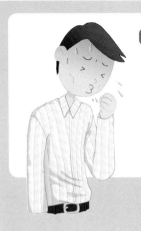

就诊科别 胸外科、肿瘤科

Lung Cancer、Cancer Of Lung

肺癌

健康警讯 咳嗽、痰中带血、胸部闷痛、发热、呼吸困难、声音沙哑

Health 为什么会得肺癌？

肺癌是肺部出现的恶性肿瘤。引发病因众多，据研究显示遗传基因会影响肺癌的发病率。吸烟，长期吸二手烟，生活在空气污染严重的区域，时常暴露于烹调油烟下，长期接触含石棉、石油、沥青、镍、氯乙烯、砷、苯胺染料、氡气、放射线、亚硝酸盐等毒性物质，摄取过多高脂肪食物，曾罹患肺炎、慢性支气管炎等肺部疾病的人，都是罹患肺癌的高危险人群。

Health 肺癌症状停看听

肺癌初期的症状并不明显，但仍有蛛丝马迹可循。若身体出现慢性咳嗽、胸部感到闷痛或压迫感、痰中带血、呼吸困难、呼吸有类似气喘的哮鸣声、声音沙哑、经常性不明原因发热、反复性肺炎或支气管炎、颈部和脸部肿胀、食欲降低、体重减轻、疲倦等不适症状，最好尽快就医诊断。

➕ 医生小叮咛

❶ 及早戒烟是预防肺癌最好的方法。

❷ 拒绝二手烟可降低肺癌的威胁。

❸ 因职业关系必须接触致癌物质者，工作期间应确保使用保护器材，并遵守工作安全程序。

❹ 长期处于工业区或空气污染区域者，可以安装空气净化机，过滤污染物。

❺ 减少高油温和油炸的料理方式，定期清理吸油烟机设备。

❻ 家中习惯点香、蚊香者，要保持室内空气流通。建议别在卧室中使用。

❼ 年满40岁以上，宜每年做一次胸部X光检查。

NOTE 预防肺癌请你这么做

❶ 每天在空气清新的环境下做运动，可以促进血液循环，强化肺部功能。

❷ 每天早晚用手掌轻轻来回按摩胸部，可以舒缓呼吸肌的紧张。

❸ 照顾好自己的呼吸系统，有呼吸道感染要妥善治疗。

肺癌 VS
营养素需求

- 维生素A
- 维生素B₂
- 维生素C
- 蛋白质
- 硒
- 锌
- 类胡萝卜素
- 类黄酮
- 槲皮素

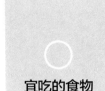

Food 肺癌饮食宜忌公布栏

	肉类	瘦肉 牛肉 鸡肉 鱼肉
	谷类	糙米 燕麦 全麦 米麸 黑麦 荞麦 薏苡仁
宜吃的食物	蔬菜菇蕈类	圆白菜 大白菜 小白菜 上海青 油菜 芥菜 西蓝花 芥蓝 白萝卜 连藕 西红柿 黑木耳 银耳 胡萝卜 山药 南瓜
	水果类	葡萄 柑橘 草莓 苹果 木瓜
	其他类	牛奶 鸡蛋 黄豆 豆腐 豆浆 豆干 杏仁 松子 核桃 莲子
忌吃的食物		香肠 火腿 蜜饯 腌肉 炸鸡排 熏鸡 辣椒 咖喱 胡椒粉 芥末 咖啡 浓茶

食材配对 花椰菜 + 胡萝卜 = 抗氧化＋防癌变

Food 营养加分

❶ 花椰菜含有一种叫槲皮酮的物质，具抗炎与抗癌作用。

❷ 胡萝卜中的胡萝卜素，进入体内，经由肝脏代谢转换成维生素A，能减少细胞癌变。纤维素可促进肠胃蠕动，减少致癌物滞留。硒元素可提升免疫力，减少癌细胞的发生。

❸ 花椰菜含丰富维生素C，与富含胡萝卜素的胡萝卜搭配食用，可发挥更强大的抗氧化功能，使细胞不会因氧化而发生病变，达到防癌抗老的效果。

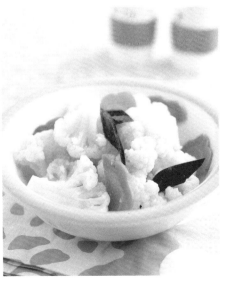

糖醋凉拌花椰菜 ①人份

材料：
花椰菜100克，胡萝卜、红甜椒各10克，醋1小匙，盐1/3小匙，白糖1/2小匙

做法：
❶ 花椰菜切成小朵。胡萝卜去皮，和红甜椒均切片。
❷ 水倒入锅中煮滚，放入花椰菜、胡萝卜、红甜椒煮熟，捞起、沥干，盛入盘中，加醋、盐和白糖拌匀。

明星食材 →花椰菜

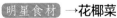

- 抗氧化
- 防癌抗老
- 调节免疫力
- 美化肌肤
- 预防贫血
- 减少皱纹

Food 肺癌饮食调养重点

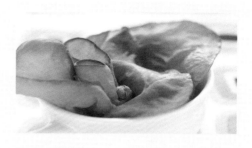

1. 多吃新鲜蔬果，所含营养素可清除肺里的致癌物，还可协助修补受损的肺部组织，达到预防肺癌及抑制癌细胞生长的效果。

2. 摄取花椰菜、上海青、芦笋、莴苣、圆白菜、菠菜等深色蔬菜。

3. 红色、橙色、黄色的蔬果，如南瓜、胡萝卜、西红柿、枇杷、红薯等，含丰富类胡萝卜素，可减少肺癌的发生。

4. 绿茶中所含的特殊成分，会让癌化的细胞容易凋亡。长期适量饮用绿茶，可以改善并加强体内抗氧化状态，降低肺癌的发生。

5. 多选择易消化的蛋白质，如豆腐。

6. 想预防肺癌，可摄取补肺、益肺食物，如百合、枇杷、银耳、山药、水梨、莲藕、蜂蜜、莲子。

7. 长时间处于空气品质不佳、空气污染较严重环境里的人，如工业区或都会区，可适量补充类胡萝卜素、维生素A和维生素C。

8. 饮食方面，把握"少油、少盐、少糖"的原则。

Food 宜食忌食Q&A解答

Q 有机饮食较天然，最适合肺癌患者采用？

A 有机饮食不可以是唯一的饮食方式。

"生机饮食"是指食用未经烹煮的无污染食材和新鲜植物。虽可摄取较多易被热破坏的营养素，但寄生虫与细菌污染的疑虑和营养不易均衡的问题不容忽视。临床上可见不当使用有机饮食，造成体力不足、免疫力降低而无法继续常规治疗的案例。肺癌患者需要均衡且卫生的饮食，除非能完全确认食物来源，否则尽量勿生食，更别把有机饮食当成唯一的饮食方式。

 tips 中医师的小偏方

1. 莲藕有修补肺部组织、清除有害物质的作用，摄取莲藕汁或泡莲藕粉，有益肺部健康。

2. 可活用山药与百合调养肺部，将其入菜，做成百合炒虾仁、百合炒芦笋、百合炒山药。

3. 肺癌患者需要补充高营养、高蛋白食物，可把黑芝麻、阿胶等药材放入菜肴里，如黑芝麻糊、阿胶炖牛肉，以摄取植物性蛋白质和动物性胶原蛋白。

 tips 保护与修补肺部组织特效饮品

1. 莲藕饮：莲藕5节，洗净，以沸水汆烫数分钟，取出切薄片，置果汁机中，加350毫升的冷开水打成汁，去渣加白糖即可。

2. 胡萝卜汁：胡萝卜1条，洗净去皮，汆烫后切丝，与350毫升的冷开水和蜂蜜，一同放入果汁机中打汁，去渣即可。

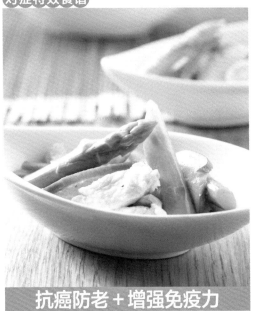

抗癌防老 + 增强免疫力

热量：156.0千卡	糖类：4.3克
蛋白质：10.1克	脂肪：10.9克
膳食纤维：1.8克	

1人份

芦笋炒三丝

材料：
芦笋50克，新鲜香菇1朵，胡萝卜10克，鸡胸肉35克，大蒜1瓣

调味料：
色拉油2小匙，盐1/4小匙

做法：
① 材料洗净。芦笋切段。新鲜香菇、胡萝卜、鸡胸肉切粗丝。大蒜切末。
② 色拉油倒入锅中加热，放入大蒜爆香，再加入所有材料翻炒至熟。
③ 最后加盐调味即可。

Food 保健功效

芦笋富含类胡萝卜素和维生素C，具抗氧化作用。香菇的多糖体可增强T淋巴细胞免疫功能，达到抑制肿瘤的目的。胡萝卜的胡萝卜素进入体内后，经作用会转换成维生素A，能减少细胞癌变，加入鸡肉一起煮，溶于脂肪，将更容易被肠道吸收。所有食材搭配食用，可发挥更强大的防癌效果。

上海青炒香菇

材料：
上海青125克，干香菇1朵，大蒜1瓣

调味料：
米酒、盐各1/2小匙，色拉油2小匙，水15毫升

做法：
① 材料洗净。上海青切段。
② 干香菇浸泡于水中至软，切块。大蒜切末。
③ 锅内放油，加热，爆香蒜末、香菇，放入上海青、米酒、盐和水，大火快炒至菜熟软，即可熄火起锅。

Food 保健功效

香菇中的硒，与上海青中的维生素E、类胡萝卜素一起作用，能增强抗氧化效果，避免身体因细胞氧化而加速老化，更可减少细胞氧化所发生的突变，降低致癌可能性。

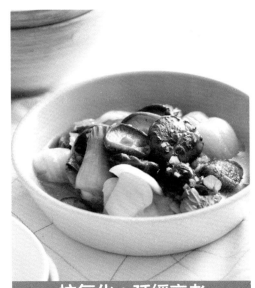

抗氧化 + 延缓衰老

热量：127.7千卡	糖类：5.8克
蛋白质：2.6克	脂肪：10.4克
膳食纤维：3.2克	

1人份

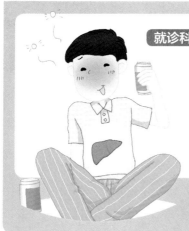

就诊科别 普通内科、肿瘤科

Liver Cancer

肝癌

健康警讯 食欲下降、体重减轻、容易感到疲倦、发热、腹部肿胀、皮肤和巩膜变黄

Health 为什么会得肝癌?

　　肝癌是肝细胞因异常分裂增生形成的肿瘤，也称为"恶性肝肿瘤"或"肝细胞癌"。

　　研究显示乙型病毒性肝炎携带者、丙型病毒性肝炎携带者，肝硬化患者，经常食用发霉食物，如发霉的花生、玉米或谷类，摄取过量铁、铜元素，长期酗酒和服用过量肾上腺皮质激素、雌激素等药物，皆和肝癌的发生有密切关系。

Health 肝癌症状停看听

　　容易感到疲倦、食欲不振、体重下降、身体虚弱、上腹部有肿块、右上腹出现疼痛感并延伸到背部和肩膀、腹部肿胀、腹部胀气、皮肤和巩膜变黄、出现茶色的尿，都是肝癌可能出现的症状。

　　上述症状初期通常不明显，当症状明显时，多半已进入较严重阶段。定期检查是早期发现肝癌的最好方法。

✚ 医生小叮咛

❶ 预防肝癌，平日要预防乙型病毒性肝炎或丙型病毒性肝炎感染。

❷ 乙型病毒性肝炎和丙型病毒性肝炎携带者、慢性肝炎患者、肝硬化患者、家族中有罹患肝癌者，每半年要做血清甲胎蛋白、肝功能和腹部B超等检查。

❸ 远离香烟，少喝酒。

❹ 避免不必要的打针和输血。

❺ 采用手术方式治疗者，术后要遵照医生嘱咐，补充适量的维生素且定期追踪。

❻ 患者有淤血或刷牙流血等现象，要立即就医。

❼ 不宜乱服成药或偏方，以免增加肝脏负担。

❽ 患者应保持规律生活，不熬夜，摄取适量的蔬果。

NOTE 保护肝脏简易运动

❶ 两手搓热后，双手中间3指向内，以一般力度缓缓插入乳头外侧肋骨的下方，2～3厘米深。

❷ 双手交叉抱于胸前，左手在外。身体慢慢扭向左边45°，深深吸气到不能吸为止，再缓缓呼气。身体扭向右边45°，再进行一次上述深吸呼动作。

肝癌 **VS** 营养素需求

- 维生素A
- 维生素B₁
- 维生素B₂
- 维生素B₃
- 维生素B₅
- 维生素B₆
- 维生素B₉
- 维生素B₁₂
- 维生素C
- 维生素E
- 维生素H
- 蛋白质
- 中链甘油三酯

Food 肝癌饮食宜忌公布栏

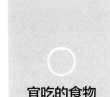

宜吃的食物	谷类	糙米 小米 燕麦 米麸 黑麦 荞麦 薏苡仁
	蔬菜类	青椒 圆白菜 苋菜 西蓝花 西红柿 菠菜 芥菜 苦瓜 芹菜 小白菜
	水果类	葡萄柚 柳橙 柑橘 猕猴桃 柠檬 草莓
	海藻类	紫菜 洋菜 海藻
	菇蕈类	香菇 草菇 蘑菇 银耳
	其他类	海参 鸡蛋
忌吃的食物	饮料类	汽水 高糖饮料
	其他类	炸鸡 薯条 火腿 香肠 腊肉

 香菇 + **鳕鱼** = 预防癌症 + 调节免疫力

Food 营养加分

❶ 香菇低脂、低胆固醇、低热量，含蛋白质、B族维生素、维生素D、钙、碘、镁、钾、铁等成分，营养价值高。其中B族维生素有助于肝脏的新陈代谢；多糖体可调节免疫力，抑制肿瘤细胞的生长。

❷ 鳕鱼含优质蛋白质，丰富的EPA、DHA和维生素A，可降低细胞发生癌变的概率。

❸ 香菇中的维生素D，和鳕鱼中的维生素A一起作用，可调节人体的免疫功能，预防癌症的生成，或阻止病况的恶化。

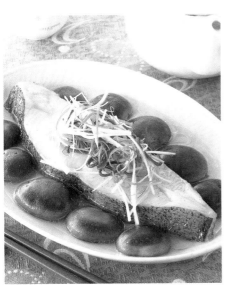

清蒸鲜菇鳕鱼 ①人份

■ **材料：**
鳕鱼100克，新鲜香菇3朵，葱1根，姜2片，色拉油1大匙，盐1/3小匙

做法：
❶ 香菇去蒂氽烫沥干。姜、葱切丝。鳕鱼以盐腌10分钟。
❷ 鳕鱼、香菇摆盘，蒸10分钟取出。
❸ 撒葱丝、姜丝，淋上加热的色拉油即完成。

明星食材 →香菇

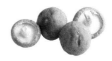

■ 抑制肿瘤　　■ 预防癌症
■ 促进血液循环　■ 预防便秘
■ 降血压和胆固醇

Food 肝癌饮食调养重点

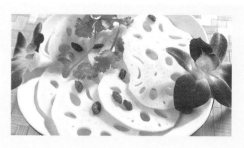

1. 尽量少吃高脂食品，如披萨、薯片、甜点、香肠、肥肉和皮脂。在营养均衡的原则下，脂肪的摄取仍有必要，可适量补充低脂肪食品，如低脂牛奶，或以植物油炒菜。

2. 远离烟酒、少吃辛辣和腌渍的食物。姜母鸭、麻油鸡等容易上火的食物，也不宜吃太多。

3. 摄取足量的新鲜蔬菜水果，如红凤菜、莲藕、菠萝、猕猴桃等。

4. 伴随消化道出血、牙龈出血和皮下出血等症状者，宜摄取富含维生素C、维生素K的食品，如圆白菜、西蓝花、西红柿、橘子、草莓、葡萄等。

5. 补充鸡蛋、新鲜的海鲜、猪、牛、鸡的瘦肉，摄取足够蛋白质。

6. 摄取牛蒡、糙米、薏苡仁等纤维素含量高的食材，有助于排便顺畅，减少身体毒素。

7. 不可食用发霉的谷类、坚果、豆类。

8. 合并有食管静脉曲张的患者，要避免食用粗糙、坚硬的食物，流质食品是比较好的选择。

Food 宜食忌食Q&A解答

Q | 肝癌患者胃口差，容易营养不良，应多吃健康食品？

A | 除非谘询过医生，否则不可任意补充。

市面上健康食品琳琅满目，除了制造来源、合格与否的问题外，任意或偏重某一种营养素的补充，都有可能增加肝脏的负担，不但达不到改善病情的效果，反而可能让状况恶化。肝癌患者的饮食，建议尽量采用天然新鲜食材进行烹调，若营养的摄取依然不足，想要借由健康食品进行补充，也一定要和医生讨论，不可任意购买食用，以免出现反效果。

 中医师的小偏方

1. 红枣：味甘性温，含蛋白质、类胡萝卜素、维生素C、氨基酸等多种营养成分，不但具有补中益气、养血安神的作用，还能提高体内免疫细胞的吞噬功能，有效保护肝脏。一般大众平日就可食用，慢性肝炎病毒携带者也可多加利用，预防病情恶化，远离肝癌威胁。

2. 白藜芦醇与儿茶素：可预防肝癌，平日不妨适量食用坚果、葡萄、莲藕，喝些绿茶。

 保护强化肝脏特效茶饮

1. 红枣茶：红枣10颗，洗净后在表面划几刀，泡于装有350毫升沸水的加盖杯中2小时，再隔水蒸1小时。每天1杯可护肝。

2. 虫草茶：准备冬虫夏草15克，洗净放入陶锅，加350毫升水，大火煮沸后转小火，续煮5分钟。经常饮用可增强抵抗力。

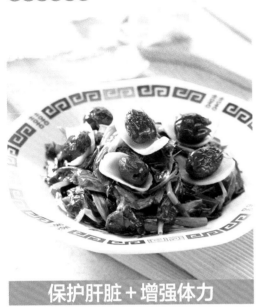

保护肝脏＋增强体力

热量：309.5千卡	糖类：33.0克
蛋白质：8.8克	脂肪：15.8克
膳食纤维：7.2克	

1人份

红枣百合炒豆苗

材料：

百合、枸杞子各20克，豆苗75克，红枣6颗，香椿8克，蒜1瓣，水15毫升

调味料：

盐1/2小匙，色拉油1大匙

做法：

1. 蒜切末。香椿放在纱布袋内。
2. 锅内放油，加热，爆香蒜末，加入豆苗、盐、水，炒至豆苗变软，捞起，盛入盘中。
3. 红枣、百合、枸杞子和纱布袋，用500毫升水以慢火煮15分钟，捞出百合与红枣，放在豆苗上。

Food 保健功效

红枣含蛋白质、类胡萝卜素、维生素C等营养，能增加血中含氧量、提高体内免疫细胞的吞噬功能、保护肝脏、增强体力。百合含有类黄酮，可减少肿瘤发生。豆苗的纤维素可促进肠胃蠕动、加强排毒功能，有效保护肝脏。

癌症

肝癌饮食宜忌

小黄瓜炒猪肝

材料：

猪肝片、小黄瓜各50克，胡萝卜25克，葱1根，姜1片

调味料：

盐、淀粉各1/4小匙，色拉油2小匙，酱油1小匙

做法：

1. 猪肝以酱油、淀粉腌5分钟。其余材料洗净，切片。
2. 色拉油倒入锅中加热，加小黄瓜炒至半熟，先盛起。
3. 放入猪肝炒至半熟，加小黄瓜、胡萝卜、葱和姜，大火炒熟。
4. 最后加盐调味即完成。

Food 保健功效

猪肝富含维生素B$_1$和维生素B$_2$，有助于肝脏的新陈代谢。小黄瓜含丰富的维生素C、维生素E，可提高人体免疫力，保护血管，抗癌防老。两者一起作用，能强化身体代谢排毒的功能。

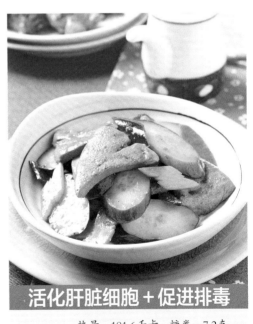

活化肝脏细胞＋促进排毒

1人份

热量：181.6千卡	糖类：7.2克
蛋白质：11.8克	脂肪：11.7克
膳食纤维：1.1克	

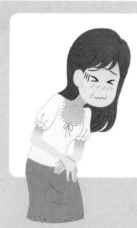

就诊科别 妇产科、肿瘤科

Cervical Cancer

子宫颈癌

健康警讯 阴道分泌物有异味或臭味、阴道异常出血、性行为后出血、停经后阴道出血

Health 为什么会得子宫颈癌？

子宫颈癌是最常见的妇科癌症，研究显示，高达99.7%以上的子宫颈癌患者是因人类乳突病毒的感染所致。

有多重性伴侣、18岁前即有性行为、母亲或姐妹曾罹患子宫颈癌、有吸烟习惯、长期吸二手烟、曾罹患性病、免疫功能不全者，患艾滋病或长期服用肾上腺皮质激素的女性，特别易受人类乳突病毒感染，进而发展成子宫颈癌。

Health 子宫颈癌症状停看听

子宫颈癌早期症状通常不明显，若出现阴道分泌物过多，带有异味或臭味，甚至混合少许血丝、阴道不规则出血、性行为后出血、经间期出血、停经后出血、剧烈运动后出血、下腹部疼痛等状况，都有可能是子宫颈癌的警讯，应即时就医检查。

定期接受盆腔检查和子宫颈刮片检查，是筛检子宫颈癌的最佳途径。

✚ 医生小叮咛

❶ 根据资料显示，发生子宫颈癌的人群近年有年轻化的趋势，30岁以下女性患癌比例日渐升高。身上存在一种或多种危险因素的女性朋友，最好找专科医生，每年至少进行一次宫颈刮片检查，以筛检癌症。

❷ 子宫颈癌从感染到患癌，要10~20年的时间。如果平时能多关注自己的身体，早期发现早期治疗，紧密配合医生治疗，就能有效控制病情。

❸ 注意个人卫生、行房注意清洁、经期和产褥期避免性行为、避免多重性伴侣、避免婚外性行为，可远离子宫颈癌的威胁。

NOTE 子宫颈癌疫苗——加卫苗

子宫颈癌疫苗——加卫苗（Gardasil）可预防4种人类乳突病毒所引起的疾病，包括70%的子宫颈癌、90%的男性生殖器疣以及50%的阴道肿瘤和外阴肿瘤。加卫苗共有3剂，应于6个月内分3次施打，适用于9岁以上的女性，在开始有性行为之前注射，效果最为理想。需注意，接种过子宫颈癌疫苗的女性，仍需定期接受子宫颈刮片检查。

子宫颈癌 VS 营养素需求

- 维生素A
- 维生素B$_1$
- 维生素B$_2$
- 维生素B$_3$
- 维生素B$_5$
- 维生素B$_6$
- 维生素B$_9$
- 维生素B$_{12}$
- 维生素C
- 维生素E
- 生物素
- 类胡萝卜素
- 异黄酮
- 硒
- 锌

Food 子宫颈癌饮食宜忌公布栏

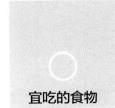

宜吃的食物	叶菜花菜类	茼蒿 油菜 菠菜 韭菜 西蓝花
	瓜果根茎类	玉米 红甜椒 黄甜椒 南瓜 胡萝卜
	水果类	番石榴 猕猴桃 葡萄 柑橘 木瓜
	坚果类	花生 瓜子 腰果 核桃 芝麻 杏仁
	谷类	糙米 燕麦 全麦 米麸 黑麦 荞麦 小麦胚芽
	黄豆类	黄豆 豆腐 豆浆
	肉类	瘦肉
忌吃的食物	饮料类	汽水 含糖饮料
	其他类	炸鸡 薯条 火腿 香肠 腊肉 肥肉 熏鸡 熏鸭 榨菜 酸菜 酱菜 罐头

食材配对 **金针菇** + **胡萝卜** = 抗老化+提高免疫力

Food 营养加分

❶ 金针菇含有丰富的B族维生素、蛋白质、钾、磷、膳食纤维，其中所含的多糖体，具有对抗癌症的作用，能提高人体免疫力，抑制癌细胞的发生。

❷ 胡萝卜中的胡萝卜素，进入体内经代谢转换成维生素A后，能控制细胞癌变。纤维素可促进肠胃蠕动，减少致癌物滞留于体内。

❸ 胡萝卜中的胡萝卜素可加强金针菇的抗氧化效果，降低细胞突变概率，达到抗老与防癌作用。

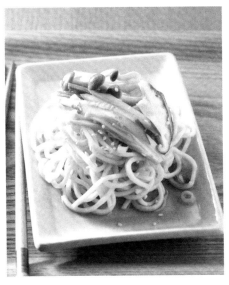

香拌三菇凉面 ①人份

材料：
金针菇、松茸菇、冬菇各25克，胡萝卜、小黄瓜各20克，面条40克，盐、麻油各1/2小匙，白芝麻适量

做法：
❶ 胡萝卜和小黄瓜均切丝。
❷ 面条与所有材料分别放入沸腾的水中煮熟，捞起，再以冷水冲凉，沥干。
❸ 面条盛入盘中，加入所有材料，再加盐、白芝麻和麻油拌匀。

明星食材 →**金针菇**

■减少细胞突变　■对抗老化
■消除便秘　　　■预防骨质疏松
■抑制肿瘤细胞生长

Food 子宫颈癌饮食调养重点

① 类胡萝卜素可调节身体细胞和细胞间的联系，减少子宫颈肿瘤的生长，让癌细胞不易蔓延，防止癌症恶化。患者要多吃富含类胡萝卜素的蔬果如胡萝卜、南瓜、红薯、西红柿等黄色蔬菜；红凤菜、红苋菜等红色蔬菜；上海青、芥蓝、菠菜等深绿色蔬菜。

② 多吃西蓝花、茼蒿、上海青、橘子、柿子、木瓜、芒果、葡萄、番石榴等富含维生素C、维生素E、类胡萝卜素的蔬果，这些食物能促进上皮细胞健康，调节免疫反应，达到有效抑制病毒，防止与对抗子宫颈癌的作用。

③ 少吃油炸、烟熏和腌渍的食物。

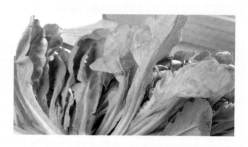

④ 选择含蛋白质且容易消化的食材，如土豆、发芽种子、发芽谷类、坚果等，以增加免疫力。

⑤ 远离烟酒、辛辣等刺激性食物。

⑥ 饮食宜清淡，尽量避免太过油腻的烹调方式。

⑦ 多补充叶酸，可从深色蔬果、鸡肉、乳酪、牛肉、牛奶、三文鱼、金枪鱼等食物中获得。

Food 宜食忌食Q&A解答

Q | 生理期间吃冰冷食物，容易罹患子宫颈癌？

A | 错误。子宫颈癌和人类乳突病毒有关。

民间流传着在生理期间吃冰冷食物、洗头比较容易得到子宫颈癌，这完全是无稽之谈。医学研究证实，子宫颈癌与感染人类乳突病毒有关，和饮食没有直接关联。生理期间吃冰，可能会导致子宫剧烈收缩，进而引发经痛，并不会提高罹患子宫颈癌的概率。想要避免子宫颈癌，维持单一固定性伴侣、避免感染人类乳突病毒是不二法门。

 tips 中医师的小偏方

① 中医师认为，芡实、莲子、菱角、薏苡仁等五谷杂粮，可以减少子宫颈癌对女性朋友的威胁。建议将上述食材放入平日饮食中，作为主食的一部分。

② 中医师建议，每日可饮用富含叶绿素的小麦草原汁、牧草原汁、明日叶原汁、蒲公英原汁50~100毫升，以保护子宫颈，降低致癌危险，避免癌症的发生。

tips 保护子宫颈特效食品

① 西红柿汁：西红柿洗净切块，放入果汁机中，加350毫升冷开水打成汁。每天喝1杯，能保护子宫颈，降低患癌的概率。

② 薏苡仁菱角粥：30克薏苡仁泡水3个小时，和60克菱角、500毫升水煮至浓稠粥状。每日1碗，可降低子宫颈癌发生的概率。

对症特效食谱

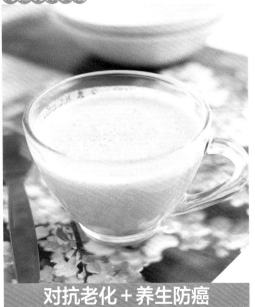

对抗老化 + 养生防癌

热量：269.9千卡	糖类：38.5克
蛋白质：12.1克	脂肪：7.5克
膳食纤维：5.9克	

1 人份

黄金南瓜豆奶

材料：
南瓜80克，鸡蛋1个，豆浆150毫升

调味料：
蜂蜜1大匙

做法：
1. 南瓜去皮和籽，切薄片。鸡蛋取蛋黄。
2. 南瓜片置于盘中，放进微波炉加热1分钟，取出。
3. 南瓜、蛋黄、豆浆和蜂蜜分别倒入果汁机中，打匀，再倒入杯中即可饮用。

Food 保健功效

南瓜含有抗癌最佳组合——丰富的类胡萝卜素、维生素C和维生素E，能清除氧化自由基，有效对抗肿瘤细胞。色泽偏红的南瓜，还含有茄红素，抗氧化功效更加强大。豆浆中的皂苷也具抗氧化作用，可减少细胞癌变。两者一起作用，能降低癌症发生或恶化的概率。

杏仁土豆浓汤

材料：
鲜奶、水各100毫升，杏仁片30克，土豆60克

调味料：
盐1/4小匙

做法：
1. 水倒入锅中煮至沸腾。土豆去皮切块，放入沸水中煮熟，捞出，水留着备用。
2. 土豆放入果汁机中，倒入鲜奶、水和盐，打均，倒入碗中。
3. 杏仁片压碎，撒入汤中拌匀。

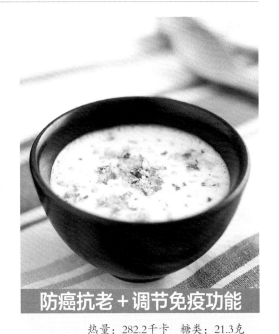

防癌抗老 + 调节免疫功能

Food 保健功效

杏仁的维生素E含量高，有抗氧化的功能，可预防氧化产生致癌物质，降低癌症发生和恶化概率。土豆含维生素C和酚类化合物，可抑制致癌物的产生。两者一起作用，能发挥更强大的抗癌功效。

1 人份

热量：282.2千卡	糖类：21.3克
蛋白质：13.1克	脂肪：16.1克
膳食纤维：11.6克	

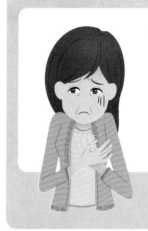

就诊科别 普通外科、乳腺外科

Breast Cancer

乳腺癌

健康警讯 乳房硬块、乳头凹陷或出现异样分泌物、乳房或乳头疼痛、乳房皮肤红肿或溃烂

Health 为什么会得乳腺癌?

乳腺癌是乳房内的乳腺细胞不正常分裂与增生所形成的恶性肿瘤,发生原因众多。

研究显示,母亲或姐妹中有人罹患乳腺癌、月经初潮早于12岁,停经晚于55岁、未曾怀孕、30岁后首次怀孕、停经后肥胖、患有卵巢癌或子宫内膜癌、胸部曾大量接受放射线照射、常摄取高脂和高热量食物、停经后补充激素的女性,罹患乳腺癌的概率较高。

Health 乳腺癌症状停看听

乳腺癌主要症状有乳头凹陷,乳房出现无痛感硬块,乳头有异样分泌物,尤其是带血分泌物,乳房皮肤有粗糙的橘皮样变化、红肿或溃烂,腋下淋巴结肿大等。

女性应每月定期自我检查,注意乳房是否有异常肿块,随时提高警觉,万一发现乳腺癌可及早治疗。

✚ 医生小叮咛

❶ 女性朋友应于月经结束后一星期自我检查,若摸到任何肿块,或有异样,应立即就医。

❷ 减少脂肪摄取量,多吃蔬菜与水果。

❸ 不过量饮酒,才能远离乳腺癌的威胁。

❹ 每天运动30分钟,维持正常体重,可降低罹患乳腺癌的概率。

❺ 具有患乳腺癌危险因素的女性,最好从35岁起开始定期接受医生的检查。

❻ 所有女性朋友应于40岁做第一次乳房X光摄片,之后每年以B超和X光摄片交替检查。

❼ 满50岁以上的女性做乳房检查时,以X光摄片为主。

NOTE 乳房自我检查3步骤

❶ 镜前双臂自然下垂,观察两边乳房有无异样。

❷ 双手上举,观察两边乳房是否对称。

❸ 洗完澡后仰卧,将枕头置于肩下,以中指、无名指指腹触摸乳房,右手检查左侧乳房,左手检查右侧乳房,再检查锁骨上窝、腋窝、胸骨以下至腋下等部位。

乳腺癌 **VS**
营养素需求

- ● 维生素B₁
- ● 维生素B₂
- ● 维生素B₃
- ● 维生素B₅
- ● 维生素B₆
- ● 维生素B₉
- ● 维生素B₁₂
- ● 维生素D
- ● 维生素H
- ● 膳食纤维
- ● 类黄酮
- ● 木酚素
- ● 花青素

Food 乳腺癌饮食宜忌公布栏

宜吃的食物	谷类	糙米 燕麦 全麦 米麸 黑麦 荞麦 小麦胚芽
	叶菜、花菜类	芥蓝菜 油菜 西蓝花 圆白菜 苋菜 荠菜 菠菜 红苋菜 红凤菜 上海青
	瓜果、根茎类	胡萝卜 白萝卜 芜菁 南瓜 甜椒 青椒 红薯 西红柿
	水果类	木瓜 番石榴 猕猴桃 葡萄 柑橘
	黄豆类及其制品	黄豆 豆腐 豆浆
	其他类	瘦肉 鸡蛋 南瓜子 亚麻籽
忌吃的食物	饮料类	汽水 加工果汁 含糖饮料
	其他类	炸鸡 薯条 火腿 香肠 腊肉 热狗 肥肉 熏鸡 熏鸭 榨菜 酸菜 酱菜

食材配对

芥蓝 ＋ 大蒜 ＝ 抗癌＋增强体力

Food 营养加分

❶ 芥蓝菜含多种抗氧化营养素，如类胡萝卜素、维生素C、萝卜硫素和异硫氢酸盐，具优秀的抗氧化功能，可阻止细胞因氧化而发生病变，降低癌症的发生与恶化。

❷ 大蒜含有强大的抗氧化物质——维生素C和硒元素，能避免细胞因氧化而出现病变现象，降低致癌的可能性。

❸ 芥蓝与大蒜均含有多种抗氧化营养素，两者一起作用，能强化抗氧化效果，有效防止细胞变异。

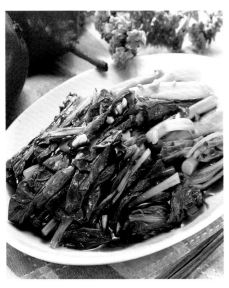

香蓝芥蓝

①
人份

■ **材料：**
芥蓝100克，大蒜2瓣，盐1/4小匙，橄榄油1小匙，水50毫升

做法：
❶ 芥蓝洗净切成小段。大蒜拍碎。
❷ 水倒入锅中，以中大火煮沸，加入大蒜略煮，再放入芥蓝，拌煮至叶片熟软，捞起。
❸ 加盐和橄榄油拌匀，即可食用。

明星食材 →芥蓝

■ 减少细胞变异　■ 抗氧化
■ 防癌抗老　　　■ 清除宿便
■ 降低胆固醇
■ 改善血液循环

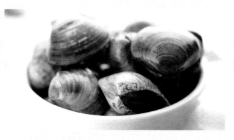

Food 乳腺癌饮食调养重点

1. 每天至少吃5份蔬菜与水果，并食用全谷类食物。摄取足够的膳食纤维，能刺激肠胃蠕动，定时排便，减少肠道黏膜和致癌分子接触的时间。

2. 摄食肉类以白肉为主，大约70%的鸡肉、鱼肉、鹅肉、虾贝类等白肉，30%的牛肉、羊肉、猪肉等红肉。

3. 减少脂肪的摄取量，尤其是动物性脂肪，并避免油炸、油煎，以及高脂的糕饼类。

4. 适量摄取黄豆食品，如豆浆，可降低乳腺癌发生或恶化的概率。

5. 不吃发霉食物，并少吃熏烤和加硝酸盐的肉类，如烤肉、培根、香肠等。

6. 增加摄取含有丰富ω-3脂肪的食物，如三文鱼、秋刀鱼、鲭鱼。

7. 料理食物时可使用大蒜调味，因大蒜能抑制乳腺癌细胞的生成。烹煮前先去皮、切末，放置10~15分钟再煮，最能发挥其功效。

8. 摄取深绿色蔬菜，如菠菜、西蓝花、空心菜、上海青、芥蓝、红薯叶、青椒、龙须菜等。

Food 宜食忌食Q&A解答

Q 爱吃薯条，容易得乳腺癌？

A 不是因为薯条的关系，是因为油炸、高脂、高热量。

根据研究显示，女性朋友爱吃薯条，罹患乳腺癌的比例较高，其中致癌的原因并不是因为"薯条"这项食物，而是因为薯条是油炸类，是高脂肪、高热量的食物。高温油炸的食品，容易含有丙烯酰胺，易导致染色体变异，提高癌变概率，是危险的致癌物质。除了薯条之外，薯片、油条、炸鸡等等，对身体健康皆不利，想要避免癌症，油炸类食物最好少吃。

 tips 中医师的小偏方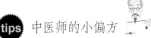

1. 蒲公英、金银花、夏枯草、青橘皮、青橘叶、橘核、南瓜蒂等药材，对于预防和改善乳房肿瘤皆有一定效果。可将上述药材按比例熬煮成茶，如夏枯草、蒲公英、金银花各9克，用500毫升的水煮至沸腾；蒲公英10克，用250毫升的水至沸腾，降温后饮用。

2. 新鲜蘑菇、香菇、银耳、山药、百合等食材与药材，皆能改善乳房肿瘤的状况。

tips 减轻乳腺癌病状特效饮品

1. 金银黑豆茶：金银花9.5克，黑豆37.5克，甘草5.5克，洗净放入锅中，加2500毫升水煮30分钟。当茶喝，可改善病情。

2. 蔬果蜜汁：菠菜130克、胡萝卜1/2条、柠檬汁1小匙、蜂蜜1大匙。材料放入果汁机中，用250毫升冷开水，打成汁。

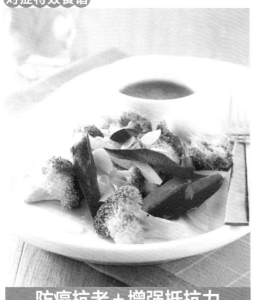

防癌抗老 + 增强抵抗力

热量：116.3千卡	糖类：6.8克
蛋白质：3.7克	脂肪：8.3克
膳食纤维：3.3克	

 1人份

醋拌彩椒西蓝花

材料：

红椒、黄椒各30克，绿色西蓝花75克

调味料：

橄榄油、水果醋各1/2大匙

做法：

1. 材料洗净。西蓝花切成小朵。甜椒切成长条。
2. 西蓝花以煮沸的水氽汤，捞起，沥干。
3. 西蓝花和甜椒放入盘中，加入橄榄油和水果醋，搅拌均匀。

Food 保健功效

西蓝花中的槲皮酮、类胡萝卜素和维生素C，都具有对抗细胞氧化的作用，能使身体细胞不因氧化而变性，降低癌症发生或恶化的概率。甜椒含有丰富的胡萝卜素、维生素C、茄红素、杨梅素等，有抗氧化效果，能增强抵抗力，有效预防癌症。两者一起作用，可发挥更强大的抗氧化功能，阻止细胞突变，提升抗癌效果。

什锦海鲜面

材料：

油面50克，小白菜25克，乌贼15克，胡萝卜10克，虾1只，高汤350毫升

调味料：

盐1/4小匙

做法：

1. 材料洗净。乌贼切花后切片。小白菜切段。胡萝卜切片。虾挑肠泥。
2. 乌贼、小白菜、胡萝卜和虾略烫后捞出。
3. 高汤倒入锅中煮沸，加入所有材料和盐，煮熟即可熄火。

Food 保健功效

小白菜中的类胡萝卜素、维生素C，可防止细胞老化和异变。乌贼含EPA、DHA和维生素E，能延缓老化。小白菜的维生素C，能和乌贼的维生素E协同作用，发挥强大的抗氧化效果。

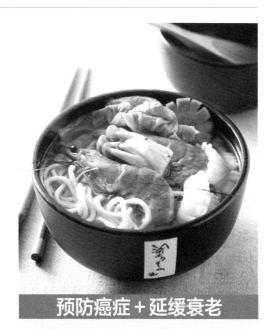

预防癌症 + 延缓衰老

 1人份

热量：137.3千卡	糖类：17.6克
蛋白质：14.4克	脂肪：1.1克
膳食纤维：1.1克	

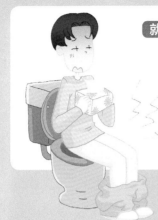

就诊科别 肛肠科、肿瘤科、中医内科

Colon Cancer、Rectal Cancer

结肠直肠癌

健康警讯 排便习惯改变、腹泻、大便内有血、大便变细条、肛门出血、便秘

Health 为什么会得结肠直肠癌？

结肠和直肠是消化系统的一部分，两者形成一条长管子，结肠在前端、直肠在末端。源于结肠部位的癌细胞，称为结肠癌，源于直肠的部位，称为直肠癌，当两者皆发生癌症，则为结肠直肠癌。

有多种原因会提高结肠直肠癌的发病率，如年长、高脂血症、高热量、低纤维的饮食习惯、有结肠或直肠息肉病史、结肠直肠癌家族史。

Health 结肠直肠癌症状停看听

排便习惯改变、排便次数增多、腹部常有胀气或痉挛的现象发生、腹痛、消化不良、食欲不振、肛门出血、大便内有血、大便形状较以前细条、腹泻、便秘、常有无法解干净大便的感觉、体重突然快速下降、容易感到疲倦、恶心、呕吐、贫血等，均为结肠直肠癌可能会出现的症状。

✚ 医生小叮咛

❶ 结肠直肠癌早期症状并不明显，容易被忽略，当大便习惯改变、大便中带血、腹部不适、贫血等状况持续出现时，不可掉以轻心，应到医院就诊。

❷ 溃疡性结肠炎患者罹患结肠癌的概率比一般人高，应定期做肠镜检查。

❸ 满40岁以后应每年进行一次粪便潜血测试，每2～3年接受肠镜检查。

❹ 维持良好的饮食习惯、健康的生活习惯，能有效预防结肠直肠癌的发生。

❺ 烧烤、油炸等食物，容易含有致癌物质，建议最好少吃。

NOTE 保护结肠、直肠的方法

❶ 改掉高蛋白、高脂肪、低纤维的饮食方式。

❷ 每天多吃新鲜蔬果，儿童5份、女性7份、男性9份。1份约拳头般大小。

❸ 控制体重，三餐定食定量，勿暴饮暴食。

❹ 养成良好的排便习惯，减少粪便堆积在肠道内的时间。

结肠直肠癌 VS 营养素需求

● 维生素A	● 维生素C	● 维生素D	● 维生素E
● 类胡萝卜素	● 次亚麻油酸	● DHA	● EPA
● 硒	● 钙	● 木酚素	

Food 结肠直肠癌饮食宜忌公布栏

	分类	食物
宜吃的食物	肉奶蛋类	鸡肉 鱼肉 牛肉 猪肉 低脂牛奶 优酪乳 鸡蛋
	五谷坚果类	米饭 面粉 全麦 小米 燕麦 糙米 薏苡仁 花生 杏仁 芝麻 核桃 腰果 松子
	豆类	红豆 绿豆 黑豆 豆浆 豆腐 豆干 豆花
	水果类	番石榴 菠萝 柚子 枣 水梨 哈密瓜 桃 木瓜 葡萄 苹果 香蕉
	蔬菜类	圆白菜 芥菜 南瓜 芹菜 韭菜 菠菜 洋葱 竹笋 土豆 黄瓜 红薯 苋菜 胡萝卜
✕ 忌吃的食物		咸鱼 腌肉 腊肠 烤肉 炸鸡 豆腐乳 豆豉 酱瓜 酸菜 梅干菜 榨菜 面筋 油条 薯条 蜜饯 炼乳 冰淇淋 糖果 布丁 甜点 糕饼 比萨 薯片

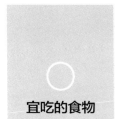

食材配对 木瓜 + 牛奶 = 帮助消化 + 对抗癌症

Food 营养加分

❶ 木瓜中的类胡萝卜素、维生素C是天然的抗氧化剂，可对抗氧化自由基，阻止自由基对身体细胞造成伤害，预防细胞病变与癌症发生。

❷ 木瓜中的水溶性纤维有助于消化，能改善便秘，预防结肠直肠癌。

❸ 牛奶中丰富的钙质，能和肠道内的胆酸结合，降低胆酸对肠道细胞的刺激，预防结肠直肠癌。

❹ 木瓜中的木瓜蛋白酶，可帮助牛奶中蛋白质的分解、促进肠道吸收蛋白质，达到增强体力和抵抗力的功效。

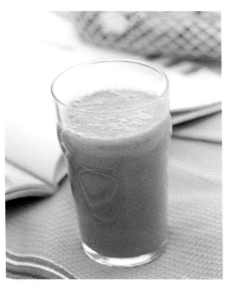

木瓜牛奶 （1人份）

材料:
木瓜、低脂牛奶各200毫升

做法:

❶ 木瓜去皮和籽，切成小丁。

❷ 木瓜丁放入果汁机中，加入牛奶，搅打均匀成汁，倒入杯中。

❸ 若想提升美味度，可在饮用前加一些冰块。

明星食材 →木瓜

■ 增强免疫力　■ 帮助消化
■ 对抗癌症　　■ 延缓衰老
■ 养颜美容　　■ 舒缓痉挛
■ 强化肝脏解毒功能

癌症

结肠直肠癌饮食宜忌

245

Food 结肠直肠癌饮食调养重点

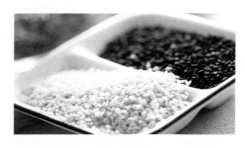

① 患者在接受治疗期间，适当摄取高蛋白、高热量的饮食。

② 治疗期间，尽量吃柔软温和的食物，避免辣、酸、刺激性食物。

③ 治疗期间，如果有呕吐现象，可喝姜汁帮助缓解症状。

④ 治疗期间如果有腹泻现象，可吃低纤维、易消化食物，例如乳酪或通心粉，以利消化。若有便秘现象，则可吃点麦片粥、新鲜蔬果等。

⑤ 平日多吃新鲜蔬果，补充足够纤维、维生素C、维生素E等抗氧化物质，增加排便次数，减少粪便停留在肠道的时间，以保护肠道健康。

⑥ 补充足够的钙质。研究发现，钙在肠道内和胆酸、脂肪酸结合，会降低胆酸、脂肪酸对肠道黏膜细胞的刺激，降低大肠癌发生的概率。富含钙的食物如小鱼干、黑芝麻、牛奶等。

⑦ 适量摄取硒，能抑制结肠直肠癌的发生。平日可以从大蒜、麸糠、金枪鱼、西红柿等食物中获得硒。

⑧ 均衡饮食，补充足够的营养素。

Food 宜食忌食Q&A解答

Q 爱吃肉，真的会得结肠直肠癌吗？

A **只爱吃肉，青菜、水果吃得少，会提高结肠直肠癌的罹患率。**

研究显示，高脂低纤的饮食习惯，会使肠道内有害细菌孳生，促使脂肪分解成为具有致癌作用的物质，其中，又以饱和脂肪的致癌风险最高。脂肪有两种，饱和脂肪与不饱和脂肪，肉类所含的饱和脂肪量高，过量食用对肠道健康不利。饮食中摄取不足纤维，会增加致癌物质与大肠黏膜接触的时间，肉吃得多，蔬菜又吃得少，自然比较容易诱发癌变。

 tips 中医师的小偏方

① 中医认为，平日可采用茯苓、芡实、莲子、山药、薏苡仁、决明子、何首乌、丹参等药材来作茶饮或烹饪的配料，以维护肠道的健康。

② 杏仁薏苡仁茶：准备杏仁粉50克、薏苡仁粉50克、夏枯草20克、草决明20克，用500毫升的水熬煮上述材料，煮沸后再转小火熬煮5分钟，即可熄火，降温后饮用。

tips 保护大肠直肠特效食品

① 绿豆决明茶：准备绿豆80克、决明子10克。将材料放入锅中，加入600毫升的水，用大火将其煮至沸腾，转小火继续煮5分钟，即可去渣饮用。

② 蒸红薯：把红薯洗净沥干。将红薯放入蒸锅内，外锅倒360毫升的水，等开关跳起来后即可食用。

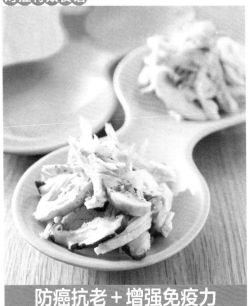

防癌抗老 + 增强免疫力

热量：107.6千卡　糖类：4.4克

蛋白质：18.7克　脂肪：1.7克

膳食纤维：0.8克

1 人份

双菇凉拌鸡肉

材料：

干香菇、蘑菇各2朵，鸡胸肉75克

调味料：

白糖、醋各1小匙，盐1/4小匙，柴鱼酱油2小匙

做法：

① 干香菇泡软，去蒂切块。蘑菇切片。鸡胸肉、香菇、蘑菇烫熟后捞出；鸡胸肉撕成细丝状。

② 做法1放入碗中，加盐、白糖、醋拌匀，放入冰箱冷藏30分钟。

③ 食用前淋上柴鱼酱油拌匀即可。

Food 保健功效

香菇和蘑菇含丰富的膳食纤维，能促进肠胃蠕动，具整肠通便功效，可改善便秘状况；多糖体能强化自然杀手细胞功能，提高身体免疫力，抑制肿瘤细胞的增生，防止癌症恶化。鸡胸肉含有维生素A、B族维生素、维生素E、蛋白质，可提高身体免疫力，防止细胞病变，有效预防癌症的发生。

味噌豆腐汤

材料：

豆腐1/4块，葱1/2根，水350毫升

调味料：

味噌1小匙，盐1/2小匙，白糖1/4小匙

做法：

① 葱洗净，切丝。豆腐洗净，切成小块。

② 水倒入锅中，大火煮至沸腾，加味噌、盐和白糖，续沸后转小火。

③ 加入豆腐，煮5分钟左右，熄火。

④ 撒上葱丝略煮即完成。

Food 保健功效

豆腐中的维生素E是抗氧化物质，可防止细胞老化与病变；钙质能降低胆酸、脂肪酸刺激肠道黏膜，预防结肠直肠癌。味噌中的植物性雌激素，可抑制恶性肿瘤的生成。

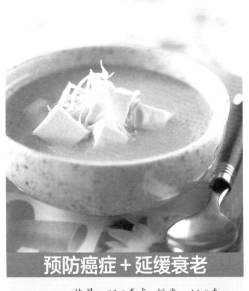

预防癌症 + 延缓衰老

1 人份

热量：93.0千卡　糖类：11.0克

蛋白质：6.0克　脂肪：2.8克

膳食纤维：1.4克

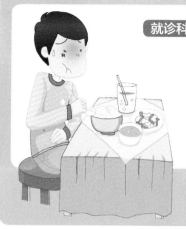

就诊科别 普通外科、肿瘤科、中医内科

Stomach Cancer

胃癌

健康警讯 消化不良，上腹胀、上腹疼痛、恶心、胃灼热感、打嗝、排黑便

Health 为什么会得胃癌？

胃癌是胃部的恶性肿瘤，由胃部细胞不正常繁殖与增生而成，最常见的是胃腺细胞癌，其他还有胃平滑肌瘤、胃淋巴癌、胃神经细胞瘤等。

胃癌的病因通常是许多因素所造成。幽门螺杆菌的感染、长期大量吃腌渍、烧烤、油炸等食物、遗传体质、萎缩性胃炎并肠上皮化生、胃腺瘤性息肉、曾经动过胃切除手术等，都会增加罹患胃癌的概率。

Health 胃癌症状停看听

早期胃癌没有明显症状，表现和一般胃部疾病如慢性胃炎、消化性溃疡类似，症状有消化不良、上腹胀、上腹疼痛、恶心、胃灼热感、打嗝、排黑便等。

晚期胃癌会出现体重减轻、贫血、食欲不振、疲倦、吞咽困难、腹胀、持续呕吐、腹部可摸到肿块等症状。

✚ 医生小叮咛

① 三餐定时定量，勿暴饮暴食。

② 进食的时候应细嚼慢咽，别狼吞虎咽。

③ 不要吃过冷、热烫以及纤维太粗的食物。

④ 饮食勿太咸，以免太过刺激，加重胃部负担。

⑤ 应节制食用刺激性的食物，如辣椒、酒、咖啡，会刺激胃液分泌，较易使得胃黏膜受损。

⑥ 少吃腌渍、烧烤、煎炸的食物。

⑦ 每天运动30分钟，学会舒解压力。

⑧ 最好饭后再食用酸度较高的水果。

⑨ 糯米类制品，如年糕、粽子，会加重胃部负担，应减少食用。

NOTE **保护胃部的妙招**

① 维持正常作息、要有充足的睡眠。

② 三餐定食定量，勿暴饮暴食。

③ 控制用餐速度，细嚼慢咽。

④ 胃部出现不舒服时，应该要就医，别自行服用止痛药。

⑤ 找出压力源，学会舒解自己的压力。

胃癌 **vs**
营养素需求

● 维生素A　　　● 维生素C　　　● 类胡萝卜素　　　● 铁
● 硒

Food 胃癌饮食宜忌公布栏

	蔬菜、菇蕈类	冬瓜 甜瓜 南瓜 西蓝花 芥蓝 大白菜 圆白菜 莴苣 上海青 芥菜 秋葵 甜菜 红薯叶 空心菜 白萝卜 胡萝卜 土豆 大蒜 葱 洋葱 香菇 银耳
宜吃的食物	五谷坚果类	胚芽米 米糠 糙米 燕麦 薏苡仁 杏仁 莲子
	水果类	芒果 木瓜 香蕉 水梨 桃子 柳橙 柚子 草莓 柑橘 苹果 葡萄柚 猕猴桃 桑葚 葡萄 柠檬 番石榴 西瓜 金橘
	其他类	全麦面包 黑面包 麸皮面包
忌吃的食物		腊肠 腌肉 肉干 咸鱼 腌花瓜 豆豉 酸菜 梅干菜 酱瓜 豆腐乳 酸萝卜 榨菜 烤肉 炸鸡 油条 薯条

食材配对 莴苣 ＋ 猕猴桃 ＝ 增强抵抗力＋防癌

Food 营养加分

❶ 莴苣中的类胡萝卜素进入体内，经肝脏代谢转换成维生素A，能抑制细胞异变；维生素C可阻断致癌物质亚硝胺的合成，减少胃部受到伤害；莴苣苦素可分解亚硝胺，预防胃癌；膳食纤维能促进肠胃蠕动，减少致癌物滞留。

❷ 猕猴桃含维生素C，可提高身体免疫力，抵抗病毒与细菌侵袭，降低癌症发病率。

❸ 莴苣和猕猴桃搭配食用，可加强抗氧化作用，防止细胞因氧化发生病变，预防衰老与癌症。

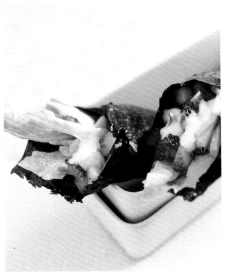

鲜果蔬菜卷 （1人份）

■ 材料:
猕猴桃1个，莴苣50克，胡萝卜30克，草莓2颗，寿司海苔1张，原味优酪乳1大匙

做法:
❶ 胡萝卜用沸水煮软放凉，和猕猴桃、草莓均切成粗条。莴苣撕成片状。
❷ 寿司海苔摊平，摆入蔬果，淋上原味优酪乳，再卷成筒状即可。

明星食材 →莴苣

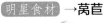

■ 抗氧化　　■ 防癌抗老
■ 保护心血管　■ 消除水肿
■ 改善脂肪肝

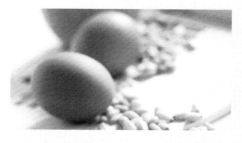

Food 胃癌饮食调养重点

1. 患者在接受治疗期间，应少量多餐，并选择温和易消化的食物，如面包、饼干、牛奶、布丁、奶昔、蒸蛋等。

2. 治疗期间，要摄取足量的营养素、热量、蛋白质。

3. 平日多摄取十字花科类蔬菜，如西蓝花、芥蓝、圆白菜、大白菜、油菜。十字花科蔬菜所含营养素，具不错的抗癌效果。

4. 多吃富含维生素C的新鲜蔬果，如番石榴、西红柿、圆白菜、猕猴桃、柑橘、草莓等。维生素C能阻断致癌物亚硝胺的合成，降低胃部受到伤害，减少癌变的概率。

5. 摄取足够的维生素A、类胡萝卜素，提高身体的免疫力。富含维生素A、类胡萝卜素的食物有木瓜、胡萝卜、南瓜、红薯、动物肝脏、菠菜、上海青等。

6. 摄取富含硒的食物，因硒能抑制肿瘤，具抗癌效果。富含硒的食物有芝麻、麦芽、海鲜、大蒜、芦笋、蘑菇、肉类、动物内脏等。

Food 宜食忌食Q&A解答

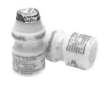

Q | 香肠配养乐多，容易引发胃癌？

A | 目前还没有医学报告证实此说法。

网络上流传一则说法，香肠、腊肉所含的添加物硝酸盐或亚硝酸盐类，会与养乐多、优酪乳等饮料中所含的胺类结合，产生致癌物质亚硝胺。理论上，胃酸的环境有可能促进亚硝酸盐与胺类的反应，但是，目前还没有医学报告指出两者一起食用，会提高胃癌发病率。

---

 tips 中医师的小偏方

1. 中医认为，姜黄具有促进消化、增进胆汁分泌、活化肝脏功能、抑制幽门杆菌的作用，想要保健胃部健康，可以适量食用姜黄。

2. 咖喱粉：咖喱粉中含有姜黄素，能抑制幽门杆菌，降低胃癌的发病率。建议平日可以多利用咖喱粉烹饪，达到保护胃部的效果。

3. 洋葱、大蒜、葱、韭菜等葱属蔬菜，含有硫化物，具有抗癌效果，建议平日可适量食用。

 tips 对抗胃癌的特效食物

1. 猕猴桃：猕猴桃富含维生素C，抗氧化作用良好，能抑制癌细胞的产生。

2. 大蒜汁：大蒜汁可抑制胃内亚硝胺的合成，预防胃癌的发生。

3. 绿茶：茶叶具有不错的抗癌效果，其中又以绿茶效果最好。

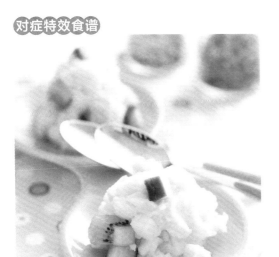

水果土豆泥

材料：

土豆 75 克，猕猴桃 1/2 个，苹果 1/3 个，小黄瓜 1/4 根

调味料：

橄榄油 1/2 小匙，牛奶 1 小匙，盐 1/8 小匙

做法：

1. 猕猴桃、苹果、小黄瓜，均切丁。
2. 土豆表面用刀划"十"字，放入水中煮熟，捞起泡入冰水，撕皮，放入碗中捣成泥。
3. 橄榄油、牛奶和盐拌入土豆泥中，再加蔬果丁混匀。

Food 保健功效

　　土豆和猕猴桃中丰富的维生素C，能阻断致癌物亚硝胺的合成，保护胃部不受伤害，降低癌变的概率。猕猴桃、苹果和小黄瓜的膳食纤维，有助于肠胃蠕动，使排便顺畅，减少致癌物质滞留。小黄瓜中的维生素E，可和土豆、猕猴桃中的维生素C协同作用，发挥更好的抗氧化效果。

预防癌症 + 对抗衰老

热量：149.1千卡	糖类：25.7克
蛋白质：3.2克	脂肪：3.7克
膳食纤维：3.2克	

1 人份

红烧茄子

材料：

茄子 125 克，猪绞肉 50 克，大蒜 3 瓣

调味料：

色拉油 2 大匙，淀粉 1 小匙，白糖 1/2 小匙，酱油 4 小匙

做法：

1. 材料洗净。茄子切块。大蒜拍碎。猪绞肉用 1 小匙酱油和淀粉腌 10 分钟。
2. 锅内放油，加热，爆香大蒜，加猪绞肉，炒至散开，加茄子，翻炒至熟。
3. 加 3 小匙酱油、糖，用小火焖煮一下即可。

Food 保健功效

　　茄子中的类黄酮和花青素，可抑制消化道的肿瘤发生；维生素C能阻断致癌物亚硝胺的合成；胡萝卜素可增强免疫力；膳食纤维有助于肠胃蠕动，减少致癌物质滞留在肠道。

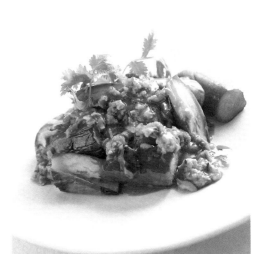

防癌抗老 + 增强体力

热量：196.3千卡	糖类：10.3克
蛋白质：12.0克	脂肪：11.9克
膳食纤维：2.9克	

1 人份

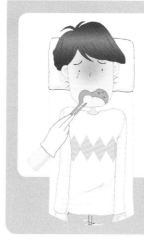

就诊科别 耳鼻喉科、口腔科、中医内科

Oral Cancer

口腔癌

健康警讯 吞咽困难、声音改变、口腔溃疡、牙龈肿胀、口腔内有白斑或红斑、耳朵疼痛

Health 为什么会得口腔癌？

口腔癌就是唇、颊黏膜、下牙槽脊、上牙槽脊、臼齿后三角区、口腔底、硬颚或舌前2/3等区域的细胞，发生不正常的分裂生长，所造成的恶性肿瘤。

口腔癌和许多因素有关，最主要为吸烟、喝酒及嚼槟榔。其他如口腔卫生不佳，长期嗜吃高温食物，舌头、齿龈或咽颊等部位长期受到刺激，口腔黏膜上的白斑，都可能会致使口腔癌。

Health 口腔癌症状停看听

口腔癌可能会出现的症状有嘴溃疡或口腔溃疡，且超过两星期都不愈合，嘴唇或口腔内部有肿块，口腔黏膜有白色或红色脱屑的斑块出现，口腔内发生不明原因的出血、疼痛或麻木感，喉咙感到有异物，咽喉疼痛且一直没好转，吞咽、咀嚼时感到困难或疼痛，声音改变，耳朵疼痛。

✚ 医生小叮咛

1. 戒除嚼槟榔的习惯。槟榔长期对唇、舌、口腔黏膜刺激，会明显增加口腔癌的发生率。
2. 避免烟草长期对唇、舌和口腔黏膜的刺激。习惯吸烟者，建议戒烟。
3. 少喝酒，尤其应该要少喝烈酒。
4. 平日口腔保健要做好。
5. 每年应该定期接受口腔检查。
6. 口腔内若有任何肿块赘肉、脱皮、颜色变化等症状，并且超过两个星期以上还没有痊愈，就应该尽快就医。
7. 饮食正常、营养均衡，能让体内获得充足的营养素，降低致癌的概率。

NOTE 预防口腔癌请你这样做

1. 尖锐或粗糙的牙齿或假牙，会摩擦到周遭组织时，一定要请牙医矫正。
2. 不要长期食用温度太高的食物。
3. 养成正确刷牙的习惯，保护口腔的健康。
4. 喝汤和热饮时，最好待其稍微降温后再饮用。

口腔癌 VS 营养素需求

- 维生素A
- B族维生素
- 维生素C
- 维生素E
- 硒
- 类胡萝卜素
- DHA
- EPA

Food 口腔癌饮食宜忌公布栏

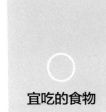

宜吃的食物	肉奶蛋类	猪肉 牛肉 鸡肉 鱼肉 鸡蛋 牛奶
	蔬菜、菇蕈类	菠菜 空心菜 苋菜 莴苣 西蓝花 上海青 丝瓜 圆白菜 红薯 土豆 芹菜 大蒜 洋葱 莲藕 红薯叶 山药 胡萝卜 牛蒡 茼蒿 香菇 黑木耳
	坚果、豆类谷类	杏仁 芝麻 花生 核桃 腰果 松子 黄豆 黑豆 红豆 绿豆 小麦 胚芽米 燕麦 糙米 薏苡仁 小米
	水果类	蓝莓 蔓越莓 葡萄柚 柠檬 柑橘 草莓 葡萄 苹果 猕猴桃 香蕉 柳橙 金橘
忌吃的食物		动物油 动物内脏 肥肉 辣椒 胡椒 腌肉 蛋挞 酱瓜 炸鸡 薯条 烧鸭 叉烧 酒

食材配对 燕麦 + 鸡蛋 = 增强抵抗力 + 预防癌症

Food 营养加分

❶ 燕麦中的植物素具抗癌作用；燕麦麸中丰富的膳食纤维可促进肠胃蠕动、清除毒素，减少致癌物质滞留于体内，降低癌症的发病率。

❷ 鸡蛋含有蛋白质、维生素A、维生素E、B族维生素、铁、卵磷脂等多种成分，可提供多样营养素。其中，维生素A和维生素E是优良的抗氧化营养素，可提升免疫力，抑制肿瘤细胞的生长。

❸ 鸡蛋中的维生素A、维生素E，和燕麦中的B族维生素、维生素E一起作用，可增强免疫力，减少细胞氧化所发生的突变，预防癌症。

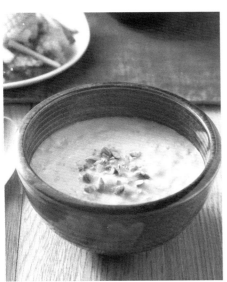

蛋花燕麦粥

①人份

材料：
燕麦片30克，花生10克，奶粉、白糖各15克，鸡蛋1个，水350毫升

做法：

❶ 水煮沸。鸡蛋打入碗中搅拌成蛋汁。

❷ 燕麦片、奶粉和白糖倒入煮沸的水中，搅拌均匀。

❸ 加入蛋汁，煮约2分钟，熄火，再撒上压碎的花生即可。

 明星食材 →燕麦

■ 预防动脉硬化　　■ 对抗癌症
■ 改善高血糖　　　■ 预防便秘
■ 瘦身美颜　　　　■ 稳定情绪

Food 口腔癌饮食调养重点

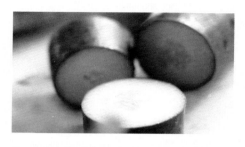

1. 在治疗期间，应少量多餐，一天6～8餐。如果还有咀嚼能力，可以给予半流质食物，如稀饭、面条。

2. 治疗期间，进食时应选择质地较软且易吞咽的食物，如绞肉、蒸蛋、小鱼、豆腐或嫩菜叶、瓜类等。

3. 摄取足够的硒，因其能抑制肿瘤，具抗癌效果。富含硒的食物有芝麻、麦芽、海鲜类、大蒜、芦笋、蘑菇、肉类等。

4. 摄取黄色、橙色、红色蔬果。此类蔬果富含类胡萝卜素、β-胡萝卜素，具强大抗氧化功能，可以保护细胞，减少癌变。

5. 均衡摄取6大类营养素。补充足够营养，提升免疫力以预防、改善癌症。

6. 多吃新鲜蔬果。新鲜蔬果中的维生素C，能清除体内的自由基，具有抗氧化效果，能抑制癌细胞的生长。

7. 多摄取维生素E。因其能增强人体免疫力，阻止自由基伤害细胞。平日可以从坚果类、豆类、蛋类、全谷类等食物中摄取维生素E。

Food 宜食忌食Q&A解答

Q 吃槟榔真的容易得口腔癌吗？

A 是。槟榔中的槟榔素、槟榔碱具有致癌作用。

一般所谓的槟榔，除了槟榔果之外，有时会以荖叶、荖花、荖藤和石灰作为配料。经研究结果显示，槟榔果中的槟榔素和槟榔碱具有潜在的致癌性。配料中的荖花、荖藤、石灰皆含有致癌性化学物质。多项研究显示，槟榔与口腔癌具有密切关系。如果嚼槟榔又合并吸烟者，患头颈部癌症的比例会更高；嚼槟榔、吸烟又合并喝酒者，则更有加倍的致癌作用。

 tips 中医师的小偏方

1. 天花粉、天冬、麦冬、知母、石斛、玉竹、沙参、生地、丹皮、赤芍、金银花、紫草、青黛、仙鹤草等药材，能舒缓口腔黏膜红肿疼痛。

2. 桃仁、赤芍、三七、银杏、川芎、藕节等药材，有助改善口腔组织纤维化。

3. 白花蛇舌草、半枝莲、栀子、蒲公英、薄荷、败酱草、紫花地丁等药材，能改善口腔黏膜发炎的状况。

 tips 舒缓口腔发炎特效饮品

1. 柠檬苦瓜汁：准备苦瓜1/2条、柠檬1/2个、蜂蜜10毫升、冷开水300毫升。柠檬榨汁，苦瓜切块，和冷开水、蜂蜜一起放入果汁机中匀，即可饮用。

2. 黄连茶饮：准备黄连4克，用250毫升的热开水冲泡，闷约2分钟即可饮用。

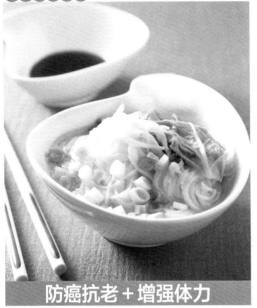

防癌抗老 + 增强体力

热量：282.1千卡	糖类：56.7克
蛋白质：11.6克	脂肪：1.0克
膳食纤维：2.6克	

1人份

白菜银鱼面

材料：
小白菜、银鱼各30克，面条1把，高汤350毫升，葱末少许

做法：
1. 材料洗净。小白菜切段。面条放入沸腾的水中汆烫至熟，迅速捞起。
2. 高汤倒入锅中，以大火煮至沸腾，加银鱼煮熟。
3. 加面条、小白菜略煮，即可熄火，撒上葱末。

Food 保健功效

银鱼含有丰富的维生素A、维生素C、钙、钠、磷、钾等成分，可提供多种营养素，且容易被人体消化吸收。其中的维生素A、维生素C是重要的抗氧化剂，可阻止身体受到自由基的伤害，防止细胞发生异变；和小白菜中的类胡萝卜素、维生素C一起作用，可发挥更强大的抗氧化作用，增强身体免疫力，防止病情恶化。

胡萝卜猪肉粥

材料：
绞肉70克，胡萝卜30克，米饭1/2碗，海带芽15克，高汤360毫升

调味料：
色拉油1小匙，盐1/4小匙

做法：
1. 材料洗净。胡萝卜切丝。色拉油倒入绞肉中，搅拌均匀。
2. 高汤倒入锅中，以大火煮至沸腾，加胡萝卜丝、海带芽，煮熟后转小火，加米饭，熬煮成粥。
3. 加绞肉，煮至熟，最后加盐调味。

Food 保健功效

胡萝卜中的胡萝卜素进入人体，经由肝脏代谢转换成维生素A，能减少细胞癌变；和具良好抗氧化作用的维生素C一起作用，可强化身体免疫力，抑制肿瘤细胞的生长。

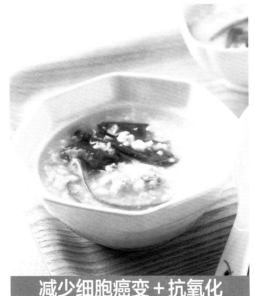

减少细胞癌变 + 抗氧化

热量：322.5千卡	糖类：45.6克
蛋白质：18.0克	脂肪：7.4克
膳食纤维：1.8克	

1人份

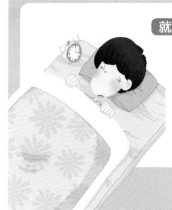

就诊科别 精神科、神经内科、中医内科

Insomnia

失眠

健康警讯 难以入睡、半夜易醒、疲倦无力、头痛、焦躁易怒、盗汗、胸闷

Health 为什么会失眠?

在患者最常向医生求助的问题中，睡眠障碍仅次于感冒、头痛或胃痛。可见饱受失眠所苦者大有人在。

睡不着、睡不好的原因很多，像是用脑过度、狂喜、狂悲、愤怒、焦虑、压力、受挫折等，使脑神经运作太过活跃，自主神经处于亢奋状态。此外，有些慢性病患者，如糖尿病、高血压患者，也比较容易失眠。

Health 失眠症状停看听

除了最直接的睡不着，浅眠、易醒、多梦、睡不饱，也属于失眠症状。由于睡眠品质不佳，自主神经功能失调，身体往往容易出现如心悸、胸闷、多汗、头痛等情形。

睡眠品质若长期没有获得改善，可能导致忧郁、脾气暴躁、记忆力衰退等情绪和精神上的不良反应。

✚ 医生小叮咛

① 维持规律的生活作息，定时上床、起床。

② 非睡觉时间尽量不要赖在床上，养成一上床就睡觉的习惯。

③ 睡前应保持平静心情，以培养睡眠情绪。

④ 下午4点钟以后不要喝咖啡、茶等含咖啡因的饮料，以免干扰夜间的睡眠。

⑤ 晚餐早点吃，避免消化不良干扰睡眠。若睡前饥饿难耐，可在睡前3小时喝杯温牛奶，或吃点清淡的含糖类食物，如稀饭、面条等。

⑥ 睡前勿摄取大量水分，避免睡眠受到干扰。

⑦ 可利用眼罩、耳塞，阻绝外在环境的干扰。

NOTE 舒缓失眠不适的妙招

① 睡前1小时前，洗个温水澡，可舒缓情绪，有助入眠。

② 上床15分钟后仍毫无睡意，可起身做点和缓的伸展运动，放松肌肉与情绪。

③ 薰衣草、迷迭香、洋甘菊等精油有助眠效果，可择一适量喷洒在枕头旁，提升睡眠品质。

失眠 vs 营养素需求

- 维生素B_1
- 维生素B_3
- 维生素B_5
- 维生素B_6
- 维生素B_{12}
- 维生素C
- 维生素E
- 生物素
- 色氨酸
- 钙
- 镁
- 锌
- 钾

Food 失眠饮食宜忌公布栏

宜吃的食物 ○	肉类	鸡肉 牛肉 三文鱼 鲭鱼 秋刀鱼
	奶蛋类	蛋 乳制品 牛奶
	蔬果、菇、藻类	紫菜 香菇 海藻 红薯叶 菠菜 上海青 西蓝花 空心菜 红薯 南瓜 土豆 玉米 葡萄 菠萝 甘蔗 苹果 香蕉
	谷类	糙米 燕麦 麦片 紫米 小麦胚芽 荞麦 小米
	坚果类	核桃 花生 杏仁 芝麻 松子 葵花籽 莲子
	豆类	红豆 绿豆
忌吃的食物 ✕		浓茶 咖啡 汽水 巧克力 辣椒 胡椒

食材配对 南瓜 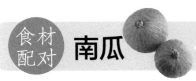 + 糙米 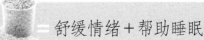 = 舒缓情绪＋帮助睡眠

Food 营养加分

❶ 南瓜含有多种有益睡眠的营养成分，如B族维生素、维生素C、钙、镁。B族维生素具稳定神经的作用，可改善容易紧张、压力过大的状况；维生素C有助于身体合成对抗压力的肾上腺皮质激素；钙、镁则具稳定神经的作用。

❷ 糙米中的褪黑素能改善睡眠品质；B族维生素能舒缓紧张的情绪，其中维生素B_6，有助于色氨酸转换成血清素，让人放松心情，产生睡意；维生素E可缓和焦躁不安的情绪，帮助睡眠。

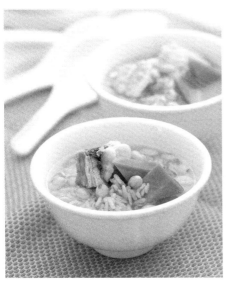

南瓜糙米粥

（1人份）

材料：
糙米100克，南瓜50克，排骨75克，黄豆50克，水720毫升

做法：
❶ 材料洗净。黄豆、糙米先浸泡于水中30分钟，捞出。南瓜去皮切小块。排骨用沸腾的水汆烫。

❷ 排骨放入锅中，加水，以中火煮沸。

❸ 加黄豆、糙米、南瓜，转大火煮至沸腾，再转小火煮至熟软。

明星食材 →南瓜

■ 维护视力健康 ■ 帮助消化
■ 防止皮肤粗糙 ■ 抗氧化
■ 改善高血糖   ■ 安定情绪

257

Food 失眠的饮食调养重点

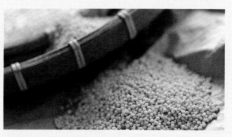

❶ 摄取富含色氨酸及糖类食物。色氨酸是大脑制造血清素的原料，能让人放松心情，舒缓神经活动，产生睡意。富含色氨酸食物有小米、荞麦、全麦面包、黄豆等。糖类食物能帮助色氨酸进入大脑，强化助眠效果。

❷ 摄取足够的B族维生素。B族维生素能稳定神经，平日可以从谷类、深色蔬菜、坚果类、动物内脏中获得。

❸ 多摄取含钙、镁的食物，钙和镁皆有镇定神经的作用。富含钙的食物如牛奶、奶制品、绿色蔬菜等。富含镁的食物如深色蔬菜、香蕉、坚果类。

❹ 睡前2小时内勿吃夜宵。

❺ 多吃蔬果。因新鲜蔬果含维生素C，能帮身体合成对抗压力的肾上腺皮质激素。建议选择绿色且口感带酸的水果，如猕猴桃、柠檬等。

❻ 下午4点钟之后勿喝含咖啡因的饮料。晚餐勿食用易引发胀气与刺激性的食物。

❼ 晚餐应选择清淡且易消化的食物，以七八分饱为宜。

Food 宜食忌食Q&A解答

Q | 喝牛奶真的能帮助睡眠？

A | 要看失眠的原因，若是钙质缺乏或紧张压力引起的失眠就可以。

"睡前喝杯温牛奶，可以睡得更好"这个说法许多人都听过。实际上，失眠的原因很多，缺乏钙质，会使人神经紧张而失眠，如果是因为钙质缺乏或紧张压力引起的失眠，睡前喝杯温牛奶的确能帮助入眠。但若是其他原因，如疼痛、甲状腺功能异常等，则没有帮助。建议有失眠困扰的人，可以在睡前2小时吃少量的甜食，如饼干等，其助眠效果会更好。

 中医师的小偏方

❶ 中医认为，银耳、黑木耳、百合、金针菜、莲子、龙眼、莴苣等食物，具有不错的安神效果，有失眠困扰的人不妨适量食用。

❷ 莲心茶：准备莲子心2克、生甘草3克，用热水冲泡，闷泡约2分钟后，即可饮用。

❸ 中医认为，琥珀、珍珠母、牡蛎、酸枣仁、柏子仁、五味子、远志、石菖蒲、夜交藤、合欢皮、茯神等药材具有安神效果，可熬煮饮用。

 帮助睡眠特效饮品

❶ 薰衣草茶：准备干燥的薰衣草花蕾5克，放入杯中，用沸腾的水冲泡，闷泡约5分钟即可饮用。薰衣草具镇定效果，能助眠。

❷ 蜂蜜水：准备蜂蜜15克，用250毫升的温开水冲泡，稀释后即可饮用。蜂蜜能帮助色氨酸进入脑部，舒缓神经，帮助睡眠。

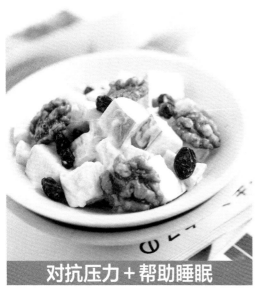

核桃苹果沙拉

材料:
核桃25克,西芹45克,苹果1小颗,葡萄干1大匙,优酪乳2大匙

做法:
1. 材料洗净。苹果去皮,切小块。西芹切小段。核桃捣碎。
2. 苹果丁、西芹、核桃放入碗中,淋上优酪乳,搅拌均匀。
3. 最后撒上葡萄干。

对抗压力 + 帮助睡眠

热量:315.4千卡 糖类:31.1克
蛋白质:5.6克 脂肪:18.7克
膳食纤维:3.9克

 1人份

 Food 保健功效

核桃中的B族维生素、维生素E、钙和镁,可舒解压力和紧绷的情绪,有助于睡眠。核桃和优酪乳含丰富的色氨酸,有助于放松心情,产生睡意。西芹含有丰富的维生素C,有助于核桃、优酪乳中钙质的吸收和作用,也可帮助身体合成对抗压力的肾上腺皮质激素,改善压力过大造成的失眠。

糖醋菠萝鸡肉

材料:
菠萝60克,鸡肉75克,鸡蛋1个,姜1片,红甜椒30克,水10毫升

调味料:
盐、白糖、麻油各1/4小匙,色拉油2小匙,淀粉1/2小匙,醋1/2大匙

做法:
1. 菠萝切块。鸡蛋取蛋白。姜和红甜椒切丝。鸡肉撕成丝状,加淀粉和蛋白拌匀。
2. 将1小匙油倒入锅中加热,加鸡肉丝,略炒,捞起。
3. 用剩余的油热锅,放入姜丝、红甜椒丝、菠萝块和鸡肉丝均匀翻炒。
4. 加盐、白糖、醋和麻油,拌匀即可食用。

Food 保健功效

鸡肉含B族维生素,菠萝含维生素C。B族维生素可稳定情绪、舒缓压力,能改善容易紧张所导致的失眠问题。维生素C有助于对抗压力,可改善因压力过大而失眠的现象。

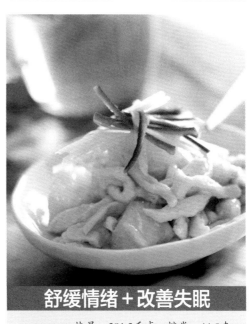

舒缓情绪 + 改善失眠

 1人份

热量:281.2千卡 糖类:11.8克
蛋白质:24.1克 脂肪:15.3克
膳食纤维:1.5克

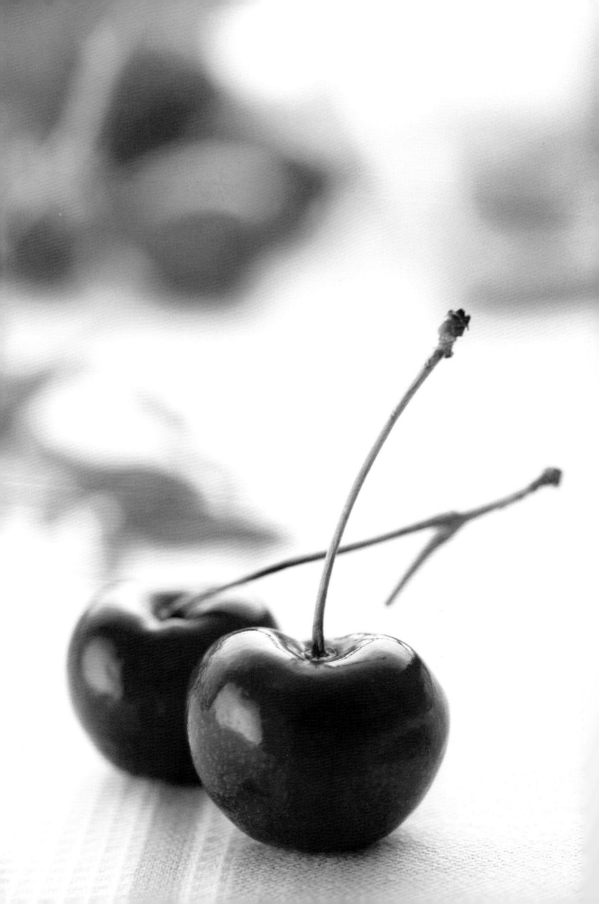

Part 3
吃对营养 健康100分

想要拥有健康的身体，

您知道该怎么补充营养素吗？

天然食材中含有哪些营养素？

在每个人生阶段，营养需求又有什么不同？

让我们一起了解必备健康常识，

掌握健康一生的饮食关键。

著者：
何一成 医师
学历： 中国台湾阳明大学医学系毕业
中国台湾阳明大学传统医药研究所硕士
医师高等考试及格
现职： 中国台湾书田诊所家医科主任、中国台湾荣新诊所副院长
世界抗衰老医学会会员、家庭医学专科医师
著作： 《糖尿病就要这样吃》《高血压就要这样吃》《8周改善糖尿病食疗事典》
《8周降低胆固醇食疗事典》《8周降低高血压食疗事典》
《完美抗老特效食谱》《酸碱平衡特效食谱》

审订：
洪尚纲 中医师
学历： 中国台湾中兴大学植物学系
中国台湾医药大学学士后中医学系
经历： 中国台湾前台北市立联合医院和平院区中医师
现职： 东方中医诊所中医师
著作： 《秋冬养生特效食谱》《春夏食疗特效食谱》《止咳润肺特效食谱》
《肝病调理特效食谱》《中药材保健功效速查图典》

萧千祐 营养师
学历： 中国台湾台北医学大学保健营养学博士进修
中国台湾台北医学大学保健营养学硕士
现职： 中国台湾长庚技术学院"疾病营养学"、"美容营养学"、"养生保健饮食概论"
讲师&营养师
著作： 《维生素·矿物质功效速查图典》《蔬果保健功效速查图典》
《聪明健脑特效食谱》《葱姜蒜保健特效食谱》

Chapter 1 不可不吃的7大营养素

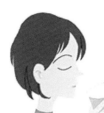

为什么说"药补不如食补"？为什么说"药食同源"？因为在天然的食物里，含有各式各样的营养成分，可以供给人体正常运作，调节生理功能。我们只要依照身体所需分量，均衡地摄取，就能轻松对抗疾病、维持健康。

水

构成体液的重要元素

"你我都是水做的"，在我们的身体里，约有70%是水分。吃进肚子里的营养，得靠水来协助，才能顺利运送到全身；代谢后的物质与毒素，也得靠水排出。此外，水还有调节体温、维持电解质平衡等许多重要的生理功能。

如果没有适当补充水分，轻则脱水，影响身体健康，严重的话可能导致死亡。水本身虽不能给身体提供热量，但却是非常重要，是人体不可或缺的营养素。

营养档案

水

Function 生理功能

- 调节体温
- 促进新陈代谢
- 平衡体内电解质
- 降低血液黏稠度

From 摄取来源

水、蔬菜或水果

Number 每日建议摄取量

2000～2500毫升

---

tips 小叮咛

1. 每天流汗，或经由表皮蒸发的水分，约有700毫升。
2. 一天至少补充6～8大杯水，才能维持体内水分平衡。
3. 有便秘、痛风、泌尿系结石患者，可增加水分摄取量至每日2500～3000毫升。
4. 血液透析或心脏病患者，请遵照医生指示，斟酌摄取水分。

tips 少量多次，有益健康

一天最好喝足2000毫升的水，但一口气将它流饮下肚，不但不健康，还可能引发"水中毒"！比较适当的饮水方式是"少量多次"。

在特定时段喝水，特别有益健康，如早晨起床后，先喝一杯温水，能启动身体的代谢机制；洗澡前先喝杯水，可加速新陈代谢；洗澡后再喝杯水，能补充因大量排汗流失的水分。

蛋白质

维持生命的重要基础物质

人体有15%是蛋白质，它们以多种形式存在于内脏器官、肌肉、骨骼与组织之间，如消化酶、胰岛素、肌动蛋白、胶原蛋白。

蛋白质具有重要的生理调节功能，生长发育、消化吸收、新陈代谢、输送物质、细胞增殖、疾病防御、细胞修复等，皆需蛋白质来参与。蛋白质的摄取是否足够或恰当，是关系健康与否的主要因素之一。

依照食物来源，蛋白质可分为动物性蛋白质和植物性蛋白质。动物性蛋白质比较容易被人体吸收利用，被视为优质蛋白质。植物性蛋白质因含有膳食纤维，同时不必担心胆固醇的问题，对血脂过高，或心血管疾病的患者而言，是更为适合的选择。

营养档案

蛋白质

Function 生理功能

- 促进新陈代谢
- 维持身体结构
- 修复细胞组织
- 构成肌肉、内脏
- 平衡血液酸碱度
- 维持水分平衡，避免水肿

From 摄取来源

动物性蛋白质：
奶、蛋、各种肉类
植物性蛋白质：
豆类、坚果类、全谷类

Number 每日建议摄取量

- 0.9～1.2克每千克体重
- 所需热量×(12%～15%)÷4

蛋白质摄取量计算公式 ❶ 依体重计算

公式	每日蛋白质建议摄取量（克）=体重×（0.9～1.2）
范例	体重50千克，摄取量：50×（0.9～1.2）=45～60

蛋白质摄取量计算公式 ❷ 依热量计算

公式	每日蛋白质建议摄取量（克）=每日所需热量×（12%～15%）÷4
范例	2000千卡为例，摄取量：2000×（12%～15%）÷4=60～75

---

tips 小叮咛

每克蛋白质可提供4千卡的热量，依此推算，一般成年男性每天需2200千卡，则应摄取蛋白质约82克；而女性每日所需热量约1600千卡，大约需摄取蛋白质56克。

tips 妥善搭配，重质不重量

蛋白质摄取不足有损健康，但过量会增加肾脏负担，造成钙质流失、尿酸增加等问题。蛋白质是否好吸收，会影响其利用率，如果"质"不佳，只好增加摄取量，弥补身体所需。

糖类

身体能量的关键来源

糖类由碳、氢、氧三种元素所组成，也称为碳水化合物，能为身体各组织提供能量。我们的身体借由食物摄取糖类之后，将它分解成葡萄糖，通过血液输送给全身细胞使用，若有剩余便转化为脂肪与肝糖，储存在体内，等到身体有需要时，脂肪和肝糖会再次转变为葡萄糖。

糖类可分为单糖、双糖、寡糖和多糖，吃起来有甜味的糖，多半是单糖、双糖和寡糖。

4大糖类一览表

结构	单糖	双糖	寡糖	多糖
种类	葡萄糖 果糖 半乳糖	乳糖 白糖（蔗糖） 麦芽糖	乳寡糖 果寡糖	淀粉 糊精

糖类

Function 生理功能

- 提供身体运作所需能量
- 防止蛋白质过度消耗
- 调节脂肪代谢
- 乳糖可促进钙质吸收

From 摄取来源

五谷根茎类、水果类、奶类、蜂蜜、蔬菜类、白糖

Number 每日建议摄取量

- 6克每千克体重
- 所需热量×（50%～60%）÷4

糖类摄取量计算公式 ❶ 依体重计算

公式	每日糖类建议摄取量（克）= **体重×6**
范例	体重50千克，摄取量： 50×6＝300

糖类摄取量计算公式 ❷ 依热量计算

公式	每日糖类建议摄取量（克）= **每日所需热量×（50%～60%）÷4**
范例	2000千卡为例，摄取量： 2000×（50%～60%）÷4＝250～300

tips 小叮咛

❶ 每克糖类，为人体带来4千卡热量。
❷ 糖类摄取量若是不足，可能会使人缺乏活力，还会影响蛋白质与脂质的代谢。

tips 糖类换算概念

吃1克的糖，不等于吃1克的糖类食物，以下利用数种常见食物，作个简单的换算示范。

食物	分量／重量	含糖量
馒头	1个	60克
米饭	1碗	60克
青菜	100克	5克

脂质

可储存和提供能量的营养素

脂质又称脂肪或油脂，除提供热量，脂质在人体中还有两大主要作用，分别是固定、保护内脏器官，和储存于皮下，维持体温。

脂质按照来源的不同，可分为动物性脂肪和植物性脂肪。我们常听见的饱和脂肪酸、多元不饱和脂肪酸、单元不饱和脂肪酸，是指脂肪酸的结构种类。天然油脂里这三种脂肪酸都有，只是含量多寡不一，哪一种脂肪酸最多，就会被归纳为哪一类。

 tips 小叮咛

每克脂质可为人体带来9千卡热量。过多摄入油脂容易造成肥胖、高血压、高脂血症、动脉硬化。缺乏脂质，不只无法顺利吸收脂溶性维生素，还可能导致代谢不良、激素分泌不足。脂质摄取过量或不足，都会危害健康。

 营养档案

脂质

Function 生理功能

- 提供身体运作所需能量
- 防止蛋白质过度消耗
- 保护内脏器官
- 运送脂溶性维生素
- 维护皮肤结构健康
- 辅助人体自行合成胆碱和维生素D

From 摄取来源

动物性脂质：
奶类、肉类
植物性脂质：
种子、豆类、坚果类

Number 每日建议摄取量

所需总热量的20%～30%

3种脂肪酸比较表

脂肪酸种类	优点	缺点	常见代表油品
饱和脂肪酸	• 油品稳定性高 • 耐高温	• 易增加血中总胆固醇、低密度胆固醇 • 易引起心血管疾病	• 牛油、猪油 • 酥油 • 椰子油、棕榈油
多元 不饱和脂肪酸	• 富含人体无法自行制造的必需脂肪酸 • 能调节生理功能 • 可降低血中总胆固醇	• 稳定性低 • 高温烹煮容易形成聚合物，有碍健康	• 红花籽油 • 葵花油 • 大豆油 • 玉米油
单元 不饱和脂肪酸	• 稳定度较多元不饱和脂肪酸高 • 能降低血液中低密度脂蛋白、保留高密度脂蛋白 • 可预防心血管疾病	无	• 橄榄油 • 苦茶油 • 芥花油 • 花生油 • 菜籽油

矿物质

人体无法自行合成的营养素

矿物质又称为无机盐，能维持人体正常生理功能和新陈代谢，虽然在人体中的含量仅有5%，但却是不可或缺的重要角色。

依身体需求量的多寡，矿物质可分为：每日需求量超过100毫克的常量元素，如钙、钾、镁、钠、磷、氯；以及每天所需低于100毫克的微量元素，如铁、铜、碘、锌、硒、锰、矽、硼、镍、锡、钴、氟、铬、锗等十几种。

 小叮咛

人体无法自行合成任何一种矿物质，我们必须通过食物和保健食品的摄取，才可获得足够的矿物质。

人体长期缺乏足量矿物质，会出现免疫功能下降、内分泌失调、细胞病变等症状。

 营养档案

矿物质

Function 生理功能

- 调节肌肉收缩、神经传导
- 激活酶
- 维持酸碱平衡
- 维持细胞膜的运输功能

钙、磷：维持骨骼健康

钠、钾：协助神经系统、肌肉正常运作

镁：促进神经传导、应激反应

钠：调节体内水分

磷：调节体内酸碱平衡

氯：形成胃酸，帮助消化

铁：协助氧气运输

铜：有助红细胞合成

碘：合成甲状腺素

锌：调节免疫力

硒：抗氧化

矿物质摄取来源&每日建议摄取量

矿物质名称		主要摄取来源	每日建议摄取量
常量元素	钙	乳制品、深色蔬菜、豆类	1 000毫克
	钾	芹菜、菠菜、空心菜、香菇	2000毫克
	镁	深色蔬菜、全谷类、坚果类	成年男性360毫克、女性315毫克
	钠	盐、肉类	2000毫克
	磷	牛奶、面粉、豆类、肉类	800毫克
	氯	水、菠菜、芹菜、茼蒿	750毫克
微量元素	铁	动物肝脏、黑木耳、紫菜、芝麻	成年男性10毫克、女性15毫克
	铜	肉类、鱼类、全谷类、坚果类	1.5～3.0毫克
	碘	海藻类	120～150微克
	锌	牡蛎、鱼肉、动物肝脏、坚果类	成年男性15毫克、女性12毫克
	硒	大蒜、南瓜、瘦肉	50微克

维生素

维持生长和健康的重要元素

维生素种类繁多，是维系人体正常功能的重要营养素，一般分为脂溶性维生素与水溶性维生素两大类。

脂溶性维生素有维生素A、维生素D、维生素E、维生素K，特性是要和脂肪结合，才能达到良好的吸收效果；水溶性维生素以B族维生素、维生素C为代表，经吸收后容易随尿液排出，不易长久停留于体内，建议经常补充。

tips 小叮咛

多数维生素须通过食物的营养取得，人体无法自行合成。当出现容易疲倦、牙龈出血、失眠等症状，可能是维生素不足的警讯。

维生素和其别称
维生素B_3＝烟碱酸、维生素B_5＝泛酸
维生素B_9＝叶酸

营养档案

维生素

Function **生理功能**

维生素A：保护眼睛与黏膜
维生素B_1：消除疲劳
维生素B_2：维护肝脏健康、强健神经纤维
维生素B_3：维持消化道功能、促进血液循环
维生素B_5：协助合成抗体
维生素B_6：加强新陈代谢
维生素B_9：稳定神经系统、促进红细胞生成
维生素B_{12}：预防贫血、代谢脂肪酸
维生素C：调节免疫力
维生素D：强化骨骼发育
维生素E：预防血管栓塞、抗氧化
维生素K：促进血液凝固

维生素摄取来源&每日建议摄取量

维生素名称		主要摄取来源	每日建议摄取量
脂溶性	维生素A	动物肝脏、胡萝卜、南瓜	成年男性600微克、女性500微克
	维生素D	鱼肝油、鸡蛋、牛奶	19～50岁5微克、50岁以上10微克
	维生素E	鸡蛋、牛奶、深海鱼	12毫克
	维生素K	圆白菜、西蓝花	50～70微克
水溶性	维生素B_1	全谷类、牛奶、动物肝脏	成年男性0.9～1.4毫克、女性0.8～1.1毫克
	维生素B_2	香菇、黑木耳、花生	成年男性1.0～1.6毫克、女性0.9～1.3毫克
	维生素B_3	全谷类、酵母、西红柿	成年男性12～18毫克、女性10～15毫克
	维生素B_5	玉米、黄豆、牛奶	5～10毫克
	维生素B_6	土豆、糙米、西红柿	19～50岁1.5毫克、50岁以上1.6毫克
	维生素B_9	绿色蔬菜、柑橘类	400微克
	维生素B_{12}	牛奶、鸡蛋、动物肝脏	2.4微克
	维生素C	深色蔬菜、番石榴	100毫克

膳食纤维

维持人体健康的关键元素

膳食纤维因无法被肠道消化吸收，故不能提供人体热量，以往被认为是没有价值的成分，后来人们才发现它的重要性。

膳食纤维可分为水溶性与非水溶性两种。水溶性膳食纤维可帮助胆固醇代谢；非水溶性膳食纤维能促进肠道蠕动。对饮食习惯日渐西化者而言，膳食纤维是不可或缺的第7类营养素。

 小叮咛

膳食纤维虽然有益健康，但也不是吃越多越好，摄取过量可能会干扰其他营养素的吸收，也会造成肠道负担，宜注意。特别需补充养分、肠胃功能较弱的婴幼儿和年长者，应适量摄取。

 营养档案

膳食纤维

Function 生理功能

- 帮助控制体重
- 降低血中胆固醇含量
- 预防心血管疾病
- 减缓饭后血糖上升速度
- 促进肠道蠕动
- 预防便秘
- 有助于增加肠道益生菌
- 降低肠癌、乳癌发病率

From 摄取来源

全谷类、蔬果类、海藻类

Number 每日建议摄取量

25～35克

水溶性膳食纤维VS非水溶性膳食纤维一览表

类型	常见代表	成分说明
水溶性膳食纤维	植物胶	燕麦、爱玉子等植物含量丰富，能够溶于水，形成胶状且具黏性
	果胶	除了苹果、香蕉、草莓与柑橘类水果含量丰富之外，也存在于土豆、南瓜、圆白菜等蔬菜中。特点是吸水性很强
	粘质	普遍存在海藻类和种子中，黏性及吸水性都很强，遇水容易形成胶状，可将肠道内的废物包覆起来排出体外
非水溶性膳食纤维	纤维素	葡萄糖聚合物，吸水性强，吃进体内能产生饱足感。全麦面粉、豆类、根茎类、叶菜类的含量都很丰富
	半纤维素	植物中含量第二高成分。人体可食用它，再透过肠内细菌分解，得到木寡糖。全谷类、海藻类、芥菜等食材含量丰富
	木质素	植物中最为粗糙的部分，例如果皮、蔬菜根茎。由于较为粗糙，若摄取过量，可能导致便秘

6大类食物的黄金比例

　　水、膳食纤维、脂质、蛋白质、矿物质、维生素和糖类，对人体的生理运作机制而言很重要，缺一不可！平日，我们通过均衡摄取各类食物，来获得不同养分，但所谓的均衡可不是等量。到底如何吃才算均衡饮食呢？以下就来认识6大类食物的黄金比例。

 tips　小叮咛

　　6大类食物多少都含有水分，但为促进新陈代谢，每天还是应直接饮用水，额外补足约2000毫升水分。

奶类
- **主要来源**：牛奶、羊奶、优酪乳、乳酪
- **营养成分**：蛋白质、钙、维生素B_2
- **每日建议摄取量**：1~2杯，每杯约240毫升

蔬菜类
- **主要来源**：新鲜蔬菜
- **营养成分**：矿物质、维生素、膳食纤维
- **每日建议摄取量**：3~5份，每份约等同100克

油脂类
- **主要来源**：食用油、肉类中的脂肪、坚果类
- **营养成分**：脂质、脂溶性维生素
- **每日建议摄取量**：2~3大匙，每匙约15克

鱼肉豆蛋类
- **主要来源**：鱼、虾、蟹、贝、牛、猪、羊、鸡、鸭、黄豆、豆腐、鸡蛋、鸭蛋
- **营养成分**：蛋白质
- **每日建议摄取量**：4份，每份约等同37.5克鱼或肉、1块豆腐、1颗鸡蛋

水果类
- **主要来源**：新鲜水果
- **营养成分**：维生素、有机酸
- **每日建议摄取量**：2~4份，每份约等同100克

五谷根茎类
- **主要来源**：米饭、面食（面包、面条、馒头）、红薯、玉米
- **营养成分**：蛋白质、糖类、B族维生素、膳食纤维
- **每日建议摄取量**：300~600克

Chapter 2

吃出一家大小的健康

褓褓中的婴儿、学龄期的儿童、发育中的青少年，一直到白发苍苍的老年人，不同年龄层需要的营养需求不同，要怎么让全家大小一起吃出健康？不妨参考以下的饮食建议。

婴儿

除了母奶或配方奶之外，4～6个月以上的婴儿，也可开始食用稠状副食品，但内容越单纯越好，最好一次只吃一种新食物，且不宜过量、过浓稠。满周岁之前，尽量避免含牛奶、鸡蛋与海鲜类的食物，以免诱发过敏体质。

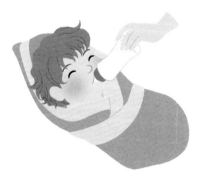

营养需求重点

维生素A、B族维生素、维生素C、维生素D、维生素E、蛋白质、脂质、钙、铁

建议摄取食物

母乳、新鲜蔬果（6个月后大多可食用）、五谷根茎类（6个月后可食稀粥、面粉糊等）

幼儿

学龄前的孩童以3岁为分水岭，1～3岁每日需要的热量1050～1200千卡，4～6岁每日则需要1300～1650千卡。为促进生长发育，蛋白质要足量摄取。

为了满足热量需求，同时不增加肠胃负担，可采少量多餐的方式来补充营养。在三餐间隔，以新鲜蔬果、牛奶、豆花、面包等食物作为点心。注意避开高糖分、高油脂，或盐分过重的食物。

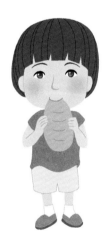

营养需求重点

维生素A、B族维生素、维生素C、维生素D、维生素E、脂质、钙、铁、蛋白质

建议摄取食物

牛奶、鸡蛋、肉类、鱼类、全谷类、蔬菜、水果

青少年

此阶段的男生女生正迈入青春期，是发育的关键时刻，要让身高、体重正常增加，以及生殖器官的完整发展，都是该阶段的饮食重点。男生每天需要2150～2650千卡的热量，女生则略少一些，在2100～2200千卡。

虽然热量需求较高，但高油、高糖的零食和饮料还是少吃为宜，以免只获得了热量却没摄取到营养。女生则应避免刻意节食减肥，若因营养不均衡而影响发育，反倒得不偿失。

早餐一定要吃

蛋白质和糖类搭配组合，能有效提振精神，激发一天的活力。早餐一定要吃，可选择鸡蛋饼、包子、金枪鱼三明治等。

8分饱最好

吃太饱容易使人嗜睡，感到头脑昏沉，因此每餐以8分饱为宜。

维生素A保护眼睛

长时间专注地阅读，易使眼睛疲劳，维生素A、类胡萝卜素可达到保健视力的功效。建议多摄取深绿色、深黄色蔬菜，例如菠菜、芥蓝、西蓝花、胡萝卜、南瓜等。

DHA、EPA活化脑细胞

深海鱼类富含DHA、EPA，可以辅助脑神经细胞的传导，活化脑细胞，达到集中注意力、提升记忆力的效果。

营养需求重点

蛋白质、维生素A、维生素B_2、维生素B_6、维生素C、钙、铁、锌

建议摄取食物

鱼类、肉类、鸡蛋、牛奶、新鲜蔬果、海带、牡蛎、全谷类

补充钙质，强健骨骼

青春期是身体快速发育的阶段，摄取足够钙质，有助骨骼生长完善。此外，多晒太阳能促进维生素D的吸收，进而促进人体对钙质的吸收。

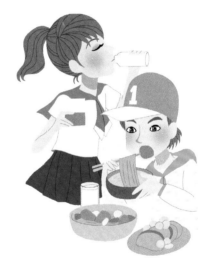

tips 营养补充 男女有别

青少年时期，正值发育阶段，对男生或女生来说，蛋白质与钙质是非常重要的营养素。补充足够的蛋白质，能促进各方面的发育；钙质则可帮助骨骼生长。此外，女生因月经来潮，更需要适量补充铁质。

青壮年

从20岁起至40岁，进入成熟的青壮年期，这是一个很微妙的阶段。20岁左右体能状态达到巅峰，自30岁起则开始逐步往下走，40岁则准备迈入中年。因此，在青壮年时期的饮食重点，应该是调节生理功能，强化免疫力，为了延缓衰老而做准备。

B族维生素，维持体力的好帮手

B族维生素能帮助体力的调节，减轻神经系统的压力，同时改善肠胃、情绪、代谢等问题。对于经常面对压力的青壮年来说，是不可或缺的营养素。

新鲜蔬果不能少

新鲜蔬果富含维生素C、维生素E，能保护黏膜细胞、组织的健康。维生素C、维生素E具理想的抗氧化效果，可以对抗自由基对人体所造成的伤害，保护皮肤，并且防止身体功能老化。

均衡饮食，定时定量

忙碌的青壮年人群，容易忽略膳食纤维的摄取。饮食应该把握少油、少盐、少脂肪、多纤维的原则。定时定量且勿摄取过多热量，以免加速身体功能老化。

把握机会，打造强健骨骼

人类骨质含量约在30岁到达巅峰，以后随年纪渐长骨质密度会逐渐降低。青壮年时期多补充维生素C、维生素D和钙，能预防老年性骨质疏松症。

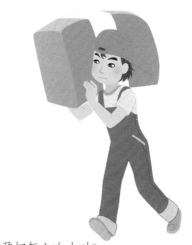

营养需求重点

锌、硒、钙、类胡萝卜素、维生素A、B族维生素、维生素C、维生素D、维生素E、维生素K、膳食纤维

建议摄取食物

三文鱼、鲭鱼、瘦肉、糙米、金针菇、全麦、核桃、牛奶、菠菜、西蓝花、山药、胡萝卜、草莓、葡萄、樱桃

tips 孕妇怎么吃才对？

在为期40周的怀孕过程中，每个阶段的营养素需求都不尽相同。

● **怀孕初期：** 为预防胎儿脑神经受损，孕妇应该补充叶酸。

● **怀孕中期：** 为满足胎儿成长与母体需要，钙质和蛋白质的补充绝对不能少。

● **怀孕后期：** 要多加补充铁质。

● 不管前中后期，整个孕期都需要足够的B族维生素、维生素C、矿物质。

有些孕妇会"害喜"、孕吐，有些孕妇食欲特别好，无论是哪种，为了自身和胎儿的健康，孕期中的体重增加，以10～14千克为宜。

体重增加过少，可能导致胎儿发育不良；过多可能出现孕妇生产不顺、诱发妊娠毒血症、妊娠糖尿病、妊娠高血压等状况。

中年

　　年过40迈入中年，身体的代谢速度变慢，即便吃得和往常一样多，如果缺乏运动，身体就很容易"发福"。无论是男性或女性，都应该注意腰臀比例，男性勿超过0.9，女性勿超过0.85。

　　中年时期的饮食原则是少油、少糖、少盐，过多的脂肪与糖类易导致肥胖。水分的补充也很重要，摄取足够的水分可帮助肠胃消化，也可调节生理功能，将废物代谢出去。

糖类不能少

　　糖类食物如米饭、面食，能提供热量又有饱足感，最适合因劳动工作而快速消耗能量者，有助于恢复体力。

维生素很重要

　　疲倦与酸痛常是劳动工作的副产品，建议可以从深色蔬菜、瘦肉、动物肝脏或全谷类食物当中摄取B族维生素，以提振精神、消除疲劳。至于肌肉酸痛，可以摄取番石榴、柑橘、木瓜等水果，补充维生素C，有助排除使肌肉酸痛的乳酸物质。

随时补充水分

　　喝水时最好选择温水，大口喝冰水虽然有畅快感，但容易对心脏造成负担。此外，运动饮料可补充钠与钾，维持体内酸碱平衡，每天以不超过300毫升为宜。

营养需求重点

镁、钙、B族维生素、维生素C、维生素D、维生素E

建议摄取食物

小鱼干、豆类、苹果、葡萄、核桃、脱脂牛奶、杏仁、西蓝花、胡萝卜、腰果

多摄取膳食纤维

　　随着年龄增长，血管弹性渐渐不如以往。在饮食中，多摄取高膳食纤维食物，可以帮助降低血液中的胆固醇，维持血管健康。还能促进肠道蠕动，促进有毒物质的代谢，维持良好生理功能。

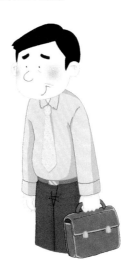

 应酬一族怎么吃才对？

　　外出工作，难免需要应酬喝酒。不论是美食佳肴，还是酒精类饮料，摄取过量对身体都有伤害。建议可以多饮用绿茶，食用新鲜蔬果，或者服用综合维生素，以增强身体的免疫力。

更年期

中年女性除了和男性一样，体力日渐下降、新陈代谢速度变慢，还得多面临另一道关卡，那就是绝经更年期。

由于激素分泌减少，各种更年期症状纷纷出现，例如皮肤干燥、潮红燥热、盗汗、心悸、失眠、情绪不稳等，有的人症状严重，影响日常生活作息，有的人则十分轻微。程度不一除了个人体质所致，跟饮食内容也有关联。减少油脂、盐分与糖分的摄取，补充各类维生素、钙质和铁质，多喝水，远离香烟与酒精，更年期也可以轻松度过。

减少油脂的摄取

更年期妇女的激素分泌减少，血中胆固醇较容易上升。减少油脂摄取，有利健康。

饮食宜清淡

雌激素减少，会提升血液中胆固醇以及罹患高血压的概率，宜控制盐分及油脂的摄取。

多食用豆制品

黄豆中的大豆异黄酮，是天然的雌激素，能舒缓更年期不适。建议更年期妇女可多食用豆类制品。

营养需求重点

维生素A、B族维生素、维生素C、维生素D、维生素E、钙、镁、铁、大豆异黄酮、类胡萝卜素

建议摄取食物

三文鱼、秋刀鱼、银鱼、豆类、菠菜、西蓝花、山药、西红柿、坚果类

钙与铁很重要

更年期妇女应多补充钙质、铁质。更年期时激素分泌不稳定，容易造成大量出血现象。适量补充铁质能改善疲倦、贫血现象；钙质则能补充骨骼所需的养分。

tips 上班族怎么吃才对?

上班族平均每天得花1/3以上的时间坐在办公桌前埋头苦干。三餐以外食居多，又常缺乏运动，因此虽不过四五十岁，但有"三高"困扰者大有人在。

除了配合医生治疗和控制之外，改善饮食也是适当的保健方法。提供3大简单的原则：多吃深色蔬果，少喝咖啡、浓茶，远离香烟和酒。

深色蔬果富含类胡萝卜素、维生素C、维生素E与B族维生素，可以保护眼睛、促进黏膜组织健康、预防静脉曲张，同时舒解工作压力。对于整天对着电脑而用眼过度、办公环境空气不流通、总是久坐少动的上班族而言，是不可或缺的营养素。

节制摄取咖啡、浓茶与烟酒，钙质等营养素才不会快速流失，尤其是B族维生素。

老年期

　　医疗技术的进步，加上养生观念的盛行，虽然从65岁开始便迈入老年期，但人们的平均寿命已延长至78岁左右。为了活得更长寿也更健康，日常饮食是重要的一环。

　　老年期人体生理功能逐渐退化，舌头上的味蕾数目减少，使味觉变得迟钝，常常觉得吃什么都没味道，导致越吃越咸、越吃越甜。为了避免重口味增加身体负担，建议可以在烹调方式"下功夫"，利用醋、柠檬、西红柿等食材的酸味，或利用香菇、柴鱼的甘甜，以及罗勒、葱、姜、大蒜等辛香料的特殊气息来提味。此外，年长者的牙齿与肠胃功能均不佳，应采少量多餐的方式进食，且以易咀嚼、易消化的食物为宜。

多吃蔬果

　　摄取足量的膳食纤维，可预防便秘、降低胆固醇。补充矿物质、维生素，能减缓老化的速度。

少油

　　油腻食物不好消化，而且容易引发心血管疾病，还是少吃为妙。

少糖

　　年长者常有血糖偏高的倾向，况且糖的热量高，容易导致肥胖，宜少吃。

少盐

　　盐分摄取过量，和高血压之间有密不可分的关系，建议年长者最好吃得清淡些。各类腌制或罐头食品也要少吃。

健脑营养素要足够

　　为了避免脑部功能退化，在平日饮食中，应补充足够的蛋白质与DHA，以活化脑细胞和大脑神经。

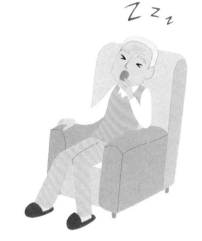

营养需求重点

钙、钾、蛋白质、维生素D、膳食纤维

建议摄取食物

牛肉、猪肉、小鱼干、三文鱼、优酪乳、牛奶、叶菜类、西红柿、香蕉、猕猴桃、芝麻、豆腐

tips 老年人怎么吃才对？

　　太胖、太瘦对身体来说都是负担，老年人由于新陈代谢减缓，应该注意热量的摄取，以保持理想的体重。

　　不偏食，餐餐定时定量，再搭配正确的饮食原则，便能健康轻松地享受高龄生活。

Chapter 3

健康一生的饮食观念

食物负责提供我们身体每日所需的营养素，可说是生命的基础。想要身体功能正常运作，吃得适当、吃得健康是关键所在。拥有正确饮食观念，才能让食物发挥最大的营养功效，维持身体健康。

这样吃就对了——正确饮食原则

根据研究显示，许多慢性疾病和不良的饮食习惯，有着密切的关连。俗话说，"水可以载舟，亦可以覆舟"，食物之于健康，也是这个道理。培养健康、正确的饮食观念，能帮助我们享受美食，并获得健康。

原则❶ 早餐重质也重量

早餐以蛋白质搭配糖类为最佳组合，例如馒头夹蛋、三明治等。摄取足够的热量，不仅能提供活力，还有助提升记忆力。

原则❷ 午餐多蔬菜、适量淀粉

午餐与晚餐之间的间隔较长，因此午餐最好吃饱点。米饭、面食等淀粉，虽然可带来饱足感，但糖类会使血糖快速飙高，让人昏昏沉沉。建议午餐不妨多吃蔬菜，蔬菜中大量的膳食纤维，能延缓血糖上升的速度，并带来饱足感。

原则❸ 晚餐简单比较好

晚餐不宜吃得太复杂、太丰富，免得加重肠胃消化负担。建议多摄取可稳定神经的食物，如深绿色蔬菜、全谷类，少吃蛋白质和脂肪类。

原则❹ 蔬果579 健康天天有

我国台湾地区"癌症基金会"近年来大力提倡"蔬果579"的观念（详见第277页的表格），尤其是新鲜的有色蔬菜。不仅可以补充膳食纤维，蔬菜中所含的丰富维生素与矿物质，更能解决现代人几项常见困扰，例如便秘、高胆固醇血症、高血糖与其他心血管疾病，同时还能预防癌症。

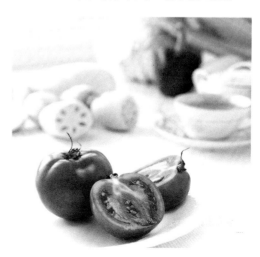

原则⑤ 水果可在饭前吃

水果中的糖分，饭后吃会增加血糖上升的幅度，膳食纤维则会让饱足的腹部感觉更撑。饭后如果要吃水果，最好等半小时后再吃。

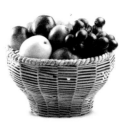

tips 适宜饭后吃的水果有哪些?

多数的水果可在饭前吃，下列三种类型的水果则建议饭后吃。
- **太酸的水果:** 空腹食用怕伤胃，如柠檬、葡萄柚。
- **含鞣酸的水果:** 易和胃酸起化学作用，导致胀气，如西红柿、柿子。
- **含消化酶的水果:** 可帮助消化，如猕猴桃、木瓜、香蕉与菠萝。

原则⑥ 喝水有技巧

每人每天要摄取2000～3000毫升的水，饮料无法取代白开水。饮料含糖量太高，会带来过多热量，导致肥胖，如有盐分也会增加肾脏负担，每天饮料摄取量勿超过600毫升。

小叮咛

饭后不宜大量喝水，以免冲淡胃酸和胃液的浓度，影响消化，并容易造成血压上升。

原则⑦ 食物种类越多越好

不同食物含有不同营养素，长期固定食用某几种食物，易造成某些营养过剩、某些营养不足的情况，身体恐怕失衡。

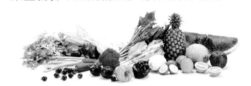

重要营养素的缺乏症状及主要摄取来源

营养素	缺乏症状	主要摄取来源
蛋白质	发育不良、抵抗力差、易疲倦	奶蛋类、豆类、鱼肉类
维生素A	皮肤干燥、夜盲症、呼吸系统易感染	奶蛋类、黄绿色蔬菜、鱼肝油
维生素B$_1$	食欲不振、容易疲倦	全谷类、豆类、瘦肉
维生素B$_2$	嘴角发炎溃烂、抵抗力差	奶蛋类、豆类、瘦肉
维生素B$_3$(烟碱酸)	便秘与腹泻交错、抵抗力差	全谷类、豆类、鱼类
维生素C	易出血、伤口愈合速度慢	新鲜蔬果
钙	牙齿及骨骼发育不良	奶蛋类、豆类、绿色蔬菜
铁	贫血、容易疲倦	肉类、蛋类

"蔬果579"每日建议食用量 （注:1份蔬果量=1个拳头大小）

对象	蔬菜食用量	水果食用量	蔬果合计食用量
儿童&青少年	3份	2份	5份
成年女性	4份	3份	7份
成年男性	5份	4份	9份

常见病VS宜吃保健食品／成分建议表

病症名称		保健食品／成分	保健功效	注意事项
呼吸系统疾病	感冒	蜂胶	抗菌消毒	存放时避免阳光直射
		绿茶	预防、改善感冒	不宜空腹饮用
		紫锥花	加速感冒痊愈	不可长期服用
		大蒜精	预防、改善感冒	避免大量服用
	哮喘	鹿茸	强化抵抗力	高血压患者避免服用
		蜂胶	增强免疫力	存放时避免阳光直射
		维生素	帮助摄取全面营养	不宜大量长期服用
		海狗油	改善哮喘症状	避免长期过量服用
		啤酒酵母	提升免疫力	痛风、肾功能欠佳者，如欲服用，应先询问医生
		深海鱼油	缓解炎症	不宜和钙片一起服用
		月见草油	改善哮喘症状	孕妇、癫痫患者如欲服用，应先询问医生
	支气管炎	绿茶	提升抗菌力	不宜饮用浓度过高的绿茶
		绿藻	对抗病菌	绿藻属于高纤食品，建议服用的同时多喝水
		葡萄籽	抑制发炎	凝血功能障碍者、孕妇，如欲服用，应先询问医生
耳鼻喉科疾病	过敏性鼻炎	葡萄籽	改善过敏	凝血功能障碍者、孕妇，如欲服用，应先询问医生
		LP33益生菌	改善过敏	粉状、粉颗粒状的保健产品，肠胃道纤毛的消化吸收效果较好
	鼻窦炎	蜂胶	对抗炎症	存放时避免阳光直射
		蜂王浆	增强免疫力	最好保存于冰箱冷冻库
其他疾病	失眠	人参	稳定情绪	不宜过量服用
		甘草	放松肌肉	避免和巴比妥类、抗抑郁药剂一起服用
		明日叶	稳定神经	可能会导致过敏
		洋甘菊	帮助睡眠	孕妇不宜过量服用
牙科疾病	牙周病	目前尚无具体研究证明		
	口腔溃疡	维生素B_9	调节免疫力	阿司匹林、口服避孕药、降胆固醇药等，会阻碍人体吸收维生素B_9
		蜂胶	抗菌消毒	存放时避免阳光直射

病症名称	保健食品／成分	保健功效	注意事项
胃炎	蜂王浆	提高免疫力	最好保存于冰箱冷冻库
	大蒜精	杀菌止痛	避免大量服用
	乳酸菌	维持胃部内环境健康	避免和胃药、消炎药一同服用
	啤酒酵母	舒缓炎症	痛风、肾功能欠佳者，如欲服用，应先询问医生
	月见草油	改善炎症	孕妇、癫痫患者如欲服用，应先询问医生
	蓝莓萃取物	抗氧化	正在使用药物者，服用前应先询问医生
胀气	活性乳酸菌	维持消化道功能	避免和胃药、消炎药一同服用
便秘	花粉	促进肠道消化吸收	开封后需放置于冰箱冷藏
	蜂蜜	润肠通便	储存时需拧紧瓶盖
	绿藻	帮助肠胃道蠕动	绿藻属于高纤食品，建议服用同时多喝水
	绿茶	帮助消化	不宜空腹饮用
	牧草	帮助排便	孕妇和婴儿不宜服用
	琼脂	改善消化功能	服用的同时，应增加水分的摄取
	甲壳素	加速肠胃蠕动	对海鲜过敏的人不宜食用
	苹果醋	刺激肠胃蠕动	不宜大量饮用
	卵磷脂	润肠通便	不宜长期过量服用
	芝麻素	促进排便	不宜长期过量服用
	海带锭	帮助肠胃蠕动	甲状腺功能亢进者，避免服用
	螺旋藻	改善肠胃道功能	螺旋藻属于高纤食品，建议服用同时多喝水
	乳酸菌	促进肠道消化吸收	避免和胃药、消炎药一同服用
	小麦草	促进排便	无特殊禁忌
	巴拿巴叶	缓解排便不顺	无特殊禁忌
	小麦胚芽	帮助肠胃蠕动	消化不良者，不宜过量食用
痔疮	目前尚无具体研究证明		
腹泻	大蒜精	舒缓腹泻症状	避免大量服用
	青梅精	改善腹泻	建议小口缓慢饮用
	螺旋藻	改善肠胃道功能	螺旋藻属于高纤食品，建议服用同时多喝水
	碱性水	舒缓腹泻症状	避免钠含量过高的包装水
	活性乳酸菌	减缓腹泻症状	避免和胃药、消炎药一同服用

消化系统疾病

病症名称	保健食品／成分	保健功效	注意事项
循环系统疾病 高血压	红麴	降低血压	勿与葡萄柚一同食用
	酵素	改善血液循环	粉状酵素的稳定性较佳
	灵芝	维持血管健康	服用抗凝血剂的患者，如欲服用，应先询问医生
	绿藻	调节血压	绿藻属于高纤食品，建议服用同时多喝水
	葛根	扩张血管	避免长期大量服用
	绿茶	保护心血管	不宜空腹饮用
	刺五加	调节血压	服用过量，容易导致肠胃不适
	大蒜精	预防血管老化	避免大量服用
	山白竹	降低血压	无特殊禁忌
	紫苏油	促进血液循环	糖尿病患者应谨慎服用
	海狗油	保持血管弹性	避免长期过量服用
	卵黄油	降低血中胆固醇	避免长期过量服用
	优酪乳	降低血压	市售优酪乳糖分不低，应注意摄取量
	甲壳素	维持血管健康	对海鲜过敏的人不宜服用
	牡蛎精	保护细胞膜	避免长期过量服用
	玄米醋	降低血压	消化性溃疡患者不宜过量摄取
心肌梗死	人参	强化心脏功能	不宜过量服用
	灵芝	降低动脉硬化发病率	服用抗凝血剂的患者，如欲服用，应先询问医生
	纳豆	降低胆固醇	使用抗凝血剂者不宜食用
	三七	降低胆固醇	孕妇不宜食用
	深海鱼油	降低动脉硬化患病率	不可和钙片一起服用
	卵黄油	预防动脉硬化	避免长期过量服用
	芝麻素	保护心血管健康	不宜长期过量服用
	儿茶素	提高高密度脂蛋白含量	拔牙、手术前或伤口不易凝血时，最好暂停服用含儿茶素的健康食品
	甲壳素	降低血中胆固醇	对海鲜过敏的人不宜食用
	月见草油	预防血栓	服用镇定剂者，需询问医生意见
高脂血症	EPA	降低血脂	不宜长期过量使用
	DHA	使血液流通顺畅	不宜长期过量使用
	红麴	减少血中甘油三酯	服用降血脂药物者，切勿食用
	姜黄	维护血管健康	孕妇避免服用
	大蒜精	排除多余胆固醇	避免大量服用

病症名称		保健食品／成分	保健功效	注意事项
循环系统疾病	高脂血症	绿茶	强化心血管功能	不宜饮用浓度过高的绿茶
		唐辛子	降低血液中甘油二酯含量	含唐辛子成分的保健食品具刺激性，建议饭后服用
		螺旋藻	维持血管弹性	螺旋藻属于高纤食品，建议服用同时多喝水
		葡萄籽	降低血脂	凝血功能障碍者、孕妇，如欲服用，应先询问医生
		甲壳素	保护血管健康	对海鲜过敏的人不宜服用
		芝麻素	降低胆固醇	不宜长期过量服用
		牡蛎精	维护血管健康	避免长期过量服用
		辅酶Q10	保护血管	儿童、怀孕或哺乳期间妇女、服用抗凝血剂类药物之患者，不宜食用
		海狗油	降低血中甘油三酯	避免长期过量服用
		小麦胚芽	降低血中胆固醇	消化不良者，不宜过量
		甘蔗原素	降低胆固醇	孕妇及儿童不建议服用
		纳豆激酶	保护心血管	有痔疮、出血性病症者，不宜过量
		深海鱼油	降低血脂	不可与钙片一起服用
		石榴萃取物	降低血脂	无特殊禁忌
		松叶萃取物	清除血中甘油三酯	以五叶松为原料者，品质最佳
		山白竹萃取物	降低胆固醇	无特殊禁忌
		茄红素萃取物	减少血管病变	孕妇及儿童不建议服用
		蔓越莓萃取物	保护血管	孕妇不建议服用
	冠心病	红麹	降低血中胆固醇	服用抗凝血剂者，勿服用
		芝麻素	帮助扩张血管	不宜长期过量服用
		甲壳素	预防心血管病变	对海鲜过敏的人不宜食用
		儿茶素	降胆固醇	拔牙、手术前或伤口不易凝血时，最好暂停服用含儿茶素的健康食品
		唐辛子	维持血管健康	含唐辛子成分的保健食品具刺激性，建议饭后服用
		纳豆激酶	溶解血栓	有痔疮、出血性病症者，不宜过量食用
		深海鱼油	增加血管弹性	不可和阿司匹林、降血脂药物一起服用
		大蒜萃取物	维持血管弹性	避免大量服用
		红酒萃取物	降低胆固醇	正在服用药物者，如欲服用，应先询问医生
	心肌炎	目前尚无具体研究证明		

病症名称		保健食品／成分	保健功效	注意事项
皮肤科疾病	青春痘	深海鱼油	保健肌肤	不可和阿司匹林、降血脂药物一起服用
		葡萄籽	改善肤质	凝血功能障碍者、孕妇，如欲服用，应先询问医生
		蜂王浆	促进皮肤组织修复	最好保存于冰箱冷冻库
		啤酒酵母	润泽肌肤	痛风、肾功能欠佳者，如欲服用，应先询问医生
	湿疹	紫苏油	清热解毒	糖尿病患者应谨慎服用
		亚麻籽油	调节免疫系统	亚麻籽油燃点较低，不宜高温烹煮
	过敏	花粉	调节免疫系统	开封后需放置于冰箱冷藏
		蜂胶	强化免疫功能	存放时避免阳光直射
		甜茶	改善过敏症状	无特殊禁忌
		螺旋藻	增强免疫力	螺旋藻属于高纤食品，建议服用同时多喝水
		紫苏油	缓解过敏	糖尿病患者宜谨慎服用
		辅酶Q_{10}	减少过敏反应	儿童、怀孕或哺乳期间妇女、服用抗凝血剂类药物之病患，不宜食用
		埃及野麻婴	抗过敏	避免大量长期服用
	荨麻疹	灵芝	调节免疫系统	服用抗凝血剂的患者，如欲服用，应先询问医生
甲状腺疾病	甲状腺功能亢进	灵芝	调节免疫系统	服用抗凝血剂的患者，如欲服用，应先询问医生
		褐藻糖胶	提供足够养分	无特殊禁忌
	甲状腺功能低下	谷胱甘肽	提升免疫力	无特殊禁忌
		螺旋藻	维持正常新陈代谢	螺旋藻属于高纤食品，建议服用同时多喝水
		绿藻	帮助身体正常代谢	建议服用同时多喝水
		小麦胚芽	刺激甲状腺功能	消化不良者，不宜过量
儿科疾病	麻疹	目前尚无具体研究证明		
	水痘	目前尚无具体研究证明		
造血系统疾病	贫血	花粉	促进造血功能	开封后需放置于冰箱冷藏
		葛根	帮助造血	避免长期大量服用
		螺旋藻	促进造血功能	螺旋藻属于高纤食品，建议服用同时多喝水
		紫花苜蓿	增加血液携氧量	服用抗凝血剂、红斑性狼疮患者不宜服用
	白血病	灵芝	提高身体耐氧能力	服用抗凝血剂的患者，如欲服用，应先询问医生
		姬松茸	增强免疫功能	痛风患者宜控制食用量

病症名称		保健食品／成分	保健功效	注意事项
肝胆科疾病	乙型病毒性肝炎	绿藻	活化肝脏细胞	绿藻属于高纤食品，建议服用同时多喝水
		姜黄	强化肝脏功能	孕妇避免服用
		蚬精	修复肝脏功能	慢性肝炎、痛风患者宜小心使用
		螺旋藻	保护肝脏	螺旋藻属于高纤食品，建议服用同时多喝水
		大蒜精	增强免疫力	避免大量服用
		五味子	避免肝脏受损	不宜长期过量服用
		卵磷脂	活化肝细胞	不宜长期过量服用
	脂肪肝	花粉	保护肝脏	开封后需放置于冰箱冷藏
		蜂胶	保护并增强肝脏功能	存放时避免阳光直射
		灵芝	保护肝脏	服用抗凝血剂的患者，如欲服用，应先询问医生
		大蒜精	促进新陈代谢	避免大量服用
		甲鱼精	保护肝脏	过敏体质者不宜服用
		卵磷脂	维持正常肝功能	不宜长期过量服用
	胆结石	小麦苗	维持体内酸碱平衡	无特殊禁忌
眼科疾病	近视	鱼肝油	维护视力	不建议长期过量服用
		蓝莓萃取精华	保护眼睛功能	无特殊禁忌
		山桑子萃取物	保护眼睛毛细血管	无特殊禁忌
		葡萄籽萃取物	保护眼睛	凝血功能障碍者、孕妇，如欲服用，应先询问医生
		金盏花萃取精华	保护晶状体	无特殊禁忌
	结膜炎	蓝莓萃取精华	抗氧化	无特殊禁忌
		金盏花萃取精华	舒缓炎症	无特殊禁忌
	白内障	鱼肝油	维持眼睛健康	不建议长期过量服用
		蓝莓萃取精华	预防白内障	无特殊禁忌
		金盏花萃取精华	延缓眼睛老化	无特殊禁忌
		陈醋栗萃取精华	强健眼睛功能	无特殊禁忌
	青光眼	鱼肝油	保护眼睛	不建议长期过量服用
		儿茶素	对抗自由基的破坏	拔牙、手术前或伤口不易凝血时，最好暂停服用含儿茶素的健康食品
		陈醋栗萃取精华	抗氧化	无特殊禁忌
男科疾病	阳痿	玛卡	增强生殖系统功能	避免长期过量服用
		蜂王浆	增强生殖系统功能	最好保存于冰箱冷冻库
	前列腺炎	蜂胶	杀菌抗病毒	存放时避免阳光直射
		月见草油	抑制炎症	服用镇定剂者，需询问医生意见

病症名称		保健食品／成分	保健功效	注意事项
妇科疾病	痛经	蜂胶	调节免疫力	存放时避免阳光直射
		钙片	缓解生理期疼痛	不可长期大量服用
		深海鱼油	促进新陈代谢	不可和钙片一起服用
		月见草油	舒缓疼痛	孕妇、癫痫患者如欲服用，应先询问医生
		综合维生素	补充足够营养	不宜长期大量服用
		琉璃苣籽油	调节激素	不建议单吃高剂量琉璃苣籽油
		葡萄籽萃取物	加强血液循环	凝血功能障碍者、孕妇，如欲服用，应先询问医生
	子宫内膜异位症	目前尚无具体研究证明		
	女性更年期综合征	花粉	补充激素	开封后需放置于冰箱冷藏
		蜂胶	活化细胞	存放时避免阳光直射
		雪蛤	调节内分泌	女性生理期间、孕妇不宜服用
		鹿茸	调节免疫力	高血压患者避免服用
		人参	促进性腺激素作用	不宜过量服用
		灵芝	代谢自由基	服用抗凝血剂的患者，如欲服用，应先询问医生
		卵磷脂	协调性腺分泌	不宜长期过量服用
		软骨素	保护骨骼功能	心血管疾病患者手术后不宜服用
		大蒜精	消除疲劳	避免大量服用
		青梅精	帮助钙质吸收	建议小口缓慢饮用
		蜂王浆	维持内分泌系统稳定	最好保存于冰箱冷冻库
		辣椒	延缓衰老	含辣椒成分的保健食品具刺激性，建议饭后服用
		七叶胆	抗衰防老	有出血现象者不宜服用
		鹿茸精	延缓衰老	高血压患者避免服用
		月见草油	使雌激素的代谢正常	服用镇定剂者，需询问医生意见
		葡萄糖胺	润滑关节	葡萄糖胺成分多种，应视自身状况选择合适者
		大麦嫩叶萃取物	促进组织修复能力	无特殊禁忌
	白带异常	蜂胶	调节免疫反应	存放时避免阳光直射
		儿茶素	提升免疫力	拔牙、手术前或伤口不易凝血时，最好暂停服用含儿茶素的健康食品
		乳酸菌	减少感染	避免和胃药、消炎药一同服用
		蔓越莓	防止感染	胃病患者应避免空腹食用

	病症名称	保健食品／成分	保健功效	注意事项
泌尿系统疾病	尿毒症	钙片	预防尿毒症的并发症	不可长期大量服用
		维生素	调节免疫力	不宜长期大量服用
	肾结石	绿藻	调节免疫力	绿藻属于高纤食品，建议服用同时多喝水
		黄豆胜肽	预防结石	对黄豆过敏者不宜服用
	泌尿系感染	大蒜精	杀菌止痛	避免大量服用
		蔓越莓	缓解感染	胃病患者不宜空腹食用
骨关节疾病	骨质疏松症	钙片	减缓骨质流失速度	不可长期大量服用
		鹿茸	强健骨骼	高血压患者避免服用
		鱼肝油	维持骨质密度	不建议长期过量服用
		甲鱼精	滋补养身	过敏体质者不宜服用
		海带锭	补充钙质	甲状腺功能亢进者不宜服用
		大豆异黄酮	促进骨质合成	乳腺癌患者如欲服用，应先询问医生
		骨髓萃取物	促进骨骼健康	避免长期过量服用
风湿免疫系统疾病	类风湿性关节炎	深海鱼油	缓解炎症	不可和阿司匹林、降血脂药物一起服用
癌症	肺癌	绿茶精	抗氧化	不宜长期过量服用
		牛樟芝	防癌抗癌	白血病、化疗中患者不宜服用
		茄红素萃取物	抵抗自由基破坏	孕妇及儿童不建议服用
	肝癌	绿茶精	抗氧化	不宜长期过量服用
		牛樟芝	防癌抗癌	血癌、化疗中患者不宜服用
	子宫颈癌	绿茶精	抗氧化	不宜长期过量服用
		牛樟芝	防癌抗癌	血癌、化疗中患者不宜服用
	乳腺癌	绿茶精	抵抗自由基破坏	不宜长期过量服用
		牛樟芝	防癌抗癌	血癌、化疗中患者不宜服用
		姬松茸	强化免疫功能	痛风患者宜控制食用量
	结肠直肠癌	绿茶精	抵抗自由基破坏	不宜长期过量服用
		小麦胚芽萃取物	抗氧化	消化不良者，不宜过量
	胃癌	大蒜素	增强免疫力	避免大量服用
	口腔癌	蜂胶	抗氧化	存放时避免阳光直射
		儿茶素	帮助抗癌	拔牙、手术前或伤口不易凝血时，最好暂停服用含儿茶素的健康食品
		芝麻素	对抗自由基	不宜长期过量服用
		鲨鱼软骨	增强免疫力	心血管疾病患者手术后不宜服用

病症名称		保健食品／成分	保健功效	注意事项
精神神经系统疾病	偏头痛	卵磷脂	保护神经	不宜长期过量服用
		银杏叶萃取物	保护神经	避免和阿司匹林、抗凝血剂一同服用
		松树皮萃取物	增强免疫力	儿童、孕妇如欲服用，应先询问医生
	中风	红麴	维护血管健康	刚进行过外科手术者，勿服用
		儿茶素	降低胆固醇	拔牙、手术前或伤口不易凝血时，最好暂停服用含儿茶素的健康食品
		芝麻素	维持血管弹性	不宜长期过量服用
		甲壳素	降低血中胆固醇	对海鲜过敏的人不宜服用
		深海鱼油	清除血液中的胆固醇	不可和钙片一起服用
		纳豆激酶	预防血栓形成	有痔疮、出血性病症者，不宜过量
		大豆蛋白	抑制血栓形成	痛风患者需酌量服用
		大蒜萃取物	维持血管健康	避免大量服用
	坐骨神经痛	艾草	消除酸痛	勿大量服用
		钙片	补充钙质	不可长期大量服用
		深海鱼油	缓解炎症、肿痛	不可和阿司匹林、降血脂药物一起服用
		综合维生素	调节免疫力	不宜大量长期服用
		银杏叶萃取物	促进血液循环	避免和阿司匹林、抗凝血剂一同服用
	帕金森综合征	绿茶	抗氧化	不宜饮用浓度过高的绿茶
		绿藻	抗氧化	绿藻属于高纤食品，建议服用同时多喝水
		卵磷脂	健脑益智	不宜长期过量服用
		硫辛酸	帮助启动细胞修复机制	孕妇和儿童避免服用
		深海鱼油	活化脑细胞	不可和钙片一起服用
		红酒萃取物	抗氧化	正在服用药物者，如欲服用，应先询问医生
	阿兹海默症	绿茶	对抗自由基	不宜空腹饮用
		卵磷脂	活化脑细胞	不宜长期过量服用
		硫辛酸	防止脑部老化	孕妇和儿童避免服用
		深海鱼油	增强记忆力	不可和阿司匹林、降血脂药物一起服用
		月见草油	抗氧化	服用镇定剂者，需询问医生意见
		琉璃苣籽油	保护细胞	有子宫肌瘤或其他腺体肌瘤的女性患者，不宜服用

病症名称	保健食品／成分	保健功效	注意事项
	红麹	降低血糖	服用抗生素者，勿服用
	蜂胶	保护心血管	存放时避免阳光直射
	绿茶	抑制血糖上升	不宜饮用浓度过高的绿茶
	银杏叶	维护心血管健康	避免和阿司匹林、抗凝血剂一同服用
	蜂王浆	调节血糖代谢	注意蜂王浆是否添加糖分
	山白竹	排毒健体	无特殊禁忌
	卵磷脂	帮助胰岛素分泌	不宜长期过量服用
	酵母片	维护血管弹性	如长期间不打算服用，应将酵母片放置于冰箱冷冻
	罗汉果	有助于改善糖尿病	罗汉果的甘味几乎无热量，很适合糖尿病患服用
	七叶胆	降低血糖	有出血现象者不宜服用
糖尿病	武靴叶	抑制肠内葡萄糖吸收	正在服用药物的糖尿病患者，如欲使用武靴叶，应先询问医生
	玄米醋	降低血糖	注意醋中钠和糖分的含量，宜挑选含量低者
	立摄适	补充营养	如欲服用，应先询问医生意见
	苦瓜精	降低血糖	建议先向中医师请教体质，再看看是否适合服用
	绿原酸	帮助调控血糖	不建议长期过量服用
	硫辛酸	保护神经细胞健康	孕妇和儿童不宜服用
	辅酶Q$_{10}$	维持正常生理功能	儿童、怀孕或哺乳期间妇女、服用抗凝血剂类药物之病患，不宜食用
	亚麻籽油	增强免疫力	亚麻籽油燃点较低，不宜高温烹煮
	巴拿巴叶	维持血糖平衡	无特殊禁忌
	越橘萃取物	预防血管病变	无特殊禁忌
	儿茶素	抗氧化	拔牙、手术前或伤口不易凝血时，最好暂停服用含儿茶素的健康食品
	维生素	强化免疫力	不宜长期大量服用
	柠檬酸	避免尿酸结晶盐沉积	避免和药物一起服用
痛风	紫花苜蓿	维持身体酸碱平衡	服用抗凝血剂、系统性红斑狼疮患者不宜服用
	西印度樱桃	促进新陈代谢	不需过量，一天半颗为宜
	芹菜籽萃取物	消炎止痛	孕妇不宜服用
	葡萄籽萃取物	维持正常的尿酸排泄	凝血功能障碍者、孕妇，如欲服用，应先询问医生

代谢与内分泌系统疾病

图书在版编目（CIP）数据

常见病慢性病，这样吃就对了 / 何一成著. —— 南京：
江苏凤凰科学技术出版社，2015.3
（含章·食在好健康系列）
ISBN 978-7-5537-3875-8

Ⅰ.①常… Ⅱ.①何… Ⅲ.①常见病 – 食物疗法②慢
性病 – 食物疗法 Ⅳ.①R247.1

中国版本图书馆CIP数据核字(2014)第227602号

中文简体字@2015年出版
本书经台湾人类智库数位科技股份有限公司正式授权，同意经
由凤凰含章文化传媒（天津）有限公司出版中文简体字版本。非经
书面同意，不得以任何形式任意重制、转载。

江苏省版权局著作权合同登记　图字：10-2014-348 号

常见病慢性病，这样吃就对了

著　　　者	何一成	
责 任 编 辑	张远文　　葛　昀	
责 任 监 制	曹叶平　　周雅婷	

出 版 发 行	凤凰出版传媒股份有限公司 江苏凤凰科学技术出版社
出版社地址	南京市湖南路 1 号 A 楼，邮编：210009
出版社网址	http://www.pspress.cn
经　　　销	凤凰出版传媒股份有限公司
印　　　刷	北京旭丰源印刷技术有限公司

开　　　本	718mm×1000mm　1/16
印　　　张	18
插　　　页	4
字　　　数	250千字
版　　　次	2015年3月第1版
印　　　次	2015年3月第1次印刷

标 准 书 号	ISBN 978-7-5537-3875-8
定　　　价	39.80元

图书如有印装质量问题，可随时向我社出版科调换。

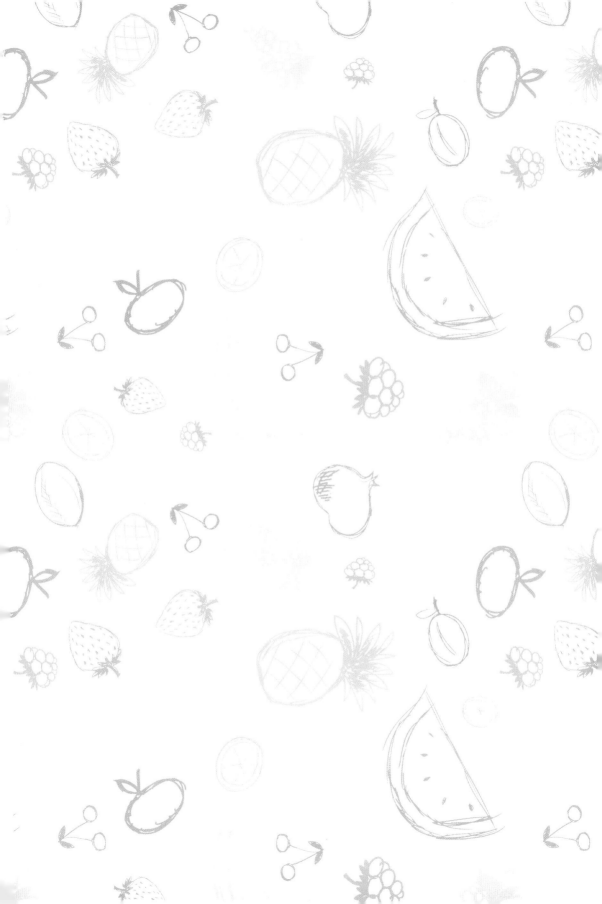

品质悦读｜畅享生活